颐养天年
中医有道

主　审　李七一

主　编　韩　旭

副主编　魏善众　陈美兰

编　委（以姓氏笔画为序）

马　千	王　泽	王　毅	王怡欣	王思佳	王品垚	王晓涵
王雪黎	叶飞成	毕雪梦	吕静萱	朱丽科	华　溢	华明铭
刘　芳	刘　晶	刘建伟	刘梦云	刘梦雨	许冠瑜	孙晓霞
杨　博	吴瑛滢	张　冉	张淑文	张曙光	陈致远	侍煜景
庞　博	赵悦潼	俞　溪	姚文强	徐晓卓	郭　宁	黄一琳
黄筠涵	梁　旋	嵇佳林	曾　鑫	戴佳韵		

人民卫生出版社

·北京·

图书在版编目（CIP）数据

颐养天年 中医有道 / 韩旭主编 . -- 北京：人民
卫生出版社，2025.4. -- ISBN 978-7-117-37805-5

Ⅰ. R161.7；R212

中国国家版本馆 CIP 数据核字第 2025A8K709 号

人卫智网	www.ipmph.com	医学教育、学术、考试、健康，
		购书智慧智能综合服务平台
人卫官网	www.pmph.com	人卫官方资讯发布平台

颐养天年 中医有道
Yiyang Tiannian Zhongyi Youdao

主　　编：韩　旭
出版发行：人民卫生出版社（中继线 010-59780011）
地　　址：北京市朝阳区潘家园南里 19 号
邮　　编：100021
E - mail：pmph @ pmph.com
购书热线：010-59787592　010-59787584　010-65264830
印　　刷：三河市尚艺印装有限公司
经　　销：新华书店
开　　本：710×1000　1/16　印张：18
字　　数：259 千字
版　　次：2025 年 4 月第 1 版
印　　次：2025 年 5 月第 1 次印刷
标准书号：ISBN 978-7-117-37805-5
定　　价：62.00 元

打击盗版举报电话：**010-59787491**　**E-mail**：WQ @ pmph.com
质量问题联系电话：**010-59787234**　**E-mail**：zhiliang @ pmph.com
数字融合服务电话：**4001118166**　**E-mail**：zengzhi @ pmph.com

前　言

　　人口老龄化是社会发展的重要趋势,也是今后较长一段时期我国的基本国情。

　　人从出生开始,经历生长、强壮、衰老、死亡的过程,"生、长、壮、老、已"是每个人生命的基本规律。延年益寿,追求生命的美好是每个人的愿望。随着年龄的增长与社会角色的转换,老年人的工作压力逐渐降低,清闲的生活容易让老年人产生脱离社会、寂寞、孤独的不良情绪。同时各种慢性病发病率逐年升高,老年人成为高血压、冠心病、糖尿病、肿瘤等疾病的主要发病人群。这不仅影响老年人的生活水平,降低老年人的生活质量,也给家庭带来生活和经济的负担。

　　老年人既要"养"也需"治"。对老年常见病和多发病,如高血压、冠心病、糖尿病、痛风、恶性肿瘤等,中医药防治有一定的优势。中医强调"天人合一""阴阳平衡",通过多重手段并用,可以缓解、消除老年人的病症表现。同时,中医强调"养生",以培养生机、预防疾病、争取健康长寿为目的。这些特点都跟老年人对延缓衰老、提高生命质量的需求相契合。

　　中医养生涉及心身健康,有丰富的文化内涵,囊括衣、食、住、行,涵盖健康、亚健康、疾病人群的不同需求,方式多样,适合居家生活、护理服务、文化交流、医疗诊治等,能够从多角度满足老年人对健康的需求,对实现"老有所养、老有所依、老有所用"的目标有重大意义。

　　本书在吸取前人的理论和经验基础上,详细论述了中医养生之道在疾病预防、健康长寿、延缓衰老中的优势,结合《黄帝内经》《道德经》《庄子》等典籍中的经典中医养生理论,以中医理论为基础,包含天人相应、形神合一、动静互涵、正气为本的基本内容;确立养生先养心、顺应自然、重视精神调摄的基本要点,结合中医体质辨识,针对不同疾病、不同群体,提出老年养生、防病、调养的手段和方法,为个人、家庭、社区、机构等提供中医老年养生的指导和帮助,同时为中医学临床、教学、科研提供了参考。

编者

2024 年 10 月

目　录

上篇　理论篇

下篇 实战篇

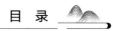

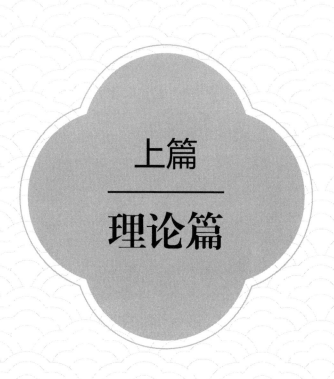

上篇

理论篇

第一章
老年健康与中医养生

第一节　中医养生

一、什么是中医养生

养生一词最早见于《庄子·养生主》，其含义与现代养生有所不同。养，有摄养、调养、保养、补养之意；生即生命、生存、生长之意。现代意义的"养生"，指的是根据人的生命规律主动进行物质与精神的身心养护活动。

中医养生又称为摄生、道生，即保养生命，增进健康。中医养生是在中医理论的指导下，探索人类健康的理论，研究中国传统颐养身心、增强体质、预防疾病、延年益寿的方法，并运用这些方法指导人们日常保健活动。

二、中医养生的发展简史

早在远古时期，人类的生活条件艰苦，改造自然的能力有限，生存是第一需要。在长期与自然斗争的过程中，原始人类为了坚强地生存下去，开始在实践中摸索更有利于维护健康体魄，延长寿命的方法。沿河群居，冬营窟，夏居巢，学会利用火改进食物的烹饪方法，成为环境养生、食养、食治的伊始。

原始时期，人类以采集、狩猎为生，游走于山林之间，以鸟鸣为乐，风声松涛为鼓，禽飞兽跃为姿，模仿舞蹈，逐渐有了吐纳、导引、按摩之术的出现。

先秦时期，养生的初步理念主要散在人们的生活中。夏商时期，人们已养成洗脸、洗手、洗脚等习惯；到周代，定期洗浴成为人们的日常需求。《周礼·天官》已有对"食医"的专门记载，负责"六饮、六膳、百馐、百酱"等饮食工作。诸子百家探讨自然规律和生命奥秘，总结诸多养生经验，将其上升为理论,丰富了古代的养生思想。

到秦汉时期,《黄帝内经》首次从医学角度出发,从理论体系和具体方法进行了详尽的阐述,成为中医养生学形成的标志。《黄帝内经》不仅构建了中医养生学的理论体系、基本观点、基本法则和诸多养生方法,还强调养生不仅是用治疗方法来解决人类需求的医学问题,也是引导人类正确利用生活方式的社会问题。

魏晋至隋唐时期,儒、道、佛思想盛行并互相渗透。唐代大医孙思邈,同修佛道,融汇道、儒、佛、医诸家学说,不仅丰富了养生学的内容,也使诸家传统养生法得以流传于世。他不仅在《备急千金要方》中有大量养生的论述,还著有《摄养枕中方》,提出"善养性者,则治未病之病,是其义也","不知食宜者,不足以存生也"等养生观点,影响深远。

宋金元时期,科学技术蓬勃发展,卫生事业也受到特别重视,大量养生食药方法出现在官修的医药典籍中。这一时期,养老学术逐渐兴盛,基本形成了以精神调摄、饮食调养、顺时奉养、起居护养、药食补养为主的老年养生学体系。宋元医家探索新的老年保健方法,北宋陈直撰《养老奉亲书》,元代邹铉在此书的基础上继增三卷,更名为《寿亲养老新书》,内容颇为详尽,是老年医学专书。

明清时期,中医养生保健专著的撰辑和出版达到鼎盛,医家们提出温补肾阳、治形宝精、调养五脏、动静结合等养生法则,非常重视老年人的养生保健,并有不少养老专著,如《安老怀幼书》《老老恒言》《寿世保元》和《万寿丹书》等。

近代经历百年战争,至1949年中华人民共和国成立后,中医学得到大力发展,在预防保健和传统养生技术、理论、机构、人才等方面都取得了显著成就,社会性的保健教育全面展开,报纸、广播电台、电视台、网络等媒体广泛宣传养生知识,为全民健康素质的提高作出贡献,并在世界范围内产生了广泛影响。

总而言之,中医养生继承了传统中医学的理论和古代哲学思想的精华,在千百年坚持的探索和实践中形成"以人为本"的保健方法,引导人们自觉地、正确地运用养生保健的知识和方法,通过自养自疗,提高身体素质和抗衰防病的能力,达到延年益寿的目的。

三、中医养生的基本内容

(一)天人相应

《素问·天元纪大论》曰:"故在天为气,在地成形,形气相感而化生万物矣","太虚廖廓,肇基化元,万物资始,五运终天,布气真灵,总统坤元,九星悬朗,七曜周旋。曰阴曰阳,曰柔曰刚,幽显既位,寒暑弛张,生生化化,品物咸章。"人,生在天地之间,是世间万物之一,也是由天地之气运动交感所产生的,即"天人相应"所化。自然界中,不论四时气候,昼夜晨昏,还是日月运行,地理环境,社会变化,都会对人体产生影响。

其中,四时气候变化对人体的影响是最大的。人们的情志、气血、脏腑经络的运行都受到四时气候的影响。《素问》提出"四气调神"的观点,就是告诉人们,调摄精神需要遵循自然界的变化规律;《素问·八正神明论》说:"天温日明,则人血津液而卫气浮,故血易泻,气易行,天寒日阴,则人血凝泣而卫气沉。"人体在春夏季气血易趋于表,所以皮肤毛孔偏开,多汗;秋冬阳气收藏,气血趋向于里,所以皮肤致密,汗少,小便增多。四季与五脏,"肝旺于春""心旺于夏""脾旺于长夏""肺旺于秋"的理念深入人心,同时,《素问·四时刺逆从论》指出"春气在经脉,夏气在孙络,长夏在肌肉,秋气在皮肤,冬气在骨髓中"。人们在日常养生中,要根据四时变化保养五脏,进行脏腑经络的保健调养。

四时气候不仅影响着人体的生理变化,也影响着人体的病理变化,比如冠心病、慢性支气管炎、肺气肿、中风常在秋冬发作,精神分裂症、传染病易在春秋季节发作。了解四季与人体、疾病的关系,可以更好地养生保健,防病治病。

人不仅要顺应自然,预防自然带来的不利影响,正如《灵枢·本神》中"智者之养生也,必顺四时而适寒暑,和喜怒而安居处,节阴阳而调刚柔,如是辟邪不至,长生久视"所言,运用自然规律,利用各种条件为自身服务,还要懂得发挥积极主观能动性,在与自然相应和社会融合中,坚持积极的养生观念,"我命在我不在天",通过不断地探索,更好地利用、改造、保护周围环境,建立更加有利于健康长寿的状态,提高人们的健康水平。

(二) 正气为本

人体疾病的发生,是体内正邪相互作用的结果。所谓"邪气",泛指各种致病因素,简称"邪";所谓"正气",指人体内具有抗病、祛邪、调节、修复及对外环境适应等作用的一类精微物质。

中医养生非常重视对人体正气的养护,《寿亲养老新书》对保养人体正气做了概括:"一者少言语,养内气;二者戒色欲,养精气;三者薄滋味,养血气;四者咽津液,养脏气;五者莫嗔怒,养肝气;六者美饮食,养胃气;七者少思虑,养心气……"诸气得养,脏腑功能协调,则正气旺盛,健康长寿。

保养正气重在"先、后天之本"。肾为先天之本,其精气主宰人体生命活动的全部过程,通调全身阴阳。《图书编·肾脏说》云:"人之有肾,如树木有根。"肾精的充盛与否直接关系到人体衰老的速度。节欲保精、运动保健、引导补肾、按摩益肾、食疗补肾等,都是调养肾精的方法,可协调全身精气阴阳,增强体质,延年益寿。

脾胃为后天之本,"气血生化之源"。《图书编·脏气脏德》说:"养脾者,养气也,养气者,养生之要也。"脾胃运化水谷,是全身气机升降运动的枢纽,调节全身新陈代谢的平衡。李东垣指出"内伤脾胃,百病丛生",脾胃的强健是人健康长寿的基础。调理脾胃首先要饮食健康,规律进食,不吃不健康的食物,注意营养搭配,同时药物调养、精神调摄、起居劳逸等。脾胃得健,延年益寿。

(三) 形神合一

形神合一,主要指心理和生理的对立统一。形在人体即指肌肉、血脉、筋骨、脏腑等组织器官;神在人体即情志、意识、思维为特点的心理活动现象,以及生命活动的全部外在表现。《素问·上古天真论》言"形与神俱,而尽终其天年"。一个人在拥有健康体魄的同时,还要有健康的心理状态,才能构成一个完整的健康生命体。

《灵枢·本神》说"肝藏血,血舍魂","脾藏营,营舍意","心藏脉,脉舍神","肺藏气,气舍魄","肾藏精,精舍志"。人生于自然,既有五脏、五体的"形",也有五志、五神的"神"。形为神提供必要的物质基础,神接受外界刺激而生情,活动于内,影响形的状态。中医养生强调"形神合一"。《灵枢·天年》说:"血气已和,营卫已通,五脏已成,神气舍心,魂魄毕具,乃成为人。"只有血气、五脏、精神、魂魄毕具,人才会表现出生命力,才会是一个活体的人。

(四) 动静结合

动与静,一阴一阳,相互依存,不可偏废,也不可太过,二者都要适度,从而协调互济。运动和静养是中医养生的重要原则,《增演易筋洗髓·内功图说》说:"人身,阴阳也;阴阳,动静也。动静合一,气血和畅,百病不生,乃得尽其天年。"静以养神,精神专一,摒除杂念,对强健大脑大有益处。动以养形,适当的运动不仅能锻炼肌肉、四肢等形体组织,还可以增强脾胃的运化功能,促进全身水谷津液的输布。孙思邈提出"养性之道,常欲小劳",强调动静结合。

动静结合还需要依据个人情况,如年龄、身体体质、锻炼基础等选择合适的调养方式,制订合理的养生方案。平时体力较强、病情较轻的人可以适当多动;体力较弱、病情较重的人需要静守,配合少量运动,运动时注意不得劳累过度,要循序渐进、动静平衡。早晨先静后动,不宜骤然增加活动量,顺应一天阳气的升发;晚上先动后静,不宜过早静卧,顺应阴阳转化,阳入于阴。春夏气温较高,万物复苏生长,此时宜动;秋冬气温较低,万物收藏,此时宜静。不论运动还是静守,都要持之以恒才见效果。

第二节　老年健康

一、推迟衰老,延年益寿

中医对长寿的研究源远流长。早在远古时期,中国就有钻木取火、构木为巢,伏羲尝味百药而制九针,神农氏尝百草而知药性。这些研究让当时的人类逐渐了解自然规律,掌握避开不利生存因素的方法,延长生命,保养生命。

《黄帝内经》系统阐明人体生老病死的规律,全面记载了延缓衰老的办法,包括后来张仲景的《金匮要略》,刘完素的《摄生论》,嵇康的《养生论》,

龚廷贤的《寿世保元》等,都记载着中医对抗衰老、求长寿的研究与探讨。

抗衰老、求长寿是人类的共同追求。中医丰富的理论内容和历经千年的实践经验,将为人类的健康长寿作出应有的贡献。据研究,历代医家的寿命在 70～80 岁,魏晋隋唐时期有记载的医家平均寿命高达 91.8 岁。2009 年,中国首届评选的 30 名国医大师中,从事中医药工作均 58 年以上,年至耄耋精神不老,依然诊治疾病,带教学生。这与积极的中医养生密不可分。

中医养生内容丰富,不同时期医家从多个方面对老年人保健进行阐述,强调非药物调养,同时重视药膳食疗的辅助作用,润养五脏六腑、调节起居、适当运动、舒畅情志等,使老年人达到气血和谐、健康长寿的目的。

二、自我调摄,综合保健

《素问·上古天真论》曰:"外不劳形于事,内无思想之患,以恬愉为务,以自得为功,形体不敝,精神不散,亦可以百数。"神志清净安宁,择静宁养心神,是养生的重点。95 岁高龄离世的裘沛然大师生前提倡养生先养心,心存仁爱、与人为善;97 岁高龄的黑龙江中医药大学教授张琪的养生要则正是调摄精神,保持乐观豁达,遇人遇事都以宽厚仁爱之心处之。

养生保健的方法很多,衣、食、住、行都应了解相应的养生方法。顺应自然,日常活动与自然界的四时变化相协调一致,夏季减衣避暑,冬季增衣避寒,是保持长寿健康的要点。饮食有节,不盲目服用补品,食补重于药补。明代著名药学家李时珍著有《本草纲目》,他明确提出盲目药物养生的不良倾向,提倡用无毒易食的动植物延年益寿,推崇用辨证施治的方法精准养生。起居有常,保持规律的生活习惯,做到居室清洁,睡眠充足,起居有常,穿戴合体,行动谨慎,合理活动。"阳气尽则卧,阴气尽则寐"。不同季节开展相适应的体育运动,每天保持 7 小时以上的睡眠时间。

三、积极预防,既病防变

老年人因机体老化及各部位功能衰退,易罹患多种慢性病。朱丹溪在《格致余论》中云:"人生至六十、七十以后……头昏目眵、肌痒溺数、鼻涕牙落、涎多寐少、足弱耳聩、健忘眩运、肠燥面垢、发脱眼花、久坐兀睡……无不有此。"老年常见病，如眩晕、中风、喘咳、心悸、胸痹、便秘、消渴、痹病等，就病机而言，主要有肾气虚衰、肺气虚弱、肝肾阴虚、胃阴不足等。这些将在下篇具体疾病调养章节有具体分析。

老年病大部分为慢性病，急性发作时伤害大，甚至有生命危险。所以，老年健康的关键在于预防，即"治未病"。"圣人不治已病治未病，不治已乱治未乱"，"正气存内"方能"邪不可干"。预防疾病的发生，包括现在的健康体检、疾病筛查，也包括慎起居、避风寒，节饮食、调情志等养生方法；同时，"治未病"还是高明的医者对病人身体健康和疾病进展的远见卓识，可防止疾病的发展传变。如有高血压病的老年人通过调养，控制血压进一步恶化，可避免中风的发生。平时合理养生，积极预防疾病发生，延缓疾病不良变化，是中医老年养生的重要内容。

第三节　经典医籍中的老年养生智慧

一、《黄帝内经》

《黄帝内经》是中医学四大经典著作之一，其主张的养生、摄生、益寿延年的理念，亦是现代社会人们的普遍需求。了解《黄帝内经》中的养生语录将会使您受益匪浅。

（一）养生的重要意义及养生法则

乃问于天师曰：余闻上古之人，春秋皆度百岁，而动作不衰；今时之人，年半百而动作皆衰者，时世异耶？人将失之耶？

岐伯对曰：上古之人，其知道者，法于阴阳，和于术数，食饮有节，起居有常，不妄作劳，故能形与神俱，而尽终其天年，度百岁乃去。今时之人不然也，以酒为浆，以妄为常，醉以入房，以欲竭其精，以耗散其真，不知持满，不时御神，务快其心，逆于生乐，起居无节，故半百而衰也。

——《素问·上古天真论》

【释文】黄帝问岐伯:我听说上古时期的人,年龄都能超过百岁而动作不显衰老,但现在的人,年龄刚至半百,动作就衰弱无力了。这是时代不同造成的,还是因为今天的人们不会养生造成的呢?

岐伯回答说:上古时代,那些懂得养生之道的人,能够取法于天地阴阳自然变化之理而加以适应,并调和养生的方法,使之达到正确的标准。饮食有所节制,作息有一定的规律,既不妄事操劳,又避免过度的房事,所以能够形神俱旺,协调统一,活到天赋的自然年龄,超过百岁才离开人世;现在的人就不是这样了,把酒当水浆,滥饮无度,使反常的生活成为习惯,醉酒行房,因恣情纵欲而使阴精竭绝,因满足嗜好而使真气耗散,不知谨慎地保持精气的满盈,不善于统驭精神,而专求心志的一时之快,起居作息毫无规律,所以到半百之年就衰老了。

(二)"治未病"思想

> 是故圣人不治已病治未病,不治已乱治未乱,此之谓也。
>
> 夫病已成而后药之,乱已成而后治之,譬犹渴而穿井,斗而铸锥,不亦晚乎?
>
> ——《素问·四气调神大论》

【释文】所以圣人不是有了病才去治疗,而是在疾病发生之前就去预防。就像一个国家,不是等到乱事已经发生才去治理,而是在乱事发生之前就用好的管理方式去预防。

疾病发生以后再去治疗,国家乱事已经形成再去治理,如同口渴了再去挖井,战乱发生了才去制造兵器,那不是太晚了吗?

(三)四时养生

> 春三月,此谓发陈,天地俱生,万物以荣,夜卧早起,广步于庭,被发缓形,以使志生,生而勿杀,予而勿夺,赏而勿罚,此春气之应,养生之道也。逆之则伤肝,夏为寒变,奉长者少。
>
> 夏三月,此谓蕃秀,天地气交,万物华实,夜卧早起,无厌于日,使志无怒,使华英成秀,使气得泄,若所爱在外,此夏气之应,养长之道也。

逆之则伤心,秋为痎疟,奉收者少,冬至重病。

秋三月,此谓容平,天气以急,地气以明,早卧早起,与鸡俱兴,使志安宁,以缓秋刑,收敛神气,使秋气平,无外其志,使肺气清,此秋气之应,养收之道也。逆之则伤肺,冬为飧泄,奉藏者少。

冬三月,此谓闭藏,水冰地坼,无扰乎阳,早卧晚起,必待日光,使志若伏若匿,若有私意,若已有得,去寒就温,无泄皮肤,使气亟夺,此冬气之应,养藏之道也。逆之则伤肾,春为痿厥,奉生者少。

天气,清净光明者也,藏德不止,故不下也。天明则日月不明,邪害空窍,阳气者闭塞,地气者冒明,云雾不精,则上应白露不下。交通不表,万物命故不施,不施则名木多死。恶气不发,风雨不节,白露不下,则菀槁不荣。贼风数至,暴雨数起,天地四时不相保,与道相失,则未央绝灭。唯圣人从之,故身无奇病,万物不失,生气不竭。逆春气,则少阳不生,肝气内变。逆夏气,则太阳不长,心气内洞。逆秋气,则太阴不收,肺气焦满。逆冬气,则少阴不藏,肾气独沉。

夫四时阴阳者,万物之根本也。所以圣人春夏养阳,秋冬养阴,以从其根,故与万物沉浮于生长之门。逆其根,则伐其本,坏其真矣。故阴阳四时者,万物之终始也,死生之本也,逆之则灾害生,从之则苛疾不起,是谓得道。道者,圣人行之,愚者佩之。从阴阳则生。逆之则死,从之则治,逆之则乱。反顺为逆,是谓内格。

——《素问·四气调神大论》

【释文】春季的三个月,是万物生长发育、推陈出新的时节,自然界充满着一片新生的景象,万物欣欣向荣。人们应该晚睡早起,在庭院中缓缓散步,披开头发,舒松衣带让形体舒展,使自己精神状态与自然界生发之机相适应。对春天赋予人的生发之气,不要随便损害、劫夺和克伐。这就是与春季相适应的保养生发之气的道理。若违背了这个道理,就要伤及肝气,以致供给夏季长养的力量就少了,那么到夏季就会发生寒性病变。

夏季的三个月,是万物茂盛秀丽的时节。因为天地之气不断地上下交换,所以植物都已开花结实。这时人们应该晚睡早起,不厌恶炎夏之日,不发怒,让精神像万物开花成秀那样充实,使腠理保持阳气宣通。这就是与夏季相适应的保护长养之气的道理。如果违背了这个道理,就会伤及心气,到秋季容易发生疟疾,以致供给秋季收敛的力量就少了,到冬季还可能发生更严重的疾病。

秋季的三个月,是万物成熟收获的时节。此时天高气爽,秋风劲急,地气清肃。这时人们应早睡早起,一般起居时间与鸡的活动时间相仿,使精神安定宁静,从而缓和秋季肃杀之气对人体的影响,使神气收敛,以适应秋季容平的特征。不使外来因素扰乱意志,保持肺气的清肃功能。这就是与秋季相适应的保养收敛之气的道理。违背了这个道理,就会伤及肺气,到冬季会发生腹泻完谷不化一类的疾病,以致适应冬季“闭藏”的力量就少了。

冬季的三个月,是万物闭藏的时节,呈现水冰地裂的寒冷景象。这时人们要适应冬季的特点,应早睡晚起,待到日光照耀时起床才好,不要轻易地扰动阳气,使精神内守伏藏而不外露,好像个人的隐秘严守而不外泄,又像得到了渴望得到的东西,把它秘藏起来一样。要躲避寒冷,求取温暖,不要使皮肤开泄而令阳气不断地损失。这就是与冬气相适应的保养藏气的道理。若违背了这个道理,就会损伤肾气,到来年春季就会得痿厥一类的疾病,以致供给春天生发之气的力量就少了。

天气是清净光明的,天德隐藏不露,运行不息,万物的生气才会不止。如天气不清明,则日月便会失去光辉。天运失常,则邪气充满空间。阳气闭塞不通,大地昏蒙不明,云雾弥漫而不能上升,地气就不能上应天气,露水也不能下降。天地之气不交,万物的生命就不能延续了,那么即使是巨大的树木也会死亡。恶劣的气候发作,风雨没有节制,白露当下不下,草木就会枯槁,失去了它的繁荣景象。有害的邪风不断刮起,暴雨经常降下,天地四时不能保持其相互间的平衡,违背了正常的规律,使万物的生命未到一半就中途夭折了。只有圣人能够适应自然界的变化,而不发生大病,因为他不背离万物的生长规律,故他的生机就不会衰竭。如果人违反了春季的养生之气,则少阳之气不能生发,肝气易发生病变;违反了夏季的养长之气,则太阳之气不能生长,心气空虚;违反了秋季的养收之气,则太阳之气不能收敛,肺热喘促胸满;违反了冬季养藏之气,则少阴之气失于闭藏,肾气衰弱于下。

四时阴阳的变化,是万物生长收藏的根本,圣人在春夏两季重视保护阳气,秋冬两季重视保养阴气,以顺从根本,同自然界万物一样,维持着正常生长发育的规律。如果违反了这个规律,那就破坏了生命的根本,败坏了真元。所以说四时阴阳的变化,是万物生长、衰老、死亡的根本。违背了这个规律就会产生灾害,顺从了这个规律则不会产生疾病,这样便可以说真正掌握了养生的道理。圣人能够奉行这个道理,愚昧的人则时常有所违背。顺从阴阳就能生存,违背了阴阳就会死亡。顺从了就会太平,如果把违逆当作顺从,那就会使机体与自然环境失去协调而成格拒。

(四)《黄帝内经》中的养生语录

> 夫心藏神,肺藏气,肝藏血,脾藏肉,肾藏志,而此成形。志意通,内连骨髓,而成身形五脏。五脏之道,皆出于经隧,以行血气,血气不和,百病乃变化而生,是故守经隧焉。
>
> ——《素问·调经论》

【释文】心脏蕴藏着人体的神,肺脏蕴藏着人体的气,肝脏蕴藏着人体的血,脾脏蕴藏着人体的肉(形),肾脏蕴藏着人体的志。五脏各有不同的分工,而形成了有机的人体。但人体只有精神畅快,气血才能流通正常,并与内部的骨髓相联系,才能使五脏和全身的功能正常协调,从而形成一个身心平衡的健康人体。

五脏是人体的中心,五脏与身体各部分之间以及五脏之间的联系,都是由经脉运行气血,使身体各部分之间发生联系,协调全身的功能。如果气血的运行发生障碍,各种各样的疾病就要产生了。所以,人体要想健康长寿必须保持经脉的畅通无阻。

> 是以圣人为无为之事,乐恬淡之能,从欲快志于虚无之守,故寿命无穷,与天地终,此圣人之治身也。
>
> ——《素问·阴阳应象大论》

【释文】所以明达事理的人,懂得调和阴阳的重要性,不做对养生不利的事,而能顺乎自然,以安闲清静为最大快乐,使自己的精神意志始终保持无忧无虑的状态,因而可以长寿。这就是聪明人的养生方法。

> 故智者之养生也,必顺四时而适寒暑,和喜怒而安居处,节阴阳而调刚柔,如是则僻邪不至,长生久视。
>
> ——《灵枢·本神》

【释文】所以明智之人的养生方法,必定是顺应四季的时令,以适应气候的寒暑变化;不过于喜怒,并能良好地适应周围的环境;节制阴阳的偏胜偏衰,并调和刚柔,使之相济。像这样,人体就能使病邪无从侵袭,从而延长寿命,且不易衰老。

> 谷气通于脾,雨气通于肾。六经为川,肠胃为海,九窍为水注之气。以天地为之阴阳,阳之汗,以天地之雨名之;阳之气,以天地之疾风名之。暴气象雷,逆气象阳。故治不法天之纪,不用地之理,则灾害至矣。
>
> ——《素问·阴阳应象大论》

【释文】山谷之气,能藏蓄和生发植物,具有土的性质,因而与脾脏相通;雨气有水的性质,因而与肾脏相通。人体中的三阴、三阳六经经脉运行气血,犹如地上的河流;肠胃能盛贮饮食水谷,犹如大海,善于容纳百川之水;耳、目、口、鼻和前阴、后阴上下九窍,犹如水气流通的道路。

若以天地阴阳来类比人体,则人身阳气所化之汗,犹如天之降雨;人体中的阳气,好像天地间的疾风,流动不止。人怒气暴发,如同天之雷霆;人身中的阳气容易上冲,如同自然界中的阳气向上蒸腾。因此,调养身体,如果不仿效天地间的规律,不懂得天有八节不同的节气,地有五域不同的地理,那么,疾病就要发生了。

> 清静则肉腠闭拒,虽有大风苛毒,弗之能害。
>
> ——《素问·生气通天论》

【释文】懂得养生的人,做到形神清静,善于保持阳气充足、调畅、固密,所以肌肉皮肤坚固紧密,能抗拒邪气的侵扰,纵然有巨大的风邪或毒性很强的致病因素侵袭,也不会受到伤害。

> 夫上古圣人之教下也,皆谓之虚邪贼风,避之有时,恬淡虚无,真气从之,精神内守,病安从来。是以志闲而少欲,心安而不惧,形劳而不倦,气从以顺,各从其欲,皆得所愿。
>
> ——《素问·上古天真论》

【释文】远古时代,对养生之道有高度修养的人,经常教导人们说:对一年四季中都可能影响人们身体健康的气候变化,要注意适时回避;思想上要保持清静安闲,不要心存杂念。这样,体外没有邪气干扰,体内无不良情绪波动,人体和外界环境协调统一,体内的真气调和而没有损伤,精神充足而不外散,病邪还能从何处来侵犯人体呢?

所以,古时的人们能够志意安闲而少有嗜欲,心情安逸而不受外界事物的干扰,身体虽然在劳动却不觉得疲倦,人体正气调顺。每个人随其所欲,都能满足自己的愿望。

> 正气内存,邪不可干,邪之所凑,其气必虚。
>
> ——《素问·评热病论》

【释文】在人体正气强盛的情况下,邪气不易侵入机体;而邪气之所以能够侵犯人体,是因为正气已经虚弱了。

> 是以嗜欲不能劳其目,淫邪不能惑其心,愚智贤不肖,不惧于物,故合于道。所以能年皆度百岁而动作不衰者,以其德全不危也。
>
> ——《素问·上古天真论》

【释文】所以,不良的嗜好就不能吸引他们的视听,淫念邪说也不能动摇他们的意志。无论是愚笨的抑或是聪明的,无论是德才兼备的抑或是才能低下的,他们的共同之处就是能做到不受外界事物的干扰,因而符合养生之道的要求。他们之所以能活到一百岁而仍然不显得衰老,是因为这些人全面掌握了养生之道,使天真之气得到保护而使身体不受到危害的缘故。

> 知之则强,不知则老,故同出而名异耳。智者察同,愚者察异,愚者不足,智者有余,有余则耳目聪明,身体轻强,老者复壮,壮者益治。
>
> ——《素问·阴阳应象大论》

【释文】聪明的人,注意的是人与天地阴阳之气的一致性,因而在健康无病的时候,就能够注意养生保健;而愚蠢的人,只有在出现了强壮与衰弱的不同结果时,才知道注意。所以愚蠢的人常正气不足,体力衰弱;而聪明的人,正气旺盛,耳目聪明,精力充沛,身体轻快强健,即使年龄已经衰老也还能焕发青春,保持强壮,而本来就是强壮的人就会更加强健了。

二、其他经典养生语录

1. 甘其食,美其服,安其居,乐其道。

——春秋·李耳《老子》

2. 君若欲寿,则顺察天地之道。

——马王堆汉墓帛医书

3. 仁人之所以多寿者,外无贪而内清静,心平和而不失中正,取天地之美以养其身。

——西汉·董仲舒《春秋繁露》

4. 百岁之寿,益人年之正数也,犹物至秋而死,物命之正期也。

——东汉·王充《论衡》

5. 治身养性谨务其细,不可以小益为不平而不修,不可以小损为无伤而不防。

——晋·葛洪《抱朴子》

6. 忍怒以全阴气,抑喜以养阳气。

——晋·葛洪《抱朴子》

7. 养生以不伤为本。

——晋·葛洪《抱朴子》

8. 体欲常劳,食欲常少,劳无过极,少无过虚。

——南朝·梁·陶弘景《养性延命录》

9. 虽常服药物,而不知养性之术,亦难以长生也。

——南朝·梁·陶弘景《养性延命录》

10. 食欲少而数,不欲顿多难消,常如饱中饥,饥中饱。

——南朝·梁·陶弘景《养性延命录》

11. 形生愚智,天也;强弱寿夭,人也;天道自然,人道自己。

——南朝·梁·陶弘景《养性延命录》

12. 寒暖适体,勿侈华艳,可以延年。

——南朝·梁·陶弘景《养性延命录》

13. 冬不宜极温,夏不宜穷凉。

——唐·孙思邈《备急千金要方》

14. 善养性者,则治未病之病,是其义也。

——唐·孙思邈《备急千金要方》

15. 多思则神殆,多念则志散,多欲则损智,多事则形疲。

——东晋·张湛《养生要集》

16. 牢齿之法,早朝叩齿三百下为良。

——东晋·张湛《养生要集》

17. 衣服厚薄,欲得随时合度。是以暑月不可全薄,寒时不可极厚。

——宋·蒲虔贯《保生要录》

18. 常以舌柱上腭,聚清津而咽之,润五脏,悦肌肤,令人长寿不老。

——宋·蒲虔贯《保生要录》

19. 腰腹下至足胫欲得常温,胸上至头欲得稍凉。

——宋·蒲虔贯《保生要录》

20. 养性之道,莫久行、久坐、久卧、久视、久听。

——宋·蒲虔贯《保生要录》

21. 夫人夜卧,欲自以手摩四肢胸腹十数过,名曰干浴。

——宋·蒲虔贯《保生要录》

22. 人能执天道生杀之理,法四时运用而行,自然疾病不生,长年可保。

——宋·陈直《养老奉亲书》

23. 卧欲侧而曲膝,益气力。

——宋·蒲虔贯《保生要录》

24. 一身之气,皆随四时五运六气兴衰,而无相反矣。

——宋·刘完素《素问玄机病原式》

25. 每日频行,必身轻目明,筋节血脉调畅,饮食易消,无所壅滞。

——宋·蒲虔贯《保生要录》

26. 善服药者,不如善保养。

——宋·陈直《养老奉亲书》

27. 心乱则百病生,心静则万病息。

——元·罗天益《卫生宝鉴》

28. 与其救疗于有疾之后,不若摄养于无疾之先。

——元·朱震亨《丹溪心法》

29. 知恬逸自足者,为得安乐本。

——明·高濂《遵生八笺》

30. 元气实,不思食;元神会,不思睡;元精足,不思欲;三元全,陆地仙。

——明·胡文焕《养心要语》

31. 安谷则生,绝谷则亡,饮食自倍,肠胃耐伤。

——明·胡文焕《养生要诀》

32. 慈、俭、和、静四字可以延年。

——明·袁坤仪《摄生三要》

33. 养心莫善于寡欲。欲不可纵,欲纵成灾;乐不可极,乐极生衰。

——明·万全《养生四要》

34. 养生贵养气,养气贵养心,养心贵寡欲。

——明·王文禄《医先》

35. 惜气存精更养神,少思寡欲勿劳心。

——明·龚廷贤《寿世保元》

36. 物来顺应,事过心宁,可以延年。

——明·龚廷贤《寿世保元》

37. 善养生者养内,不善养生者养外。

——明·龚廷贤《寿世保元》

38. 体欲常逸,食须常少。劳无至极,食无过饱。

——明·王蔡《修真秘要》

39. 事从容则有余味,人从容则有余年。

——明·吕坤《呻吟语》

40. 戒暴怒以养其性,少思虑以养其神,省言语以养其气,绝私念以养其心。

——明·胡文焕《续附·养生要诀》

41. 节饮自然脾健,少餐必定神安。

——明·胡文焕《续附·养生要诀》

42. 老人之情,欲豪畅不欲郁阏,可以养生。

——明·胡文焕《类修要诀》

43. 精、气、神,养生家谓之三宝。

——明·汪绮石《理虚元鉴》

44. 凡有喜嗜之物,不可纵口,当念病从口入,惕然自省。

——明·万全《养生四要》

45. 五谷为养,五畜为助,五菜为充,五果为益。

——明·万全《养生四要》

46. 聚精之道,一曰寡欲,二曰节劳,三曰息怒,四曰戒酒,五曰慎味。

——明·袁坤仪《摄生三要》

47. 生身以养寿为先,养身以却病为急。

——明·高濂《遵生八笺》

48. 善摄生者,先除欲念。

——明·陈继儒《食色绅言》

49. 人于中年左右,当大为修理一番,则再振根基,尚余强半。

——明·张介宾《景岳全书》

50. 老年肝血渐衰,未免性生急躁,旁人不及应,每至急躁益甚,究无济于事也。当以一耐字处之,百凡自然就理。

——清·曹庭栋《养生随笔》

第二章
老年人生理特点与病理特性

第一节　生理特点

　　脏腑生理功能的衰退是机体衰老变化的根本原因,也是老年人生理的主要特点。老年人在脏腑、阴阳、气血、精神、形体外貌和动作起居等方面的变化,可归纳为脏腑渐衰、阴阳渐虚、易感外邪、情志不宁、易生积滞等五个方面。

一、脏腑渐衰

　　人体阴阳气血之盛衰,形体百骸的壮羸,都取决于脏腑功能的强弱。人的脏腑功能在老年到来之前就已经开始衰退,而且随着年龄的增长,衰退会按照一定的规律不断加重,最终致脏腑薄脆。《灵枢·天年》记载:"五十岁,肝气始衰,肝叶始薄,胆汁始灭,目始不明。六十岁,心气始衰,苦忧悲……九十岁,肾气焦,四脏经脉空虚。百岁,五脏皆虚,神气皆去,形骸独居而终矣。"在人生的不同阶段,各有其五脏衰退的生理特点及外在表现,好发于某阶段的疾病,与此阶段的生理特点密切相关。可以看出,四十岁可以说是人体脏腑功能盛衰的一个转折点,从五十岁开始,脏气开始按照五行相生的规律出现衰减。

　　从五脏的生理功能来看,肝的疏泄功能与人体气机的条达顺畅、升降出入密切相关。气机的调畅关系到精神情志、消化排泄、气血运行及生殖功能的正常。五十岁之后,肝气始衰,故常表现为寡言少欲,多疑善虑,急躁易怒,失眠多梦,嗳气腹胀。心主血脉、藏神功能与人体的血运、神志密切相关。六十岁之后,心力不济,心血不足,故常心悸、气短,神不守舍,则健忘惊惕，失眠。随着年事愈高，因脾气虚、肺气虚、肾气虚等导致的相应症状会依次出现。脾气更虚，常有神疲乏力、头晕目眩、纳呆乏味、脘腹痞胀、唇淡无华等；肺气甚虚，见呼吸微弱、胸闷气短、不耐劳作、痰涕多，甚至小便不畅等；肾气虚弱，表现为生殖器官萎缩、性功能逐渐消失、腰膝酸软、记忆力减退、呼吸气短并随劳加重、耳聋失聪、夜尿频繁、大便秘结或滑泄等。故言，以五脏为核心的脏腑功能亏虚是人体衰老的根源。

二、阴阳渐虚

《素问·生气通天论》云："阴平阳秘，精神乃治，阴阳离决，精气乃绝。"阴阳协调平衡是人体生理活动健康的保证。《素问·阴阳应象大论》曰："年四十，而阴气自半也，起居衰矣……年六十，阴痿，气大衰，九窍不利，下虚上实，涕泣俱出矣。"描述了老年人阴气亏虚的生理变化特征。《千金翼方·养老大例第三》载："人年五十以上，阳气日衰，损与日至，心力渐退，忘前失后，兴居怠惰……"从阳气不足方面描述了老年人的生理变化特点。

随着年龄的增长，机体的阴阳逐渐失去平衡，出现衰老而多病的状态。若阴阳一方虚损，常致另一方也发生相对的虚衰或偏亢，或阴虚或阴虚而阳亢；或阳虚或阳虚而阴盛，或"阴损及阳"或"阳损及阴"，出现阴阳两虚等症。人之气血阴阳在营养脏腑、维系其功能活动的过程中不断被消耗，又不断地从饮食物里得到生化和补充。老年以后，这种正常的生化供求关系便难以继续维持。因此，与小儿"稚阴稚阳之体"相比，老年人则属"残阴残阳之候"。肝体阴用阳，为气机之主，藏血之脏，往往于气血衰减之时冲在最前；肾寓元阴元阳，为水火之宅，藏精之腑，常常在阴阳虚损之时感而应之。故老年人"残阴残阳之身"以肝、肾阴阳亏虚为著。残阴、残阳是老年人的基本生理特点，直接影响着老年病的发生、发展和转归，有时候甚至起着决定性的作用。

三、易感外邪

老年人脏腑薄脆，精气匮乏，阴不能营守于内，阳不能卫护于外，适应能力和防御能力都比较低下，容易感受外邪而发病，正如《养老奉亲书》所载:"神气浮弱,返同小儿""易于动作,多感外疾"。主要有以下特点。

(一)易受阴邪

老年人正气亏虚,多以先后天脾肾阳气不足为表现。阳虚不能温运气血,寒自内生,"同气相求",故外感常以寒、湿阴邪居多,因此,老年人风寒感冒、寒凝腹痛、寒湿吐下等阴邪引起的病证较多。

(二)微邪亦感

老年人形体虚羸,正常气候也可感邪发病。《冯氏锦囊秘录·尊生救本篇》曰:"可见,虚为百病之由……正气旺者,虽有强邪,亦不能感,感亦必轻,故多无病,病亦易愈。正气弱者,虽即微邪,亦得易袭,袭则必重,故最多病,病亦难痊。"故临床每遇节气迭变之时,老年人患时令感冒的发生率明显高于年轻人,且患病后常迁延难愈。

(三)邪侵深重

《医原纪略·风无定体论》谓:"邪乘虚人,一分虚则感一分邪以凑之,十分虚则感十分邪。"一般情况下,感邪的浅深轻重由正气虚弱的程度决定。因此,随着老年人脏腑阴阳气血日衰,年龄越大,感邪越重。表现为感邪后出现恶寒、发热、头痛、身重等一般表证的同时,亦见既吐且利、大汗出、脉微欲绝等全身性虚寒证候。

四、情志不宁

人体进入老年之后,随着年龄的增长,大脑逐渐萎缩,髓海渐空,因此,认知功能有所下降,如感知觉迟钝、记忆力减退、活动能力减慢等。老年人由于个人遭遇、精神压力的影响以及智力和活动能力的减退,情绪波动明显,常常不能控制自己的情绪。有时急躁愤怒,有时焦急不安,有时悲观忧郁,或兴奋,或低沉。正如《千金翼方·养老大例第三》所云:"人年五十以上,阳气日衰……心无聊赖,健忘嗔怒,情性变异……"

相较于青壮年人,老年人心力渐退,肝胆气衰,决断能力不及,性格不够稳定,情绪易变化,即性情不定。老年人往往从一定的经验出发,容易表现得主观、自信,或保守、固执。当经验脱离实际,又将产生精神压力,表现为急迫、沮丧,或自卑、自怜而喜怒无常。此外,相较于青壮年人,老年人容易产生忧、思、悲、恐等负性情感而抑郁。因为老年人经历了沧海桑田，酸甜苦辣，荣辱富贱，常常沉溺在回忆过去有留恋也有遗憾的情感之中，即使境遇顺利者，也难免"夕阳无限好，只是近黄昏"的感慨。正如《格致余论·养老论》所言："夫老人内虚脾弱……百不如意，怒火易炽。虽有孝子顺孙，亦是动辄扼腕。"

《灵枢·百病始生》曰："喜怒不节则伤脏，脏伤则病起于阴也。"因此，老年人的情志变化直接影响着许多内伤疾病的发生和发展。有研究表明，持续不良的情绪与情感状态，可使肾上腺皮质类固醇分泌过多，抗体形成减慢，身体免疫力降低，内环境稳定性破坏，而继发许多疾病。临床上，郁怒伤肝，肝阳暴涨而中风昏仆、头痛眩晕、耳鸣耳聋；过喜伤心，神散不藏而失眠、心悸；恐惧伤肾，神无所归而惊悸怔忡、癫狂昏厥等在老年人是屡见不鲜的。

五、易生积滞

老年人脾胃虚弱，常由以下诸因所致。一则老年人阳衰体弱，好静恶动，脾胃多失健运之能；年迈之人，形老体衰，好静恶动，惯于久坐久卧，易致脾胃运化失常。二则劳倦过度易伤脾气，情志不和肝易犯脾；形体劳倦则伤脾，脾病则怠惰嗜卧，四肢不收。老年人体弱，而常壮年不已，不知老之已至，脑力和体力皆易过劳，常致伤气损脾。七情内伤以"忧思"为主，苦思难释则伤脾。老年人性急易怒，常因小故而气不舒。忧郁恼怒伤肝，疏泄失调，则肝气郁滞，横逆犯脾。三则百病横夭，多由饮食，饮食之患，过于声色；节饮食以安胃，是养生防病，益寿延年的主要措施之一。而饮食之患过于声色，"声色可绝之逾年，饮食不可废之一日"。其"为益亦多，为患亦切""饮食不节，以生百病"（《嵇康集·养生论》），"甘脆肥浓为腐肠之药"意即在此。《脾胃论》曾言："凡人年逾四旬，气衰者多。"因此，老年病的脾虚多以脾气亏虚为多见，脾气亏虚则运化水谷精微能力减弱，易生积滞，致使纳谷欠馨，食欲缺乏。此外，老年人牙齿松动，咀嚼困难，调养身体，进补无度，以及饮食不节、兴居怠惰等，亦是积滞易停的不可忽略的原因。临床上常表现为口淡纳呆、恶心呕吐、嗳腐吞酸、腹胀便秘等脾虚积滞的疾病。

第二节　病理特性

老年病是在老年人脏腑阴阳气血渐虚的基础上发展而来的,因此,"以虚为本"是老年病的根本病理特点。老年人发病过程中,正虚无力抗邪,则正邪相持而虚中夹实、正虚邪蕴;无力运血化津,则血停为瘀、津凝为痰,而多瘀多痰为患;无力抗邪,则邪乘虚入而易传变;无力修复,则气血乏源而阴阳易竭。因此,正虚邪蕴、易传易变、多痰多瘀和阴阳易竭是老年病的基本病理特点。

一、正虚邪蕴

老年病是多种虚实因素综合作用的结果,脏腑虚衰,尤以脾肾为主,是老年病发生的根本因素,是老年病发生的基础。老年疾病常因虚致实,如气虚运行无力、脾虚运化失常,导致瘀血、痰饮、水湿、邪毒、食滞等病理产物内生,使脏腑得不到正常的濡养,加重脏腑虚衰,精、气、神亏耗,产生虚实夹杂的病理循环。老年人脏腑阴阳气血日渐虚损的生理特点决定了其病理特点是虚中夹实,正虚邪蕴。主要包括腠理不密而易感外邪,年暮志衰而内伤七情,脾胃虚薄而内生积滞,以及阴阳衰残、内生邪气而引起的疾病。阳衰气耗,温煦失职,推动无力,则生内寒、内湿、痰饮;阴损血虚,不能潜阳,滋养乏源,则生内热、内火、瘀血。一方面是阴阳气血虚损,另一方面是痰湿瘀热羁留,构成"真气虚而邪气实"的虚中夹实病理。老年病常见的各脏虚中夹实、正虚邪蕴的病理有心气虚、心阳虚、心阴虚、心血虚与心脉瘀阻、胸阳闭阻、痰阻心窍或心火亢盛同在;肺气虚、肺阴虚与外邪犯肺、热邪壅肺或痰浊阻肺同见;脾气虚、脾阳虚与寒湿困脾或湿热壅脾相兼;肝血虚、肝阴虚、肝阳虚与肝气郁结、肝脉瘀阻、肝阳上亢、肝风内动、肝火上炎兼夹;肾气虚、肾阳虚、肾阴虚或肾之阴阳两虚与下焦湿热、寒湿夹杂。至于脏腑之间的虚实夹杂病理,就更加复杂多变。

二、多痰多瘀

人至老年期,阴阳阈基数与协调水平下降,气血亏虚,脏腑结构老化,堤防失固,内多痞积,形成机体的虚损亏耗与体内的瘀滞结闭状态。瘀血和痰饮在老年病发生、发展、预后中有不可忽视的作用。痰:痰多由脏腑功能衰退,尤其脾肾亏虚,运化失常,水液代谢障碍,停聚而成。《医贯·痰论》认为"肾虚不能制水,则水不归源。如水逆行,洪水泛滥而为痰"。瘀:人进入老年以后,或因机体衰老,精气日渐亏耗,或因劳伤日积月累,致脏腑功能衰减,阴阳气血生成不足,易感邪而病,故脏腑功能失常,气血运行不畅是老年人瘀血形成的病理基础。如《仙方四十九方》言:"气血一息不运,则壅瘀矣。"一方面,瘀血、痰饮是疾病发展的病理产物。老年人无论外感或内伤,脏腑亏损,可致气机郁滞,气滞血瘀,津停液聚,痰饮内生。另一方面,瘀血、痰饮又是致病的重要因素。根据其停留的部位不同,老年患者常产生头痛眩晕、胸痹心痛、脘腹胀痛、咳逆倚息、痴呆健忘、半身不遂、腹内癥积、两目暗黑、肌肤甲错、唇暗舌青及舌苔厚腻等。痰瘀相关,痰可致瘀,瘀可致痰。痰饮积久,阻碍气机升降,气血运行不畅,则成瘀血;瘀积日久,津液不行,聚而为痰。此正如唐容川《血证论·咳嗽》所说:"须知痰水之壅由瘀血使然。"因此,历代医家都十分重视将化痰祛瘀方药应用于老年病,并取得较好的疗效。意在重视瘀血与痰饮在老年病过程中造成的危害,紧扣老年病过程中常呈现的"多痰多瘀"特点辨证用药。

三、易传易变

老年人由于正气虚衰,脏腑脆薄,患病后易发生传变,产生突变。各病之间相互影响具有一定的规律,或按五脏生克乘侮关系传变,即"五脏有病,则各传其所胜",或按脏腑表里互传,或邻近脏腑相传,或经络直接相通的脏腑之间互传。主要表现为:一是外感逆传。外感病邪不是按一般规律由表而里依次递传,而是呈现暴发性突变的,称作逆传。逆传是疾病的一种特殊传变形式,原因是邪气太盛或正气太虚,特点是来势凶猛,病情危笃。老年人由于真元亏损,阴阳衰残,若患外感温病,就比较容易发生"逆传"。如老年人患风温病,邪气可从卫分不经气分而直接传入营血,蒙蔽心包,以致在发病不久后就神志昏迷,临床须予以高度重视。二是脏腑传化。主要指病邪在脏腑之间的传变容易且迅速。《难经·第七十七难》论上工与中工治病技术的差别时云："所谓治未病者,见肝之病,则知肝当传之于脾,故先实脾气,无令得受肝之邪,故曰治未病焉。"指明脏腑之间的传变规律是邪实正虚则传,邪实正不虚则不传。如肝为风木,主疏泄,气易郁结;脾为湿土,主运化,气常不足。当患郁证时,肝气郁结适逢脾气不足,则邪传脾脏,致使脾不健运而纳呆腹胀、嗳气吞酸,甚至呕吐泄泻。又如老年人局部感染很容易发展成全身性感染,或出现中毒性休克,并可传变为迁延不愈的慢性过程。老年人长期卧床不起,可发生运动功能减退性疾病,出现肌肉萎缩、骨质疏松、压疮、静脉血栓形成和肺栓塞等。

四、阴阳易竭

残阴残阳构成了老年病阴阳衰竭,甚至发生猝死或死亡的病理基础。《医门补要》载:"人至年老,未有气血不亏者。一染外感,则邪热蒸迫,使阳益衰而阴益涸。"《诸病源候论·卒死候》言:"猝死者,由三虚而遇贼风所为也。三虚,谓乘年之衰一也,逢月之空二也,失时之和三也。人有此三虚,而为贼风所伤,使阴气偏竭于内,阳气阻隔于外,二气壅闭,故暴绝而死。"这些论述阐明了老年人触冒风邪后容易发生阴竭阳隔而猝死的道理。

临床上,老年人亡阴除多见于外感邪热逆传心包外,在高热、剧烈吐泻、大出血时,也常发生。患者多表现为身体干瘪,有低热,皮肤褶皱,目眶凹陷,手足不温,口渴喜冷饮,呼吸急促,唇舌干红,脉虚数或细数。老年人亡阳多见于素体阳虚者,罹患中风、真心痛、厥证、痉证、血证等内伤急症时邪盛而正不敌邪,或外感邪气直中三阴者亦有各种内伤久病,正虚而邪恋不解,终致亡阳者。患者多表现为精神萎靡,肌肤冷汗,手足厥逆,畏寒蜷缩,脉微欲绝。

现代老年病学认为,老年人储备能力明显降低,一旦负荷过重,即可诱发病态,并引起连锁反应而波及全身各个脏器。同时,原已勉强支撑的内环境稳定性即遭破坏,电解质与酸解平衡紊乱、脱水、高渗性非酮性糖尿病、低血糖、急性肾上腺功能不全、弥散性血管内凝血、重症心律不齐等,成为猝死或死亡的原因。这些与中医论述老年病"阴阳易竭"的观点基本一致。

第三章
老年人心理特点和常见心理问题

随着我国老龄化持续加深,经济文化水平的提高,老年人的心理健康已经成为影响当代老年人最为突出的问题。调查显示,离退休前后生活的急剧变化和大脑功能的退化,使60%～70%的老年人或多或少存在着不同程度的心理问题,20%的人有明显焦虑、忧郁等心理障碍。心理问题现已成为严重影响老年人健康和生活质量的主要疾病之一。因此,我们应当就老年人的心理健康给予更充分的关注。

一、老年人心理健康的标准

美国心理学家马斯洛和米特尔曼提出的心理健康的十条标准被公认为是"最经典的标准"。根据老年人的心理活动特点,有关学者制定了十条老年心理健康的标准:①充分的安全感;②充分地了解自己;③生活目标切合实际;④与外界环境保持接触;⑤保持个性的完整与和谐;⑥具有一定的学习能力;⑦保持良好的人际关系;⑧能适度地表达与控制自己的情绪;⑨有限度地发挥自己的才能与兴趣爱好;⑩在不违背社会道德规范的情况下,个人的基本需要应得到一定程度的满足。

二、老年心理变化特点

(一)衰老感

老年人身体功能衰退,大脑功能发生改变,中枢神经系统递质的合成和代谢减弱,导致感觉能力降低、意识性差、反应迟钝、注意力不集中等。

（二）孤独和依赖感

老年人生活中，家庭是他们心灵的支柱，也是其生活中最重要的甚至是唯一的场所。子女大部分都有自己的工作和家庭，不能及时地给与老年人关心、照料，老年夫妻只能相互依恋和相互体贴照顾。当配偶、老朋友故去时，对另一方是重大精神刺激，孤独、绝望、厌世心理将伴随老年人今后的生活。这就导致孤身老年人更容易产生负面情绪。

（三）易怒和恐惧

老年人情感不稳定，易伤感、易激怒，不仅对当前事情易怒，而且容易引发对以往情绪压抑的怒火爆发。发火以后又常常感觉到如果按自己以前的性格，是不会对这点小事发火的，从而产生懊悔心理。每个人都会遇到生老病死，这是生长的自然规律，但面临死亡，每个人都很惧怕。有些老年人不能正确对待，特别是患病后对生命的结束非常惧怕。人一旦强烈意识到"老之已至"便会对日常生活失去积极性，对生活再也不感到满足，丧失了对未来生活的希望和憧憬。有的老年人整天情绪消沉、不言不语，有的老年人心情浮躁、爱发脾气。

（四）抑郁和焦虑

老年人因感觉器官逐渐衰退，表现感觉迟钝，适应能力降低，控制能力变弱。由于角膜、结膜、晶状体及睫状肌的老化，老年人普遍存在"老花眼"的老视现象，再加上青光眼、白内障、黄斑病变等疾病，极易出现视物疲劳、视物不清的现象。衰老的耳蜗是促成老年人耳聋的基础，由于视力和听力的下降，老年人会出现"视而不见，听而不闻"的现象，在心理上易产生急躁、猜疑等不良情绪。随着运动器官的衰退，老年人变得行动迟缓，运动时动作不协调、不灵活，精细动作无法完成，加之骨关节的退行性改变，骨关节病、骨质疏松、骨折常常困扰着他们。衰老引起的体态变化使老年人对自己的形象感到不满，加之健康状况下降，有些老年人生活上需要他人照顾，有些老年人生活不能自理，由于子女工作紧张繁忙，无暇关心照顾老年人，越发让老年人感到自己成为家庭的负担，出现焦虑、忧郁，甚至因过度消极而产生自杀的现象。

（五）自卑感

由于老年人神经系统的形态、代谢和供血的改变,神经元数量减少,功能减退,大脑的兴奋和抑制过程转换变慢,老年人会出现思维活动减慢,对外界反应迟缓,记忆力下降。老年人记忆力减退的特点是近期记忆力下降,而远期记忆力良好。机械记忆能力下降,而意义记忆力良好。由于出现部分记忆困难,老年人易产生悲观失望的情绪,对生活失去信心。由于离开工作岗位,接触和学习新事物的机会减少,加之老年人认知能力和学习能力降低,容易因循守旧、刻板,从而影响与人的交往,自我评价降低,产生自卑心理。

（六）睡眠障碍

老年人由于大脑皮质兴奋和抑制能力低下,造成睡眠减少、睡眠浅、多梦、早醒等睡眠障碍。

第二节　心理问题

一、离退休综合征

离退休综合征是指老年人由于离退休后不能适应新的社会角色、新的生活环境和生活方式的变化而出现的精神消沉、郁闷、悲哀、恐惧、急躁不安等消极情绪,或因此产生偏离常态的行为的一种适应性心理障碍。这种心理障碍往往还会引发头痛、眩晕、失眠、胸闷等症状。离退休综合征是一种复杂的心理异常反应。据统计,1/4 的离退休人员会出现不同程度的离退休综合征。离退休综合征主要有以下主要表现。

（一）失落感

许多老年人认为自己身体健康,并且有工作经验和能力,还可以继续为社会做贡献,对离退休感到不满。还有些老年人面对"岁月不饶人"的现实,常感到无奈和无力。在离退休后,受人尊敬的掌声、喝彩声、赞扬声消失,由工作带来的成就感、自豪感化为乌有,由有用转为无用,如此反差,老年人心理上便会产生巨大的失落感。有的老年人对一些社会现象看不惯,牢骚满腹,产生抵触情绪,心态不平衡。

（二）无助感

离退休后,老年人离开了原有的社会圈子,社交范围变窄了,朋友变少了,孤独情绪萌生。有的老年人变得郁郁寡欢、不言不语,有的老年人急躁易怒、唠唠叨叨。由于行为反复无常,注意力不集中,老年人经常会被做事出错等不良情绪和行为困扰。老年人适应离退休后的生活模式的能力下降,常常感到不安、无助和无所适从。

二、空巢综合征

老年期空巢综合征是老年人在子女成家立业独立生活之后,由于适应不良出现的一种综合征,在中国精神疾病分类中属于"适应障碍"的一种,是老年人常见的一种心理危机。空巢老人普遍有孤独感,但这种孤独感里又增添了思念、自怜和无助等复杂的情感体验。空巢老人,大都心情抑郁,惆怅孤寂,行为退缩。他们中许多人深居简出,很少与社会交往。空巢综合征有以下主要表现。

（一）精神空虚,无所事事

子女离家后,父母多年形成的紧张而有规律的生活,突然转入松散、无规律的生活状态,他们无法很快适应,进而出现情绪不稳、烦躁不安、消沉抑郁等。

（二）孤独、悲观、社会交往少

对自己存在的价值表示怀疑,出现如无趣、无欲、无助状态,甚至出现自杀的想法和行为。

（三）躯体化症状

受"空巢"应激影响产生的不良情绪,可导致一系列的躯体症状和疾病,如失眠、早醒、睡眠质量差、头痛、乏力、食欲缺乏、心慌气短、消化不良、心律失常等。

三、丧偶综合征

丧偶综合征是指人突然失去休戚与共、风雨同舟的终身伴侣所产生的适应性障碍。有些老年人由于失去了最知心、最体己的亲人,需要独自一人去继续生活,往往会出现出乎意料的强烈的心理反应,轻者可表现为心境抑郁、表情悲伤,持续时间短暂,重者可表现为悲痛欲绝、呼天抢地、痛不欲生或呆若木鸡、神情恍惚。丧偶后如果情绪得不到良好的调适,经常受到恶劣情绪的困扰,有的人就会出现躯体疾病,严重者会出现自杀倾向。丧偶综合征有以下主要表现。

(一)过度自责

总觉得对不起逝者,为什么过去常常发脾气?为什么没有坚持去医院检查?甚至认为对方的死,自己负有主要责任,于是精神恍惚,心理负担沉重,吃不下饭,睡不好觉,在言行上还会出现一系列反常现象。

(二)丧失生活信心

老年丧偶者在心理上的突出表现是悲观、焦虑、忧郁、孤独,感觉心中的痛苦无处诉说,情感变得非常脆弱,稍不顺心就会生气、伤心。由于过分沉溺于悲伤、自责中而不能自拔,看到配偶使用的物品往往触景生情,加剧情绪恶化,加之缺少往日的体贴、温情和照顾,越发感到生不如死,丧失了生活信心。

第三节 心理健康保健

一、定期开展老年人健康教育

定期开展老年人健康教育,有针对性地介绍疾病的基本知识、治疗和康复,帮助老年人正确认知疾病,增强自我保健的能力,指导老年人树立坚强的信念和正确的生死观。

二、开展谈心交流活动

老年人的思想根深蒂固,对新事物、新观念不容易接受。通过开展谈心交流活动,了解其背后的实际需求,因势利导,化解郁结,并向老年人讲述和示范各种情绪调节法,如自我教育法、活动转移法、沟通调节法、环境调节法、适当发泄法等。

三、积极参加兴趣活动

鼓励老年人积极参加各项活动,培养适当的兴趣和爱好,如唱歌、跳舞、听音乐、打太极拳、练气功、健身活动等。

四、保持和谐的生活环境

保持家庭关系和谐和乐观开朗的性格。人是群居动物,与周围人关系融洽,夫妻和睦,尊老爱幼。家庭是社会的单元,亲情的温暖有时胜过良药。

五、开展文娱活动,强化老年人自身素质

强化老年人自身素质,鼓励老年人勤于学习。有句话叫"活到老,学到老",如今的老年活动中心、老年文化活动站以及老年大学为老年人与外界环境接触提供了丰富的条件,通过加强学习与交流,可使老年人保持积极的心态。

第四章
老年人健康生活方式

一个人的健康状况和其长期的生活方式息息相关。对于老年人而言，健康的生活方式意味着晚年的幸福生活。中医养生涉及生活的方方面面，遵循"养生不伤根本"的原则，"和于阴阳，调于四时"，三因制宜，强调天人相应观点，非常适合老年人群的日常养生保健。根据现代医学分类，养生将主要指导原则分为饮食、起居、心理及运动四方面。

一、饮食

（一）食饮有节

1. 饮食有节律　三餐定时，早餐安排在 6:30—8:30，午餐在 11:30—13:30，晚餐在 18:00—20:00。早餐用餐时间以 15 ～ 20 分钟为宜，午餐及晚餐用餐时间以 30 分钟左右为宜。

2. 饮食有节制

（1）饮食量有节制：饮食分配遵循早餐吃好，午餐吃饱，晚餐清淡并且少原则。早餐提供能量占全天总能量的 25% ～ 30%，午餐占 30% ～ 40%，晚餐占 30% ～ 40%，对有工作要求的老年人，可根据具体情况调整。

（2）谨和五味，清淡饮食：①少油，烹调用油每天不超过 25 ～ 30 克；②低盐，食盐摄入量每天 5 ～ 6 克；③每天足量饮水，每天最少饮水 1 200 毫升，夏天和有体力活动时适当增加；④老年人不建议进食以下食物，如辛辣类食物、生冷类食物、发物类食物、海腥类食物、油腻类食物、咸品及甜品；⑤不建议老年人饮酒，如需喝酒，以黄酒、葡萄酒为宜，男性每日摄入酒精量不超过 25 克,女性不超过 15 克。

(二) 五谷为养,五果为助,五畜为益,五菜为充

营养均衡,食物种类多样

(1) 谷类为主,粗细搭配:成年人每天摄入谷类一般以 250～400 克为宜。

(2) 多吃蔬菜水果和薯类:每天摄入蔬菜 300～500 克,水果 200～400 克为宜。

(3) 保证蛋白摄入:若无脾虚不运之证,每天吃奶类、大豆或其制品。老年人每日蛋白摄入量建议每公斤体重 1～1.2 克,平均每人 65～75 克为宜,优质蛋白不少于 1/3。常吃适量的鱼、禽、蛋和瘦肉。

二、起居

(一) 起居有常

1. 作息应有规律。

2. 白天工作、学习、劳作及运动,夜晚休息睡眠,避免熬夜或昼夜颠倒。

(二) 不妄作劳

1. 避免整体或身体局部的过劳与过逸。

2. 久视伤血,久卧伤气,久坐伤肉,久立伤骨,久行伤筋。

(三) 虚邪贼风,避之有时

1. 根据气候变化适时增减衣物。

2. 在流行病高发的时间及地区,应避免接触传染源。在有疫情暴发的时期,老年人更要注意,避免到人群聚集地,养成良好的卫生防疫习惯。

(四) 睡眠

春季应"夜卧早起,广步于庭",夏季应"夜卧早起,无厌于日",秋季应"早卧早起,与鸡俱兴",冬季应"早卧晚起,必待日光"。

1. 睡眠长度　65 岁以下老年人健康睡眠时间为 7～9 小时,65 岁以上老年人健康睡眠时间为 7～8 小时,具体因人而异,以第二天精神佳为宜。建议午睡,午睡时间为 30 分钟左右。

2. 入睡时间　夜间睡眠时间建议在 22:00—23:00。

3. 起床时间　春夏可早起,秋冬可较晚起床,差异在半小时之内。

4. 睡眠环境　卧室面积在 15 平方米左右,保持安静、光线暗,空气清新。

5. 睡眠用具　①床:床高略低于膝关节,床垫软硬程度以木板床上铺 10 厘米棉垫为标准。②褥:宜厚而松软,选料采用纯棉,应常常清洗晾晒。③被:宜宽大轻便,柔软干燥,填充物采用纯棉或丝绵,应常常清洗晾晒。④枕:高度为使头与躯干保持水平为宜,即仰卧时高一拳,侧卧时高一拳半。枕需略有弹性,填充物需质地松软,应常常晾晒和更换枕芯。

6. 睡前禁忌　①忌饮食不调,应忌浓茶、咖啡、酒等兴奋性饮品及大量饮水。②忌畅言过度,言谈过多,易致肺气宣散,耗伤宗气,使人难以入眠。③忌七情不调,睡前可适当闭目养生或宁心静坐,使精神内守,入睡安眠。

三、心理

(一)情志恬淡

恬淡虚无,淡泊名利,志闲而少欲,心安而不惧。

(二)精神内守

精神内守,情绪稳定,减少外界干扰。

(三)乐观自足

美其食,任其服,乐其俗,高下不相慕,乐观自足。

(四)培养兴趣

通过兴趣爱好调节情绪,培养自身高雅的兴趣爱好,发展 1～2 项,并坚持实施。

四、运动

(一)运动频率

每天运动,或每周运动在 5 次以上。

（二）运动时间

每次运动时间 30 ～ 60 分钟。

（三）运动量

尽量达到每日 6 000 步的运动量。

（四）运动强度

以达到微微出汗的程度为标准,运动后不出现疲劳。

（五）运动注意事项

1. 循序渐进。

2. 贵在坚持。

3. 运动须进行准备活动、整理活动、充足睡眠和营养补充。

4. 动静结合:动以炼形,静以养神。

5. 运动前需评估身体状况,选择适合运动。

（六）运动种类

提倡“小劳之术”,劳逸结合。可选用导引、太极拳、八段锦、易筋经、五禽戏、六字诀、步行、跑步、游泳、骑自行车、跳绳、健身操等。

第二节　老年人四季养生

四季寒热、昼夜长短的变化更替,体现着阴阳消长、转化的特点,人体在不断变化的环境中同样发生着相应的改变,如血管、神经生理变化,睡眠、情绪的变化,易患疾病、慢性病急性发作的变化等,无不是中医天人合一的体现。顺应季节变化,及时进行养生保健,可以达到健康防病的目的。正如《素问·四气调神大论》所说:“逆之则灾害生,从之则苛疾不起,是谓得道。”

一、春季调养

春气通于肝,肝脏与草木相似,草木在春季萌发、生长,肝脏在春季时功能也更活跃。一年之计在于春,春季养生奠定着一年健康养生的基础。

（一）情志调养

《素问·阴阳应象大论》云："肝……在志为怒。"春季的情志以易变、易怒、易郁为主，因此春季也是情志病高发的季节。保持积极向上的态度，以豁达、舒畅、恬静、和缓为度，情绪乐观愉悦。对负面情绪需进行适度宣泄，不可大怒大喜，减少忧郁情绪。

（二）饮食调养

饮食原则以平补为主，助阳升发、减酸益甘、温凉适宜。重在养肝补脾。宜饮茶保健，如花茶。

从营养学角度而言，宜多食富含蛋白质、糖类、维生素和矿物质的食物，多进时令蔬菜。

不宜食用生冷黏滑食物，少食用酸味食物。

结合不同体质进行食物种类选择。

推荐食物：粳米、甘薯、山药、马铃薯、黄豆、芹菜、菠菜、茼蒿、莴苣、韭菜、芥菜、竹笋、香椿、荠菜、马齿苋、马兰头、木耳、蘑菇、香菇、大枣、花生、胡桃仁、黑芝麻、牛肉、鸡肉、鸡蛋、蜂蜜、生姜、大葱。

（三）起居调养

保证充足睡眠，防止春困，适时入睡，入睡时间不宜超过晚上 11 点。宜早起。

宜多晒太阳。

宜开窗通风，及时打扫房间卫生，保证居室空气清新。

如过敏，需避免接触过敏原。

衣着宜宽松舒展，同时柔软保暖。《老老恒言·燕居》言："春冰未泮，下体宁过于暖，上体无妨略减，所以养阳之生气。"春季以"春不忙减衣"为原则，应逐渐减撤衣物，注意保暖。

房事较冬季应有所增加，不宜对其过分制约。

（四）运动调养

适宜户外锻炼运动，如外出踏青。

运动以和缓为主，动作宜灵动轻巧、舒展柔和，以舒缓筋骨、生发阳气为目的。运动前进行充分热身及拉伸运动。如运动后有神疲乏力、头晕心慌、失眠多梦、记忆不佳等不适,应适当降低运动强度,如《素问·四气调神大论》所说"逆之则伤肝"。

根据自身喜好选择运动种类。

(五) 特色保健

可做艾灸保健,推荐艾炷间接灸、艾条温和灸。推荐穴位:风门、足三里、气海、百会、神阙。

可敲打肝胆经循行处。

可按揉太冲穴、太阳穴。

二、夏季调养

(一) 情志调养

嵇康《养生论》云:"更宜调息静心,常如冰雪在心,炎热亦于吾心少减,不可以热为热,更生热矣。"夏季容易焦躁、厌烦及发怒,老年人尽量保持心静,精神舒畅。方法上可调息守静,气息深长,从而静心;或在避暑的基础上,适当登高而望,使心胸开阔,神志宁静,"使志无怒"。

(二) 饮食调养

饮食原则为饮食清淡,勿过食苦味食物,可适当食酸以生津止渴。宜饮茶保健,如绿茶、红茶。宜多食粥品。

从营养学角度而言,宜多食用高蛋白、高热能、低脂的清淡饮食,重视补充水分,防止热射病。

不宜食用不易消化的肉类、高脂肪食物。

注意饮食卫生,吃干净新鲜的食物。

避免过食生冷,夏季出汗较多,食物的味道可稍微偏咸一些。

结合不同体质进行食物种类选择。

推荐食物:荞麦、豆制品、绿豆、白扁豆、苦瓜、番茄、苦菜、梨、荔枝、西瓜、甘蔗、猪肉、鸡肉、鸭肉、鸽肉、鹌鹑肉、牛奶、鲫鱼、蜂蜜、大葱。

(三) 起居调养

可适当晚睡早起,但不可过晚,入寝应在子时前。夏季活动时间延长,宜增加午睡,不仅能恢复精力、养护阳气,也能回避暑热,预防中暑。

防暑降温,避免高温时的室外劳作,但切忌过激失宜,即如《寿亲养老新书》:"若檐下过道,穿隙破窗,皆不可纳凉,此为贼风。"夏季气温高,汗出增加,此时不能汗出当风,否则轻则感冒、发热,重则面瘫、肢体偏枯等。

保持室内环境清凉,但避免空调温度过低。

常沐浴,宜使用温水,慎用冷水洗澡。

业余生活宜丰富多彩。

衣着宜宽松,穿透气性能好、吸湿性强的棉纱类衣裤。

(四) 运动调养

可选择清晨或傍晚天气凉爽时进行室外运动锻炼,避免高温下运动。运动方式可选择慢跑、打拳、抽陀螺等。在阳光不烈情况下,老年人也可进行室外活动,每天 30 分钟至 1 小时,即《素问·四气调神大论》所云"无厌于日"。

选择运动量适中的运动方式,避免过度疲劳。相较于春季,夏季应适当增加运动量,可以增强体质,使阳气充盛,否则不利健康,"逆之则伤心"。

运动后注意补充饮水。

(五) 特色保健

体质偏阳虚、气虚者,推荐艾灸保健:艾炷间接灸、艾条温和灸。推荐穴位:中脘、膏肓、肾俞、脾俞、足三里、关元、气海、太溪。

可采用按摩督脉保健。

可采用穴位敷贴(三伏贴)保健。

三、秋季调养

(一) 情志调养

保持神志安宁,培养乐观情绪,又要注意收敛神气,避免忧郁与紧张情绪。"青年人的夏天,老年人的秋天",此季节老年人容易感怀悲秋,产生忧郁情绪,应适当通过活动旅游、家人陪伴等方式调整。

(二) 饮食调养

饮食原则为甘润养肺,增加酸味食品以助收敛,兼顾脾肾,可多吃粥食。可选择白色食物,补养肺气。

从营养学角度而言,多食富含维生素的食物。

少食辛辣香燥之品。

结合不同体质进行食物种类选择。

推荐食物:豆制品、百合、萝卜、荸荠、银耳、梨、苹果、葡萄、柿子、石榴、山楂、香蕉、橄榄、猕猴桃、甘蔗、胡桃仁、黑芝麻、牛奶、羊奶、鸭蛋、鳖肉、蜂蜜。

(三) 起居调养

早睡早起。

宜行"秋冻"养生。随天冷逐渐增添衣物,但添衣不宜太多、太快。注意腹部、脚部、颈部和肩部保暖。

秋季感冒、咳喘等疾病高发,出门时宜戴口罩,一则防灰尘,二则减缓燥邪伤肺。另外,平时宜用润肤霜滋润皮肤,减少秋燥损伤。

(四) 运动调养

开展各种锻炼,可随天气渐冷,适当减少运动量,避免大汗淋漓。可选择动作缓和、趋静的运动,比如太极拳、健身球、站桩、散步等,不必追求出汗,气血流畅、精神清爽即可。

运动时注意灵活增减衣服。

运动前后及时补充水分。

(五) 药物调养

药物调养原则为甘润养肺、少辛增酸,兼顾脾肾。

秋季适宜膏方调养,根据体质进行膏方种类的选择,或进行个性化膏方调养。

(六) 特色保健

推荐艾灸保健:艾炷间接灸、艾条温和灸。推荐穴位:足三里、气海、百会、神阙、肺俞。

可采用早晚叩齿咽津功法。

可揉按压承浆穴。

可用冷水擦拭额头、鼻周、耳朵、手腕、腕关节等部位。

四、冬季调养

（一）情志调养

精神保持宁静安稳,情绪含蓄不外露,减少对物质、精神的过度追求,少欲守静。同时,及时调摄不良情绪,避开汗湿环境,多晒太阳,及时排遣、抒发抑郁情绪,防止季节性情感失调。

（二）饮食调养

饮食原则为适量温阳进补,不忘养阴,可食黑色食物,适当减咸。

从营养学角度而言,可适当增加动物类食物,同时配合顺气宽肠的食物,以防进补太过导致滞气生痰。

避免过食大辛大热食物。

结合不同体质进行食物种类选择。

推荐食物:糯米、山药、黑豆、韭菜、木耳、龙眼肉、大枣、芡实、黑芝麻、猪肉、牛肉、羊肉、狗肉、鹿肉、鸡肉、鸭肉、河虾、对虾、鲍鱼、海参。

（三）起居调养

早睡晚起,保证充足睡眠时间。

《备急千金要方》云:"冬时天地气闭,血气伏藏,人不可作劳汗出,发泄阳气,有损于人也。"防寒保暖,避免低温时室外劳作。

保持室内环境温暖,但不宜过暖,与外界气温相差不宜太大。

多晒太阳,避免冷风直吹。

衣着宜以暖、软为主,不宜过暖。

宜克制欲望,减少性生活。

（四）运动调养

坚持运动锻炼,以室内运动为主。

锻炼前应做好充分准备活动,气血畅活、关节舒展后再做锻炼。

避免运动量太大的项目,以微微出汗作为适宜运动量的标志。

避免极端天气室外锻炼。

注意防寒保暖与及时更换湿衣。

（五）药物调养

药物调养原则上以进补为主,可适当服用一些补品以滋阴助阳。

冬季宜服用膏方,根据自身体质选择适宜的膏方种类,或进行个性化膏方调养。

(六) 特色保健

艾灸保健:艾炷间接灸、艾条温和灸。推荐穴位:足三里、气海、关元、三阴交、命门、肾俞。

冬季宜根据体质进行足浴保健。

第三节　老年人饮食养生

"药补不如食补",中国自古非常重视食物的养生和治疗作用。"是药三分毒",老年人体质较弱,常伴随各种基础病的发生,药物治疗容易产生各种不良反应。相较而言,中医不仅对药物,而且对食物的性味、归经、炮制影响等多方面都颇有研究,形成自身的理论体系。在身体相对稳定的情况下,通过食物调理安全平稳,能起到养生防病的作用。本书在具体章节介绍多种食疗方法,这里只概述老年饮食养生的基本原则。

一、因人用膳

因人用膳,包括辨证用膳和辨体用膳两方面。辨证用膳即根据疾病的不同证候选择相应的药膳,如风寒感冒时,应选用葱姜红糖汤;风热感冒时,宜选择双花(金银花、菊花)汤。如果寒热不分,表里不辨,功效则会适得其反,故不能选用。

辨体用膳是指根据不同体质选择相应的药膳,是因人用膳的主要部分。如气虚质的人应选择人参炖鸡,阴虚质的人应选择枸杞子炒虾仁,血虚质的人应选择龙眼大枣粥,气郁质的人应选择陈皮茶等。

二、因时用膳

因时用膳就是根据四季不同的气候特点来选择相应的药膳,以增强人体适应四季气候变化的能力。如以参类为例,人参性属温热,适宜寒冷的冬季、阴气偏盛时食用;而西洋参性偏凉,适宜夏季阳气偏盛时使用。

再以韭菜、豆芽为例,韭菜偏热,夏季养生宜于清补,需减少韭菜的比例,增加豆芽的比例,如3:7;到了冬季,适当增加韭菜比例,与豆芽调整为7:3等。

一般来说,春季宜理气温中;不宜大补及大辛大热之品,不宜过度饮酒,不宜吃寒凉、油腻、黏滞的食物;宜服温润清爽消郁类药食。夏季宜清热祛暑;不宜过食生冷,不宜过食热性及厚味肥腻食物。长夏宜服清凉调心之品,宜清暑利湿;不宜食用辛温助热类食物,食忌滋腻;宜服利湿清淡助运化之药食。秋季宜滋阴润燥;避免食用辛辣刺激食物与大温大热之品;宜服滋阴润肺之品。冬季宜温阳收纳;不宜过量进补,避免滥补或虚不受补,宜适量服用温热与补益类药食。

三、因地用膳

因地用膳是指根据不同地区等自然环境特点来选择相应的药膳。如北方寒冷干燥,适合选择温补和滋润类的药膳,南方炎热多雨,适合选择清热利湿类的药膳。

第五章
中医老年养生的展望与发展

中医药对老年养生的影响源远流长。老年人脏腑渐衰、阴阳渐虚的生理特点及虚实夹杂的病理特点,让医家逐渐重视分辨虚实主次、标本缓急的调治原则,反对"胸横一老字,动手便参茸"。

《素问·玉机真脏论》曰:"五脏相通,移皆有次。"《灵枢·本脏》曰:"六腑者,所以化水谷而行津液也。"人体五脏六腑,宜通宜行,气血津液流通顺畅,方能维持人体正常的生理活动。人到老年,精力渐衰,正气亏虚,脏腑功能下降,气血运行能力下降,容易出现"不通"情况。"不通则痛",故而容易患病染邪,或旧病复发,缠绵难愈。老年人养生更应注重通塞并用,以补为塞,"塞"不离脏腑、气血、阴阳,不能过于滋腻壅滞;以治为通,"通"不忘生克顺逆,时时顾护正气,方能达到养生的平衡持久。

一、道法自然

生、长、壮、老、已,是生命的自然规律。老年养生的目的,在于运用生活经验、医学与科学技术,未病先防或已病防变,让老年人实现生命的延长与人生的美满。

人是自然的产物,"道法自然",体悟天道自然合为一体,顺应天时,知常明变,使身心节律与自然节律相呼应,将养生的思想理念贯彻到生活日常的起居寝食中,如衣着适寒热加减,饮食依体质口感而调。居处宜静,行步从容,遇事恬淡,万事有度,方为养生之道。

在营造养老养生环境,建设养老机构时,同样要重视人与自然的和谐统一。依托自然环境建设养老机构,做到不征服、不破坏,顺应自然风景设立养老养生场所。

老年人抵抗力较弱,存在基础病情况,机构的建设需要考虑医疗、康复的设施配套,做到"医中有养,养中有医"。从长远考虑,更要预备疫情防控的空间,在发生紧急事件时,可以满足疫情防控的要求,将损伤影响降到最小。

二、"安命"为首

"知足不辱,知止不殆,可以长久",老年养生中,情志调摄至关重要,当以"安命"为首。"虚、静、明",安心、安静、安神,待人待物中和淡定,爱人爱己。

"逝者如斯",时间向前,人到老年后,往往容易回忆往事,快乐的往事带来愉悦的心情,痛苦的过往容易引发消极的情绪。分享快乐过往,学会倾诉表达,向前看。家人更多地用兴趣、陪伴、倾听丰富老年人的晚年生活,有利于老年人身体免疫力的提高,加强疾病的抵御能力。

"医者父母心",对生命过程最了解的医者,肩负着老年人治病养生的责任。培养专业人才,提升养老服务水平,提高养老服务人员素质,是养老养生建设所必需的。医者必须精勤不倦、博极医源,"安神定志,无欲无求",用爱心、耐心和恒心投入到老年养生康复、老年病治疗调养的工作中,生生不息,为老年人群提供优质服务,为后辈留下宝贵的经验。

三、智慧养老

没有互联网的养老事业失去眼睛和耳朵。老年养生与慢性病管理、康复,是一个长期、细致的过程。充分利用"互联网＋医疗"优势,通过线上问诊、居家医学观察、慢病复诊、心理疏导、健康宣教等服务,可以有效地降低老年人出行奔波的风险,及时发现问题并提前治疗预防,同时减少人员聚集,降低交叉感染的风险,有利于提高养老服务质量。

万物互联,网络平台、云技术、AI 等科技手段,通过智能穿戴、实时监控、数字化收集、传递和分析应用等方式,实现养老服务的非现场监管、在线医疗通道、远程探视检测和老年医教,为现代科技智慧养老带来便捷和舒适,成为养老产业发展的重要部分。

老年人,是曾经为国家、人类的发展繁荣奋斗、奉献的群体。在他们老去的时候,值得"后浪"们守护他们健康幸福的晚年生活。

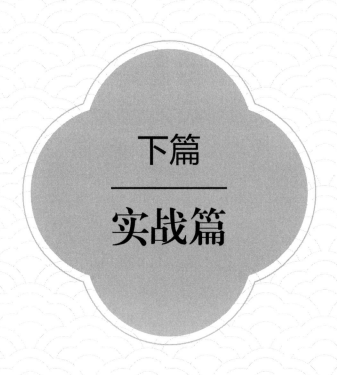

下篇
———
实战篇

第六章
老年人体质评估与中医养生

第一节　老年人体质健康评估

　　根据人体不同表现,大致可分为9种体质。但是,很少有人是单一体质,绝大部分都有不同体质的偏颇。根据下列方法,可检测自己的综合体质类型。

　　本评估方法参考国家中医药管理局、中华中医药学会组织编写的《中医治未病实践指南》,用于对体质偏颇者制订详细的个性化体质调养方案,达到"未病先防"、维护健康的目的。

一、测定方法

　　回答《中医体质分类与判定表》中的全部问题,每一个问题按5级评分,计算原始分及转划分,依标准判定体质类型。

　　原始分 = 各个条目的分会相加。

　　转化分数 = [(原始分 – 条目数)/(条目数 ×4)] × 100

　　平和质为正常体质,其他8种体质为偏颇体质。判定标准见表6-1。

表6-1　平和质与偏颇体质判定标准表

体质类型	条件	判定结果
平和质	转化分≥60分	是
	其他8种体质转划分均<30分	
	转划分≥60分	基本是
	其他8种体质转划分均<40分	
	不满足上述条件者	否

续表

体质类型	条件	判定结果
偏颇体质	转划分 ≥ 40 分	是
	转划分 30 ～ 39 分	倾向是
	转划分 < 30 分	否

二、示例

示例 1：某人各体质类型转化分：平和质 75 分，气虚质 56 分，阳虚质 27 分，阴虚质 25 分，痰湿质 12 分，湿热质 15 分，血瘀质 20 分，气郁质 18 分，特禀质 10 分。根据判定标准，虽然平和质转化分 ≥ 60 分，但其他 8 种体质转化分并未全部 < 40 分，其中气虚质转化分 ≥ 40 分，故此人不能判定为平和质，应判定为气虚质。

示例 2：某人各体质类型转化分：平和质 75 分，气虚质 16 分，阳虚质 27 分，阴虚质 25 分，痰湿质 32 分，湿热质 25 分，血瘀质 10 分，气郁质 18 分，特禀质 10 分。根据判定标准，平质转化分 ≥ 60 分，同时，痰湿质转化分在 30 ～ 39，可判定为痰湿质倾向，故此人最终体质判定结果基本是平和质，有痰湿质倾向。

三、体质判定问卷

（一）阳虚质（表 6-2）

表 6-2　阳虚质判定标准表

请根据一年的体验和感觉,回答以下问题	没有（根本不）	很少（有一点）	有时（有些）	经常（相当）	总是（非常）
(1) 您手脚发凉吗?	1	2	3	4	5
(2) 您胃脘部、背部或腰膝部怕冷吗?	1	2	3	4	5
(3) 您感到怕冷、衣服比别人穿得多吗?	1	2	3	4	5
(4) 您比一般人受不了寒冷(冬天的寒冷,夏天的冷空调、电扇等。)	1	2	3	4	5
(5) 您比别人容易患感冒吗?	1	2	3	4	5

续表

请根据一年的体验和感觉,回答以下问题	没有 (根本不)	很少 (有一点)	有时 (有些)	经常 (相当)	总是 (非常)
(6) 您吃(喝)凉的东西会感到不舒服或者怕吃(喝)凉东西吗?	1	2	3	4	5
(7) 您受凉或吃(喝)凉的东西后,容易腹泻(拉肚子)吗?	1	2	3	4	5

判断结果:□是   □倾向是   □否

(二) 阴虚质(表6-3)

表6-3 阴虚质判定标准表

请根据一年的体验和感觉,回答以下问题	没有 (根本不)	很少 (有一点)	有时 (有些)	经常 (相当)	总是 (非常)
(1) 您感到手脚心发热吗?	1	2	3	4	5
(2) 您感觉身体、脸上发热吗?	1	2	3	4	5
(3) 您皮肤或口唇干吗?	1	2	3	4	5
(4) 您口唇的颜色比一般人红吗?	1	2	3	4	5
(5) 您容易便秘或大便干燥吗?	1	2	3	4	5
(6) 您面部潮红或偏红吗?	1	2	3	4	5
(7) 您感到眼睛干涩吗?	1	2	3	4	5

判断结果:□是   □倾向是   □否

(三) 气虚质(表6-4)

表6-4 气虚质判定标准表

请根据一年的体验和感觉,回答以下问题	没有 (根本不)	很少 (有一点)	有时 (有些)	经常 (相当)	总是 (非常)
(1) 您容易乏力吗?	1	2	3	4	5
(2) 您容易气短(呼吸短促,接不上气)吗?	1	2	3	4	5
(3) 您容易心慌吗?	1	2	3	4	5
(4) 您容易头晕或站起时晕眩吗?	1	2	3	4	5
(5) 您比别人容易患感冒吗?	1	2	3	4	5

续表

请根据一年的体验和感觉,回答以下问题	没有(根本不)	很少(有一点)	有时(有些)	经常(相当)	总是(非常)
(6) 您喜欢安静、懒得说话吗?	1	2	3	4	5
(7) 您说话声音无力吗?	1	2	3	4	5
(8) 您活动量稍大就容易出虚汗吗?	1	2	3	4	5
判断结果:□是　　□倾向是　　□否					

(四)痰湿质(表6-5)

表6-5　痰湿质判定标准表

请根据一年的体验和感觉,回答以下问题	没有(根本不)	很少(有一点)	有时(有些)	经常(相当)	总是(非常)
(1) 您感到胸闷或腹部胀满吗?	1	2	3	4	5
(2) 您感到身体经常不轻松或不爽快吗?	1	2	3	4	5
(3) 您腹部肥满松软吗?	1	2	3	4	5
(4) 您有额部油脂分泌多的现象吗?	1	2	3	4	5
(5) 您上眼睑比别人肿(仍轻微隆起的现象)吗?	1	2	3	4	5
(6) 您嘴里有黏黏的感觉吗?	1	2	3	4	5
(7) 您平时痰多,特别是咽喉部总感到有痰堵着吗?	1	2	3	4	5
(8) 您舌苔厚腻或有舌苔厚厚的感觉吗?	1	2	3	4	5
判断结果:□是　　□倾向是　　□否					

(五)湿热质(表6-6)

表6-6　湿热质判定标准表

请根据一年的体验和感觉,回答以下问题	没有(根本不)	很少(有一点)	有时(有些)	经常(相当)	总是(非常)
(1) 您面部或鼻部有油腻感或者油亮发光吗?	1	2	3	4	5
(2) 您容易生痤疮或疮疖吗?	1	2	3	4	5

续表

请根据一年的体验和感觉,回答以下问题	没有 (根本不)	很少 (有一点)	有时 (有些)	经常 (相当)	总是 (非常)
(3) 您感到口苦吗?	1	2	3	4	5
(4) 您大便黏滞不爽、有解不尽的感觉吗?	1	2	3	4	5
(5) 您小便时尿道有发热感、尿色浓(深)吗?	1	2	3	4	5
(6) 您带下色黄(白带颜色发黄)吗?(限女性)	1	2	3	4	5
(7) 您的阴囊部位潮湿吗? (限男性)	1	2	3	4	5

判断结果:□是　　□倾向是　　□否

(六) 血瘀质 (表 6-7)

表 6-7　血瘀质判定标准表

请根据一年的体验和感觉,回答以下问题	没有 (根本不)	很少 (有一点)	有时 (有些)	经常 (相当)	总是 (非常)
(1) 您的皮肤在不知不觉中会出现青紫瘀斑(皮下出血)吗?	1	2	3	4	5
(2) 您两颧部有细微红丝吗?	1	2	3	4	5
(3) 您身体上有哪里疼痛吗?	1	2	3	4	5
(4) 您面色晦暗或容易出现褐斑吗?	1	2	3	4	5
(5) 您容易有黑眼圈吗?	1	2	3	4	5
(6) 您容易忘事(健忘)吗?	1	2	3	4	5
(7) 您口唇颜色偏暗吗?	1	2	3	4	5

判断结果:□是　　□倾向是　　□否

(七) 特禀质 (表 6-8)

表 6-8　特禀质判定标准表

请根据一年的体验和感觉,回答以下问题	没有 (根本不)	很少 (有一点)	有时 (有些)	经常 (相当)	总是 (非常)
(1) 您没有感冒时也会打喷嚏吗?	1	2	3	4	5

请根据一年的体验和感觉,回答以下问题	没有 (根本不)	很少 (有一点)	有时 (有些)	经常 (相当)	总是 (非常)
(2) 您没有感冒时也会鼻塞、流鼻涕吗?	1	2	3	4	5
(3) 您有因季节变化、温度变化或异味等原因而咳嗽等现象吗?	1	2	3	4	5
(4) 您容易过敏(对药物、食物、气味、花粉或在季节交替、气候变化时)吗?	1	2	3	4	5
(5) 您的皮肤容易起荨麻疹(风团、风疹块、风疙瘩)吗?	1	2	3	4	5
(6) 您曾经因过敏出现过紫癜(紫红色瘀斑、瘀点)吗?	1	2	3	4	5
(7) 您的皮肤一抓就红,并出现抓痕吗?	1	2	3	4	5

判断结果:□是　　　□倾向是　　　□否

(八) 气郁质(表6-9)

表6-9　气郁质判定标准表

请根据一年的体验和感觉,回答以下问题	没有 (根本不)	很少 (有一点)	有时 (有些)	经常 (相当)	总是 (非常)
(1) 您感到闷闷不乐吗?	1	2	3	4	5
(2) 您容易精神紧张、焦虑不安吗?	1	2	3	4	5
(3) 您多愁善感、感情脆弱吗?	1	2	3	4	5
(4) 您容易感到害怕或受到惊吓吗?	1	2	3	4	5
(5) 您胁肋部或乳房疼痛吗?	1	2	3	4	5
(6) 您无缘无故叹气吗?	1	2	3	4	5
(7) 您咽喉部有异物感,且吐之不出、咽之不下吗?	1	2	3	4	5

判断结果:□是　　　□倾向是　　　□否

（九）平和质（表6-10）

表6-10　平和质判定标准表

请根据一年的体验和感觉,回答以下问题	没有（根本不）	很少（有一点）	有时（有些）	经常（相当）	总是（非常）
（1）您精力充沛吗?	1	2	3	4	5
（2）您容易疲乏吗? *	1	2	3	4	5
（3）您说话声音无力吗? *	1	2	3	4	5
（4）您感到闷闷不乐吗? *	1	2	3	4	5
（5）您比一般人耐受不了寒冷(冬天的寒冷,夏天的冷空调、电扇)吗? *	1	2	3	4	5
（6）您能适应外界自然和社会环境的变化吗?	1	2	3	4	5
（7）您容易失眠吗? *	1	2	3	4	5
（8）您容易忘事(健忘)吗? *	1	2	3	4	5

判断结果:□是　　□倾向是　　□否

（注:标有 * 的条目需先逆向记分,即:1→5,2→4,3→3,4→2,5→1,再用公式转化分。）

第二节　老年人不同体质及饮食调养

一、平和质

（一）体质特征

总体特征:阴阳气血调和,以体态适中、面色红润、精力充沛等为主要特征。

形体特征:体形匀称健壮。

常见表现:面色、肤色润泽,头发稠密有光泽,目光有神,鼻色明润,嗅觉通利,唇色红润,不易疲劳,精力充沛,耐受寒热,睡眠良好,胃纳佳,二便正常,舌色淡红,苔薄白,脉和缓有力。

心理特征:性格随和开朗。

发病倾向:平素患病较少。

对外界环境适应能力:对自然环境和社会环境适应能力较强。

（二）饮食调养

食物多样化,饮食有节、膳食平衡、四时调补、气味调和、不可偏寒偏热。

二、气虚质

（一）体质特征

总体特征:元气不足,以疲乏、气短、自汗等气虚表现为主要特征。

形体特征:肌肉松软不实。

常见表现:平素语音低弱,气短懒言,容易疲乏,精神不振,易出汗,舌淡红,舌边有齿痕,脉弱。

心理特征:性格内向,不喜冒险。

发病倾向:易患感冒、内脏下垂等病;病后康复缓慢。

对外界环境适应能力:不耐受风、寒、暑、湿邪。

（二）饮食调养

1. 枣黑米粥

组成:红枣 50 克,黑米 200 克,糯米 200 克。

制法:将红枣、黑米、糯米淘洗干净,加入水用微火煮成粥,加入冰糖即可。每周三次。

适用人群:补中益气,养血安神。适用于头昏目眩、贫血白发、腰膝酸软者。

2. 党参茄夹

组成:茄子两根,党参 30 克。

制法:党参用开水浸泡后,切成末,茄子切成夹状备用,将肉末和党参加入盐等,打上劲,放入茄夹内,糊上面粉炸成金黄色。锅里留少许油,放入蒜末、生姜末、豆瓣酱等调成汁,将炸好的茄子稍稍勾芡即可出锅。

适用人群:补中益气。适用于易感疲劳人群。

3. 益气甲鱼盅

组成:甲鱼 1 只,党参 15 克,北沙参 10 克,青菜两颗。

制法:甲鱼宰杀,洗净斩块,焯水;加料酒、姜片、火腿片等煨 20 分钟左右,移入炖盅内,加党参、北沙参蒸至酥烂,加焯水青菜,盐、味精等调味即可。

适用人群:益气养阴,补虚强身。适用于气阴不足所致的神疲气短,口燥咽干,不思饮食,潮热自汗,腰膝酸软等症。

三、阳虚质

(一)体质特征

总体特征:阳气不足,以畏寒怕冷、手足不温等虚寒表现为主要特征。

形体特征:肌肉松软不实。

常见表现:平素畏冷,手足不温,喜热饮食,精神不振,舌淡胖嫩,脉沉迟。

心理特征:性格多沉静、内向。

发病倾向:易患痰饮、肿胀、泄泻等病;感邪易从寒化。

对外界环境适应能力:耐夏不耐冬;易感风、寒、湿邪。

(二)饮食调养

1. 粟米粥

组成:粟米 200 克,红糖 30 克。

制法:粟米淘洗干净,放入锅中,加清水,旺火烧沸,再改用小火熬至粥成。加入红糖调匀即可。

适用人群:益肾补虚,清热利尿。适用于虚弱劳损,脾胃阳虚等症。

2. 羊肉山药粥

组成:瘦羊肉 100 克,生山药 50 克,粳米 100 克。

制法:先将羊肉与山药分别煮至熟烂,剁如泥状,与粳米加水熬制成粥。

适用人群:益气补虚,温中暖下。适用于虚劳羸瘦、饮食喜热怕冷,阳痿者。

3. 羊肉白玉脯

组成:羊肉 100 克,白萝卜一根,枸杞 3 克,怀山药粉 10 克,茯苓粉 10 克。

制法:萝卜造型,中间挖空成心形,羊肉末中加入料酒、盐、味精、怀山药粉、茯苓粉,打上劲,酿入萝卜内,洒上枸杞子若干,蒸熟即可。

适用人群:健脾养血,补肾壮阳。适用于气血亏虚、虚劳羸瘦、腰膝酸软及四肢厥冷者。

四、阴虚质

(一) 体质特征

总体特征:阴液亏少,以口燥咽干、手足心热等虚热表现为主要特征。

形体特征:体形偏瘦。

常见表现:手足心热,口燥咽干,鼻微干,喜冷饮,大便干燥,舌红少津,脉细数。

心理特征:性情急躁,外向好动,活泼。

发病倾向:易患虚劳、失精、不寐等病;感邪易从热化。

对外界环境适应能力:耐冬不耐夏;不耐受暑、热、燥邪。

(二) 饮食调养

1. 沙参山药粥

组成:沙参、山药、莲子、葡萄干各10克,粳米50克,冰糖适量。

制法:先将山药切成小片,与莲子、沙参一起浸泡透1小时;放入粳米及葡萄干,加水用大火煮沸,再用小火熬成粥,加冰糖调味。

适用人群:健脾养阴。适用于胃阴虚引起的食欲缺乏。

2. 石莲大枣粥

组成:鲜石斛15克,莲子10克,大枣15枚,粳米50克。

制法:莲子泡开,稍煮片刻;石斛加水久煎取汁约100毫升,去渣;与大枣、粳米同入锅中,煮沸后改用小火熬至粥成。

适用人群:养阴生津。适用于咽干口渴的调理。

3. 二参甲鱼盅

组成:甲鱼一只,党参15克,北沙参10克,青菜两颗。

制法:甲鱼宰杀,洗净斩块,焯水;甲鱼、料酒、姜片、火腿片等煨20分钟左右。移入炖盅内,加党参、北沙参蒸至酥烂。加焯水青菜、盐、味精等调味即可。

适用人群:益气养阴,补虚强身。适用于气阴不足所致的心烦、心悸。

五、痰湿质

(一) 体质特征

总体特征:痰湿凝聚,以形体肥胖、腹部肥满、口黏苔腻等痰湿表现为主要特征。

形体特征:体形肥胖,腹部肥满松软。

常见表现:面部皮肤油脂较多,多汗且黏,胸闷,痰多,口黏腻或甜,喜食肥甘甜黏,苔腻,脉滑。

心理特征:性格偏温和、稳重,多善于忍耐。

发病倾向:易患消渴、中风、胸痹等病。

对外界环境适应能力:对梅雨季节及湿重环境适应能力差。

(二) 饮食调养

1. 山药薏米糯米粥

组成:山药 100 克,薏苡仁(薏米)50 克,佩兰叶 10 克,糯米 100 克,菱角粉 50 克。

制法:山药切片,薏米用水泡开,佩兰叶布包泡开,加入糯米,煮成粥后加入菱角粉,调匀食用。

适用人群:祛痰利湿。适用于食欲缺乏,痰多口黏,胸脘痞闷,身重乏力,苔白厚,脉滑等。

2. 冬瓜海带瘦肉盅

组成:冬瓜 100 克,海带 100 克,猪瘦肉 100 克。

制法:冬瓜连皮切块;海带泡发,洗净,切断;猪瘦肉洗净,切块,沸水中余去血水;冬瓜、海带、猪肉加清水,武火煮沸后小火炖 2 小时,加盐调味即可。

适用人群:清热化痰,利水消肿。适用于平素痰多,舌苔白腻,身形肥胖者。

3. 双菇丝瓜

组成:香菇 50 克,金针菇 50 克,丝瓜 100 克。

制法:香菇浸泡后切丝,金针菇切去尾部洗净,丝瓜去皮切成条状;锅内倒油烧热,放入姜丝爆香,加入丝瓜、香菇、金针菇同炒,略闷,加盐调味即可。

适用人群:清热化痰,理气健胃。适用于体形肥胖,喜食肥甘者。

六、湿热质

(一) 体质特征

总体特征:湿热内蕴,以面垢油光、口苦、苔黄腻等湿热表现为主要特征。

形体特征:形体中等或偏瘦。

常见表现:面垢油光,易生痤疮,口苦口干,身重困倦,大便黏滞不畅或燥结,小便短黄。男性易阴囊潮湿,女性易带下增多,舌质偏红,苔黄腻,脉滑数。

心理特征:容易心烦急躁。

发病倾向:易患疮疖、黄疸、热淋等病。

对外界环境适应能力:对夏末秋初湿热气候,湿重或气温偏高环境较难适应。

(二) 饮食调养

1. 清暑鱼圆煲

组成:藿香 15 克,石菖蒲 5 克,佩兰 10 克,鱼茸。

制法:先将藿香、石菖蒲、佩兰加水煮出药汁。鱼茸加入蛋清、生姜水打上劲,装入裱花袋中,烧锅水,待水开后将鱼茸慢慢挤入沸水中,做成鱼圆。锅中水加入清汤、姜片、鲜菌菇、鱼面、火腿丝、料酒、盐、味精等,烧开后入药汁、小菜心即可。

适用人群:适用于夏季感受暑湿、呕吐泄泻、食欲缺乏等症。

2. 野菊花薏仁乌鸡盅

组成:乌鸡 1 只,野菊花 8 克,薏苡仁 20 克,怀山药 8 克。

制法:薏苡仁洗净;乌鸡切成块,然后过沸水;将焯过水的乌鸡块加入盐、生姜块、火腿片、加饭酒、水,炖 20 分钟左右,与高汤及野菊花、薏苡仁、怀山药等一同装入炖盅里,蒸 40 分钟后,调味即可。

适用人群:益气清热,祛湿安神。适用于脾胃气虚、湿热内蕴引起的食欲缺乏、肢体乏力。

3. 香芒绿豆粥

组成:粳米 100 克,糯米 15 克,绿豆 50 克,芒果 1 个。

制法:将芒果肉取出,搅拌成茸备用;将粳米、糯米洗净,与绿豆一起放入锅中,加水适量,粥成装盘时,淋上香芒茸即可。

适用人群:益胃生津,清热消暑。适用于食欲缺乏,体虚水肿,小便不利等症。

七、血瘀质

(一) 体质特征

总体特征:血行不畅,以肤色晦暗、舌质紫暗等血瘀表现为主要特征。

形体特征:胖瘦均见。常见表现:肤色晦暗,色素沉着,容易出现瘀斑,口唇暗淡,舌暗或有瘀点,舌下络脉紫暗或增粗,脉涩。

心理特征:易烦,健忘。

发病倾向:易患癥瘕及痛证、血证等。

对外界环境适应能力:不耐受寒邪。

(二) 饮食调养

1. 桃仁粥

组成:桃仁 10 克,粳米 100 克。

制法:桃仁、粳米加水熬制成粥。

适用人群:祛寒化瘀止痛。适用于不明原因的疼痛,唇色紫暗,女性痛经等。

2. 当归炖鸡盅

组成:鸡 1 只,当归 15 克。

制法:鸡宰杀后,去掉杂毛和内脏,洗净焯水;置砂锅内,加料酒、姜片、火腿片等,用文火炖约 20 分钟;放入盅内,加当归片蒸 35 分钟即可。

适用人群:活血补血益气,健脾温中。适用于面色萎黄、经常头晕等人群。

3. 丹参炒里脊

组成：丹参 5 克，蘑菇 30 克，猪里脊肉 100 克。

制法：丹参加水煎煮，取浓煎液备用；蘑菇切片；猪里脊肉切丝，加料酒、丹参水、姜汁、生粉、盐搅拌均匀；起油锅，加素油烧热，加猪里脊肉滑炒后，加入蘑菇拌炒片刻，加入葱段，加盐调味即可。

适用人群：活血化瘀。用于胸闷胸痛，女性痛经，形体消瘦等。

八、气郁质

（一）体质特征

总体特征：气机郁滞，以神情抑郁、忧虑脆弱等气郁表现为主要特征。

形体特征：形体瘦者为多。

常见表现：神情抑郁，情感脆弱，烦闷不乐，舌淡红，苔薄白，脉弦。

心理特征：性格内向不稳定、敏感多虑。

发病倾向：易患脏躁、梅核气、百合病及郁病等。

对外界环境适应能力：对精神刺激适应能力较差；不适应阴雨天气。

（二）饮食调养

1. 行气解郁粥

组成：糯米 500 克，代代花 3 克，白芍 10 克。

制法：先将糯米放水煮开 5 分钟后放下白芍，煮 10 ～ 15 分钟后再放入代代花，最后放冰糖少许。

适用人群：行气解郁，通络止痛。适用于乳房或两胁胀满，喜叹气。

2. 橘皮粥

组成：橘皮 50 克，粳米 100 克。

做法：橘皮研细末备用；粳米淘洗干净，放入锅内，加清水，煮至粥将成时，加入橘皮，再煮 10 分钟即成。

适用人群：理气健脾。适用于脘腹胀满，不思饮食等症。

3. 橘皮牛肉丝

组成：鲜橘皮 10 克，鲜牛肉 200 克，葱白数根。

制法：牛肉切丝，加料酒、酱油、生粉、素油拌匀，腌制 15 分钟；橘皮切丝,葱白切段备用;起油锅,旺火入牛肉丝煸炒,再加入橘皮丝、葱白、姜丝,翻炒均匀即可。

适用人群:理气健脾。适用于情绪低落,倦怠神疲者。

九、特禀质

(一) 体质特征

总体特征:先天失常,以生理缺陷、过敏反应等为主要特征。

形体特征:过敏体质者一般无特殊;先天禀赋异常者或有畸形,或有生理缺陷。

常见表现:过敏体质者常见哮喘、风团、咽痒、鼻塞、喷嚏等;患遗传性疾病者有垂直遗传、先天性、家族性特征;患胎传性疾病者具有母体影响胎儿个体生长发育及相关疾病特征。

心理特征:随禀质不同,情况各异。

发病倾向:过敏体质者易患哮喘、荨麻疹、花粉症及药物过敏等;遗传性疾病如血友病、先天愚型等;胎传性疾病如五迟(立迟、行迟、发迟、齿迟和语迟)、五软(头软、项软、手足软、肌肉软、口软)、解颅、胎惊等。

对外界环境适应能力:适应能力差,如过敏体质者对易致过敏季节适应能力差,易引发宿疾。

(二) 饮食调养

1. 白果黑米粥

组成:黑米 50 克,糯米 15 克,白果 10 克。

制法:将白果去壳、皮、心,洗净;将黑米、糯米淘洗干净,与白果一齐放入煲内,加水适量,文火煮成粥,加冰糖调味即可食用。

适用人群:扶正固本,益气养胃,敛肺平喘。适用于说话无力,易感疲劳、饮食不佳人群食用。

2. 益气固表粥

组成:乌梅 15 克,黄芪 20 克,百合 15 克,粳米 100 克。

制法:将乌梅、黄芪、百合加水煎煮,取出药汁后,与粳米熬制成粥,加适量冰糖即可。

适用人群:益气固表,补益精血。适用于气虚无力的过敏性体质者。

提示:黄芪具有补气固表功效。食积停滞,痈疽初起或溃后热毒尚盛等实证,以及阴虚阳亢者,均须禁服。

3. 川贝蜜糖炖雪梨

组成:川贝母 1 茶匙,雪梨 1 个,冰糖 1 汤匙。

制作:把雪梨去心放入炖盅中,川贝母放入去心后的孔中,加入水淹没雪梨,隔水炖 20 分钟,加入冰糖炖 5 分钟即可。

适用人群:调理燥热之常用方,特别是针对咳嗽、哮喘,功效特别显著,有预防及治疗的功效。

第七章
特殊老年群体与中医养生

第一节 "空巢老人"与中医养生

一、什么是"空巢老人"

"空巢老人"是指没有子女照顾、单居或夫妻双居的老年人,分为三种情况:一是无儿无女无老伴的孤寡老人;二是有子女但与其分开住的老年人;三是儿女远在外地,不得已寂守空巢的老年人。

二、"空巢老人"的特点

(一)空巢综合征

老年人空巢综合征多发生于子女成年离开家庭之后独自生活的老年人。该症状在精神疾病分类中属于"适应障碍"的一种,主要表现为精神空虚,无事可做。缺乏亲人的关爱是导致老年人空巢综合征的根本原因。

(二)抑郁

抑郁性情感障碍在老年人中表现尤为突出,严重影响了老年人的生活质量。老年人年龄越大,对被照顾的要求就越高,然而现代社会人们的家庭观念转变比较大,尤其是子女婚后不能或不愿与父母生活在一起,老年人晚年享受天伦之乐的希望落空,继而形成"空巢"抑郁。

(三)焦虑

焦虑是一种害怕出现不良后果的复杂情绪状态。调查发现,社区老年人,尤其是"空巢老人"的焦虑患病率非常高,27.5%的空巢老人存在焦虑症状,并且"空巢老人"的焦虑发生率高于抑郁发生率。

（四）孤独

有研究发现，"空巢老人"面临的最大问题是情感问题，主要是孤独感。近87%的老年人觉得寂寞，这极大地影响了"空巢老人"的身心健康。

三、日常饮食养生

（一）饮食调养

1. 不能大量饮酒　饮酒过量会使人愈加心情低落。

2. 避免喝浓茶、咖啡　会加重抑郁患者的失眠症状。尤其尿酸高的人群一定要改掉喝浓茶的习惯。

3. 饮食应清淡　避免进食辛、辣、腌、熏类等有刺激性食物，容易诱发疾病。

4. 避免进食碳水化合物（糖类）　建议老年人少吃面包、馒头等发酵过的单糖食品，避免血糖骤升骤降产生 5- 羟色胺导致情绪不稳。老年人应以高蛋白、高纤维、高热能为主，建议吃富含维生素、纤维素的食品。

（二）药膳调养

1. 肝郁脾虚证

表现：精神抑郁，胸胁胀满，多疑善虑，嗳气频作，喜太息，纳呆，消瘦，稍事活动便觉倦怠，脘痞嗳气，大便时溏时干，或咽中不适。舌苔薄白，脉弦细或弦滑。

（1）甘松粥：甘松 5 克，粳米 100 克。将甘松水煎煮，煮成后去渣取汁备用；粳米熬粥，待粥熟时加入甘松汁稍煮即成。每日 1 ～ 2 次，温热服食。甘松性味辛、甘、温，入脾、胃经，能行气止痛、开郁醒脾，加入粳米为粥，可以健脾补中。全方共奏行气开郁健脾的功效。

（2）砂仁橘皮粥：砂仁 10 克，橘皮 5 克，粳米 100 克。先将砂仁研成细末，粳米、橘皮依法熬煮为粥，粥成加入砂仁末稍煮即成。（由于砂仁所含的成分为多种挥发油，不宜久煎过煮，煎煮时间过长，会降低效力。另外，阳虚和实热病的老年人，不宜食用此粥。）

2. 肝胆湿热证

表现：烦躁易怒，胸胁胀满，多梦，耳鸣，头晕头胀，口苦恶心，小便短赤。舌质红,舌苔黄腻,脉弦数或滑数。

(1) 萱草忘忧汤:合欢皮(花)15克,白茯苓12克,郁金10克,浮小麦30克,百合15克,金针菜30克,红枣(去核)6枚,猪瘦肉150克,煲汤食肉。每周3次。可连服2～4周为1个疗程。

(2) 小柴胡汤:党参20克,柴胡15克,酒黄芩12克,姜半夏、甘草各10克,生姜6片,大枣6枚,每日1剂,水煎。连服2周为1个疗程。

3. 气滞血瘀证

表现:精神抑郁,性情急躁,头痛,失眠,健忘,胸胁疼痛,舌质紫暗,或有瘀点、瘀斑,脉弦或涩。

(1) 红花炖羊心:羊心50克,红花9克,盐1克,隔水炖。

(2) 柏子仁核桃炒豇豆:柏子仁10克,核桃仁30克,豇豆300克,姜5克,葱15克,盐3克,味精2克,植物油35毫升,爆香炒熟,最后加入佐料即可。每日1次,佐餐食用。

4. 心脾两虚证

表现:善思多虑不解,胸闷心悸,失眠健忘,面色萎黄,头晕,神疲倦怠,易自汗,纳谷便溏。舌质淡苔白,脉细。

(1) 龙眼山药糕:龙眼肉25克,莲子肉25克,怀山药200克,面粉100克,白糖适量。将山药粉、面粉,加水揉成面团,将面团放在平盘内压平,平铺一层龙眼肉和莲子肉后,上面盖一层山药面,撒上白糖适量,上笼蒸熟,晾冷后划成小块即成。早上当早点食用,晚上作加餐食用。一日吃完此剂,减主食量,连吃半个月以上。

(2) 归参鳝鱼羹:潞党参30克,当归15克,活鳝鱼250克,调料适量。将当归、党参洗净切片,装入纱布袋中,扎紧袋口;将鲜活鳝鱼去骨和内脏,去头、尾,取肉切成丝;将鳝鱼丝入锅,加水500毫升,入药袋,加料酒5克、食盐2克、生姜5克,先大火煮沸,撇去浮沫,再用小火煮1小时许,取出药袋,加入葱花、味精少许即成。吃鱼肉喝汤,隔天一剂。

四、日常保健养生

"空巢老人"往往身体状况差、患病率高、行为不便,而由于缺乏子女关爱,更容易使得这些老年人生活无趣,行为退缩,对自己的存在价值表示怀疑,常陷入无欲无望、无趣无助的状态,情况严重的还容易引发老年痴呆症。

运动调养

1. 肝郁脾虚证

(1) 五禽戏:达到气息平和,舒缓抑郁,锻炼平衡感等。

(2) 盘坐、冥想:主要是调畅情志,让人体达到身心合一的境界,有益身心健康。

2. 肝胆湿热证

(1) 太极拳:练简化或老式太极拳1套。每日1～2次。

(2) 易筋经:练拉筋配合特殊呼吸法,每日1～2次。

3. 气滞血瘀证

(1) 以慢走和吐纳为主。

(2) 八段锦:太极拳的准备运动,共八段。每日1～2次。

(3) 太极拳:练简化或老式太极拳1套。每日1～2次。

(4) 五行操:晨练升发阳气,早午各一次,推动气血运行。有甩腕的动作,勿求快,以免伤及关节。

4. 心脾两虚证

(1) 锻炼后,应用温水洗澡。浴后,进行5～6分钟自我按摩,并躺下歇息片刻,达到消除疲劳的效果。

(2) 伸伸懒腰,做一些简易可行的瑜伽动作,可配合睡前按摩腹部5～10分钟,或喝一杯温姜茶温暖脾胃。中医认为,"胃不和则卧不安",只有让胃舒服了才睡得香,心情自然也就舒畅许多。

五、日常精神养生

(一) 调整心态

消除消极情绪,直面衰老,保持心情愉悦,开启新生活。

(二) 善于学习

学无止境,跟上时代脚步,多用脑避免衰老。

(三) 培养爱好

陶冶情操,怡情养性。有的兴趣爱好在锻炼身体的同时,还能促进身心健康。

(四) 扩大社交

可排解孤寂,增添乐趣。

(五) 生活自律

早睡早起,按时睡觉,保证睡眠,保健身体。

若能做到以上几点,则能远离抑郁,修德养性,益寿延年,实际上已经做到了养生。

第二节　"失独老人"与中医养生

一、什么是"失独老人"

特殊老年人群体中,还有一种类似空巢的老年人,他们不是因为子女离家工作,而是因为子女不幸离世而"空巢"。失去了唯一的子女的家庭被称为"失独家庭",而失独家庭中的老年人则被称为"失独老人"。

二、"失独老人"的特点

失独意味着孤独。孤独的心理学解释是一种被疏远、被抛弃和不被他人接纳的情绪体验,具体表现如下。

(一) 孤独

孤独寂寞、社会活动减少,加上失去子女的情感创伤,使老年人产生伤感情绪,精神萎靡不振,常偷偷哭泣,顾影自怜。

(二) 消极

体弱多病,行动不便时,上述消极感会加重,久而久之,免疫功能降低。

(三) 不良生活方式

孤独也会使失独老人选择更多的不良生活方式,如吸烟、酗酒等,不良的生活方式与心脑血管疾病、糖尿病等慢性疾病的发生和发展密切相关。

（四）抑郁症

失去了唯一子女的老年人，除了面临精神上的打击，缺乏关爱，心无所依，同时还面临经济支持中断的危机，从而内心产生阴影，如极度自卑、触景伤情、不想过节、不喜欢热闹的环境、缺乏精神寄托和慰藉。

三、日常饮食养生

（一）饮食调养

1. 一日三餐的进食原则

（1）早餐：应丰富。上午是人精力较旺盛的时候，需要有充足的热能供给。不过早餐要吃饱但不要吃太精，如蛋糕等。可食用牛奶、鸡蛋，配上水果和谷物等。

（2）午餐：宜多。一方面补充上午的热量消耗，另一方面还要为下午供给热能。所以午餐种类应丰富些，主食、荤菜、素菜都应该有。

（3）晚餐：宜少。以清淡为佳，主要以蔬菜、水果为宜。由于活动少，睡后血液循环降低，如晚上吃得丰盛容易造成血管动脉粥样硬化，吃得多了则会加重肠胃的负担。另外，生病时宜少吃，身体虚弱的可喝姜汤。

2. 食后养生保健　食后按摩腹部，食后散步，食后漱口，食后听音乐。

（二）药膳调养

1. 安神汤　生百合 25 克蒸熟，加入一个蛋黄，以 200 毫升水搅匀，加入少许冰糖，煮沸后再以 50 毫升的凉开水搅匀，于睡前一小时饮用。

2. 静心汤　取龙眼肉、川丹参各 15 克，以两碗水煎成半碗，睡前 30 分钟服用。对心血虚衰的失眠者，功效较佳。

3. 三味安眠汤　酸枣仁 15 克，麦冬、远志各 5 克，以水 500 毫升煎成 50 毫升，于睡前服用。以上三种药材均有安神、宁心、镇静的作用。

四、日常保健养生

（一）五十营呼吸氧气法

五十营呼吸氧气法即"龟息大法"，是一种呼吸氧气的方法。《黄帝内经》指出"慢呼吸，长寿命"。呼吸又分顺呼吸和逆呼吸，顺呼吸是指腹部随着呼吸自然地隆起和收缩。

方法:吐气的时候,不能把嘴张得太大,要无声,长气,吐完为止,并且要把气出到最长,才能使得肺气达到宣发肃降。开始之前,需摒除杂念。做完以后,要将"上池之水"即口中的津液咽下去。

(二) 睡眠疗法

1. 刺激控制疗法 ①只在有睡意时才上床。②如果卧床30分钟不能入睡,应起床离开卧室,从事一些简单舒缓的活动,等有睡意时再返回卧室休息。不要在床上做加速思考、促进兴奋的活动,如进食、看电视、听收音机、思考复杂问题等。

2. 促进睡眠疗法 ①可在睡前用温水泡脚,助于睡眠。②定时躺在床上,关灯,停止使用一切电子设备,清空思绪,闭上双眼,不管能否顺利睡着,都要形成一种习惯,自然而然就会睡去。

3. 睡眠限制疗法 ①避免日间小睡,并且保持起床时间规律。②不管前晚睡眠时间多长,保持规律的起床时间。作息应按时、规律,以免生物钟失调,造成日夜颠倒,睡眠紊乱。另外,尽量避免吃安眠药,否则更容易失眠。

五、日常精神养生

(一) 捶胸法

"捶胸法"是一种排解情绪,从而达到延缓衰老的方法。人们常说"人老腿先老"。经科学研究发现,人体衰老实际上最先衰老的部位是胸腺。所以,经常捶胸,每天早晚各六十次或一百二十次,也能延缓衰老。

1. 位置 膻中穴,位于两乳头连线中点,又名"气海穴",是宗气积聚的地方。当人感到抑郁或气愤的时候,气往往堵在胸口,因此捶胸实际是在驱散积聚于胸口的浊气。经常捶打有益健康。

2. 方法 捶打的时候,可以两手十指交叉,合起来后的双手伸出去,捶打自己的胸口,直到胸口发热为止。

3. 注意 力道不要过猛,免得气滞伤身。

(二) 内守法

"精神内守,病安从来。"情绪容易激动者,发怒时要学会制怒。制怒的前提是遇事一定要冷静,让脑袋清楚,才有办法思考,从而解决问题。当然制怒内守和及时宣泄是一样的,若心有烦恼,可以找朋友诉说,不要闷在心里,日久则气郁成疾;倘若情绪无度暴发,就会大怒伤身。

(三)分享法

《黄帝内经》提出"郁则发之",认为人有郁闷不舒,就要想办法用正确的方法发泄,千万不可憋在心里。

(四)开导法

开导也是转移注意力的一种方法。这里要掌握巧妙的说话技巧,将老年人不安的情绪引导向好的方向,使得人们想法变得乐观积极,最重要的是必须怀有希望,这样有利于治疗和养生。《黄帝内经》对此法也有记载,是最早提出的一种心理开导的办法。

第三节 "迁徙老人"与中医养生

一、什么是"迁徙老人"

"迁徙老人"即所谓"候鸟老人",是指年龄在 60 岁以上,自主或在子女支持下,连续 3 年以上秋冬季在海南、广东、广西、福建等南方地区过冬,停留时间超过 3 个月以上,春夏之季又返回北方的老年人。

在离退休的老年人中,也出现了一批"候鸟式养老"的人,他们随着季节的变化到不同的地方去养老。从北方迁移到南方的老年人,人们称之为"冬候鸟",而到了夏天迁移到北方养老的老年人,又被称为"夏候鸟"。

二、"迁徙老人"的特点

(一)热衷养生

根据季节的变化,在严冬和酷暑来临之前,迁徙到适合自己生存的地方去生活,在健康养生的同时,又开拓视野。

不少北方老年游客冬天到南方后,在舒适温暖的环境中,高血压或一些季节性的疾病也得到了预防和减缓。老年人都热衷于自然风光优美、气候宜人、水质纯净、空气清新的地方。

（二）广结善友

老年人外出旅游也能够在旅途中或社交活动中找到兴趣相投的朋友，因此更倾向于选择集中养老。

（三）渴望实现自我价值

自我实现即一个人使自己的潜力发挥的倾向。老年人退休后，结束了职业生涯，子女也已成年，内心渐渐空虚。适当参加社会活动，促进与他人的交流，有利于身心愉悦。

三、日常饮食养生

1. 菜肴　清炒洋葱：锅内倒少许油，先将洋葱丝炒软，盛出备用；再烧锅下油，放蒜米、红椒丝炒，最后放入炒过的洋葱丝，调好味，加入葱段，炒至入味后，用少许湿生粉勾芡，盛盘即可。

2. 饮料　解毒汤：黑豆加甘草，泡水喝。

3. 汤　萝卜鲍鱼汤：将鲍鱼和萝卜切块，放入锅煮，最后调味即可。

4. 水果　大部分应季水果都可以吃，根据体质选择，没有特别要求，芒果、榴莲湿热，含糖高，菠萝大量食用伤胃，不可吃太多。

四、日常保健养生

（一）生活细节保养

1. 皮肤保养法　冷天时多擦乳液，保持皮肤滋润；起居有规律，劳逸结合；不要使用碱性大的洗涤用品；按摩皮肤，增加血运，改善皮脂腺和汗腺排泄，保持皮肤弹性光滑；防止太阳暴晒。

2. 眼目保养法　①摩面：单手摩面。②搓头：用双手的指腹搓揉发根。③闭目：闭目养神 1 分钟，减轻视觉疲劳。④虎视：扭颈回头，左右交替，各向后面看 5 次。

3. 颈椎保养法　①望天看地：看天花板，头向后仰至极限，看地时头向前弯曲，尽量贴近胸部，连续 9 ～ 18 次。②睡觉时以低枕头、硬板床为宜；

保持平卧姿势,头部与肩部和身体需要基本保持平衡,以利于颈椎的康复。

4. 足部保养法　应注意穿宽松的、松软的鞋,以布鞋为好;应常换鞋,防止汗湿导致的湿疹或患脚气;睡前要用热水洗脚,加强足部血运,以防病变,洗完脚后应擦干脚,保持干燥,以免产生湿疹。足部保健还可选用甩腿运动、揉腿肚运动、揉脚心运动、踮脚运动等。

(二) 保健乐活养生

1. 抱桩养生

(1) 身体方面:①抬头提胸是基本姿势。两脚平行张开,与肩同宽,双膝稍微弯曲,目视前方。②双手抬起,两臂平行至肚脐水平线。③双手保持不动,双肘微微向外展开,双手在脐上。④双手抬到比双肘稍微高的位置,双手略高于肩。⑤双肘再次稍抬高,但是略低于双手。⑥双手十指自然张开,双臂在胸前做抱球状。

(2) 注意事项:站桩前,应先上厕所,并把衣扣、腰带松开;站桩结束后,拍打双肩,做柔和舒缓的伸展动作放松肌肉;饭前、饭后一小时不宜站桩。

(3) 心理方面:①养生桩的要点在养神。②排除杂念,做出神韵。③设想自己顶天立地,有吞吐宇宙的气概,放松并维持浩然的情境,配合吐纳。④想象自己在公园里散步。⑤想象自己站立在齐胸深的温水中。

2. 足跟踩蚂蚁　脚后虚悬,但不要完全离开地面,将重量放在前脚掌的三分之二处,调动足阳明胃经、足太阳膀胱经、足少阳胆经的经气,能起到保健养生的作用。

3. 脚趾抓挠　在站桩时,脚趾要有节奏地抓地。脚趾抓挠时,足心的涌泉穴随之一松一紧,感受气血流动传到掌心,牵动劳宫穴,重复数分钟,可刺激经络,既养心又养肾。有日本医学专家研究发现,经常活动脚趾,能够帮助脾胃减轻负担。

4. 出门在外的注意事项

(1) 用药:①"长期用药一族"勿擅自更换药品品牌:慢性病长期用药的老年人,在迁徙前需要储备充足的药品,勿擅自更换药品的品牌,以免因药效差别、不良反应、过敏等问题延误病情。②"心脑血管病一族"勿擅自停药:心脑血管病的老年人要时刻监测血压、血糖、血脂,服药者不要擅自停药,必要时储备一些急救药品,如阿司匹林、硝酸甘油、速效救心丸等,建议每一种药品准备 2 ~ 3 份,可随身携带,亦可放在家里或车里。

(2) 急救必备"紧急联系卡",为出行添保障:紧急联系卡包括姓名、血型、血压、血糖、患病史、紧急联系人及电话等信息,避免老年人走失后孤立无助,为安全出行添一份保障。

(3) 定时检测健康指标:在迁徙的前后,老年人身体多少会出现一些不适应的情况,重点关注这 7 项检查,候鸟老人迁徙出行才会更有保障:①血压、脉搏;②血脂四项;③血糖;④同型半胱氨酸;⑤十二导联心电图;⑥过敏原检测;⑦脑部 CT。

五、日常精神养生

(一) 不要刻意养生

保持平常心,自然平和即可,否则会无形中给自己造成压力,导致失眠。

(二) 多亲近自然

自然景色能让人心旷神怡,身心放松,达到养生的效果。

第四节　"长照老人"与中医养生

一、什么是"长照老人"

"长照老人"即需要长期照护的一类老年人。长期照护具体是指对身心失能持续已达或预期达 6 个月以上,依其个人或其照顾者之需要,所提供之生活支持、协助、社会参与、照顾及相关之医护服务,是提供失能失智老年人的一种连续性照顾。其服务主要分为社区、居家和机构三种照顾模式。而长期照护服务体系则是指由长期照护人员、长期照护机构、财务及相关资源之发展、管理、转介机制等构成的网络。

长期照护不是解决特定的医疗问题,主要是为了提高老年人的生活质量,用于满足一般需求而不是特殊需求。

二、"长照老人"的特点

(一) 性情大变

主动性变得不足,活动减少,对人缺乏热情,处事刻板固执,墨守成规,不爱变换环境。兴趣范围越来越狭窄,对亲人漠不关心,情绪不稳定,常为一些鸡毛蒜皮之类小事而大发雷霆。

(二) 丧失辨别能力

不能正确辨别物件的贵贱,常将烟蒂、冰棍纸、废布条等当作珍品收藏,但一些贵重物品却很轻易被人骗去。

(三) 记忆明显衰退

变得健忘,甚至不认识家属,叫不出自己的名字,说不出自己的年龄,忘记自己是否结过婚,忘了东西放在哪里等。

(四) 睡眠障碍

睡眠规律日夜颠倒。

(五) 容易并发其他疾病

老年人体弱多病,抵抗力差,容易合并感染、外伤或其他疾病。而且老年人肾功能大多较差,药物排泄慢,容易积蓄中毒而危及生命。对老年人的护理比治疗显得更重要,需要重视营养的摄入,又要饮食清淡易消化。要保持大便通畅,避免过度活动,但也不宜长期卧床。

三、日常饮食养生

(一) 饮食调养

1. 做好床上喂饭和饮水护理 ①对卧床不能自理者,做好床上喂饭工作,护理者喂饭前要洗净双手,老年人最好取坐位或半坐位。②对俯卧或平卧者,应使其头部转向一侧,以免食物呛入气管。③喂饭宜慢,喂汤时忌从嘴正中直喂,宜从唇边缓喂入。不能进食需要经胃管鼻饲的老年人,严格按照鼻饲流程进行,严格计算每日营养液、食物匀浆、水的入量。对于消化吸收功能较差的老年人,可根据医嘱给予营养泵持续泵入胃肠营养液。

2. 饮食要合理搭配 ①易消化的高蛋白饮食,如牛奶、鸡蛋、瘦肉、鱼类等。②含钾丰富的蔬菜和水果,如香蕉、橘子、绿叶蔬菜等。③每日早饭前半小时空腹喝一杯温开水、蜂蜜水或淡盐水。

(二) 药膳调养

1. 茴香香乳煎　温阳散寒,适用于小肠疝气的下腹坠痛。

材料:大、小茴香各 9 克,香乳少许。

方法:同水煎服,每日饮服 1 次。

2. 八宝养肾汤　养肾益精,补气活血。

材料:川芎 9 克,黑芝麻 25 克,肉苁蓉、苏木、赤芍、白芍、桑椹、桃肉各 15 克。

方法:煮成汤,早晚各喝 1 次,30 天为 1 个疗程。

四、日常保健养生

(一) 基础护理

1. 日常护理至关重要　保持床铺平整、清洁,衣服干净舒适。老年人的床单、被套、枕套等床上用品要经常更换、清洗。大、小便失禁者,宜在身下横铺一块 120 厘米 ×100 厘米大小的中单,上面再铺一层棉布床单或薄棉垫,以免感染皮肤;床铺每日清整 2～3 次,保持平整、干净、无皱褶,尿湿的床单及时更换;衣着要宽大柔软,领扣、腰带要宽松易解、不影响呼吸。

2. 做好晨晚间护理　晨间护理可促进老年人血液循环,保持口腔卫生,包括口腔、脸、手、皮肤、床单的清洁,梳理头发,按摩受压处。晚间护理可使老年人放松、舒适,促进睡眠。包括擦拭背和臀部、用热水泡脚、冲洗会阴部、剪指甲、整理床单位、注意增衣保暖。

(二) 加强肢体功能锻炼

长期卧床老年人要防止肌肉失用性萎缩,护理人员应帮助其进行功能锻炼,每日对其全身肢体进行按摩,手法要轻柔。老年人不能进行主动运动时,每天进行床上被动操作的锻炼。

五、日常精神养生

由于老年人长期卧床,减少了与外界接触的机会,多数老年人常有犹豫、沮丧、烦躁易怒、悲观失望等不良情绪,再加上疾病的痛苦,更加剧了这些不良情绪。为此,应当针对每位老年人不同的心理特点,因人施护。

(一) 尊重老年人

1. 注意自己的言行举止,多说一些鼓励性的语言,多和他们聊天,了解他们引以为傲的过去。

2. 称呼时要使用尊称和敬语,千万不要称呼他们为"某某患者""某某床"。

3. 操作前要用建议商量的口吻。

4. 对老年人提出的问题要及时给予满意答复。

(二) 给予情感的疏导

1. 护理员要用热情的态度,亲切的言语,对老年人给予同情、理解。对易激动的老年人,要因势利导,做适时的安慰,或转移话题交谈。若老年人情绪仍不佳,应耐心给予疏导,切忌与老年人发脾气,甚至破口大骂。

2. 护理员要设身处地体会老年人的内心感受,多给他们精神上的支持和安慰,以增强他们战胜疾病和愉快生活的信心。

3. 通过听音乐、听戏曲、看电视、读报纸、陪伴聊大等方式转移老年人对疾病烦恼和痛苦的注意力,以减缓老年人的痛楚。

六、长期卧床者主要并发症的预防护理

(一) 足和膝

足下垂,又称垂足畸形,下肢瘫痪者多发。应使用足下支撑物,如足板托、枕头等物,使足与腿成直角,保持背屈位,以预防跟腱挛缩。冬天保暖时,可用支架或干净硬纸盒支撑被子,避免压迫足背。护理员应指导和帮助老年人锻炼踝关节,避免肌肉萎缩和关节僵直。

膝关节畸形的预防:膝关节下放垫子,可防止膝肿胀和关节过度伸展(膝反胀),时间不可过长。每日数次,防止膝关节屈曲挛缩。

(二) 口腔和呼吸道

卧床老年人抵抗力降低,随着年龄增长,气血阴阳脏腑也跟着衰退,在呼吸系统方面,肺部的功能也随之降低,容易透过口鼻的途径,发生吸入

性、坠积性肺炎。因此,卧床的老年人在就餐后一定要漱口,病重或吞咽有困难或因其他原因无法自理漱口的老年人(如中风、脑瘫等),护理员每日需遵医嘱做口腔护理 2 ~ 3 次。

(三) 肺部感染

1. 检查室内清洁、通风、温度、湿度和定时消毒　保持房间环境清洁;每天早、晚开窗通风 30 分钟,室内温度应保持 22 ~ 24℃,湿度应以 50% ~ 60% 为宜,每天紫外线灯消毒 1 次,每次 30 分钟。

2. 检查基础生命体征　长期卧床的老年人,呼吸道分泌物不易咳出,因此,应鼓励老年人做深呼吸及有效咳痰,每次翻身时叩背促进痰液排出,叩背时手呈背隆掌空状,从肺底向气管方向逐渐叩,自下而上、从外向内,每次 10 余下。叩背的同时注意观察老年人的面色、呼吸、心率。如有异常,立即通知医生,判断引起异常的原因,配合医生进行救治。

3. 急救和预防感染　情况严重需要吸引器吸痰时,应选择多测孔透明硅胶吸痰管,严格遵守无菌操作,吸痰时动作轻柔敏捷,自下而上,左右转动,每次吸痰不超过 15 秒。对张口呼吸的老年人,因呼吸道干燥,在吸氧的同时,可使用超声雾化吸入,每日 2 次。对气管切开者,可根据情况使用气道湿化器以湿化气道,预防呼吸道感染。

(四) 压疮

对长期卧床的老年人,最好使用气垫床,可使受压部位气血运行通畅,但仍需要定时翻身。白天每 2 小时翻身一次,夜间不超过 3 小时翻身一次;制作翻身记录卡,及时记录时间、体位、皮肤情况,以防遗漏,并按计划实施。

1. 翻身轻柔小心　因老年人皮肤弹性差,特别是长期疾病消耗者,体形消瘦,皮下脂肪少,肌肉萎缩,翻身时应特别小心。宜两个人合作,动作轻柔、准确,避免拖、拉、推,减少皮肤摩擦。

2. 注意清洁、整洁,避免外伤　同时应保持床铺清洁、平整、无碎屑,避免皮肤与碎屑及床单褶皱产生摩擦。翻身前应先拍背,嘱其咳嗽,再让老年人饮温开水 1 ~ 2 口,再次翻身均应检查受压的骨突部,以便及时了解皮肤情况,发现问题及时处理。

3. 预防压疮　对受压的骨突部位,做局部按摩或使用气垫等措施。

(五) 下肢静脉血栓

1. 卧床的时候要抬高患肢,使其高于心脏的水平,并经常观察血运情况。

2. 正确认识疾病,保持乐观情绪,积极治疗疾病;家属也要经常和老年人沟通,消除老年人紧张感,给予老年人信心和希望。

3. 注意保护好下肢,防止各种感染,避免擦伤、碰伤患肢。保持肢体清洁,预防感染。

4. 饮食需清淡,忌油腻辛辣甚至生冷的食物。要食用低脂肪、高纤维素的食物。

5. 生活中保持二便通畅。若大便难解,可以先提肛 30 次。

(六) 大、小便失禁

1. 分析制订个体化护理方案,采取主动护理　分析老年人的年龄、病情,失禁的原因、时间(晨间、晚间)等。若老年人清醒,但虚弱无力,不自主地排泄大、小便,可根据老年人的二便规律,设定安排二便护理计划,做到有日的、有准备地主动护理。

2. 其他　减少在床上排尿便的次数。假如效果不好,可看实际情况考虑留置尿管,每天进行 1～2 次尿道消毒,按留置尿管常规护理。大便要及时清理,适当涂擦较为缓和的、不刺激的软膏保护肛周皮肤,以免造成皮肤感染和肛门内感染。

第五节　社区养老、机构养老与中医养生

一、什么是社区养老、机构养老

社区养老,是指以家庭为核心,以社区为依托,以老年人日间照料、生活护理、家政服务和精神慰藉为主要内容,以上门服务和社区日托为主要形式,并引入养老机构专业化服务方式的居家养老服务体系。

机构养老,是指供老年人集中居住,提供饮食起居、清洁卫生、生活护理、健康管理和文体娱乐活动等综合性服务的机构。

随着人口社区化的不断成形,城市化进程不断加快,社区养老和机构养老逐渐发展、成熟,越来越多的老年人逐渐改变"靠儿养老"的观念,愿意以社区、机构为单位,选择适合自己的养老方式,安度晚年。

老年人健康的关键在于平时的预防调养,中医强调"不治已病治未病",尽早采取相应的措施,防止疾病的发生发展。"未病先防"和"既病防变",身体健康,需要注意平时调护预防疾病;已经发生急、慢性疾病,需要及时采取措施防范病症恶化。

中医药对身、心的养护非常适合在社区、养老机构中推广,有利于老年人树立正确的健康观念,拥有积极向上的健康心态,养成良好的健康习惯,了解病症情况下基本的处理办法。

二、建立中医药特色养老模式

(一) 运用中医理论集中调养

与年轻人相比,老年人身体条件相对较弱,平时需要注意保养,发生疾病后需要更多的时间慢慢调理,直至恢复。部分医治手段,如手术、放疗、化疗等,老年人难以耐受,更适合用中医药缓缓图之。根据马斯洛需求层次,老年人在精神层面需求比重更大。社区和养老机构可运用中医药帮助老年人强身健体,调养身心。

1. 运动养生　中医特色运动项目,如太极拳、五禽戏等,动作和缓,呼吸有节,非常适合老年人锻炼身体。社区或机构可召集老年人集体锻炼,不仅可以增强体质,更能消除内心的孤独感,保持愉悦心情,满足老年人的精神需求。

2. 音乐养生　如弹琴、吹笛等。古人说:"乐者,心之动,德之华。"音乐不仅是一种旋律,还能抒怀,能陶冶人的性情,怡情易性,达到身心愉悦之效,故具有独特的养生和治疗的功能。

3. 园艺养生　花卉可以净化空气,美化和改善自然环境,既陶冶了性情,也增进了健康。特别是许多花卉含有人体所必需的营养成分,可作花茶饮用,能治疗疾病、改善体质、延缓衰老。

4. 艺术养生　医学研究证明,不管是哪种艺术,只要能让人心情愉悦,都利于养生。会使大脑受到良性刺激,分泌兴奋的激素,促进心血管系统循环,有益健康。艺术养生可分为绘画、书法、唱歌、看书等。

唱歌还能使呼吸通畅,气血顺畅,气通神明。正确的唱歌法是用丹田发声,与"丹田呼吸法"异曲同工;琴棋书画都可排解愁绪,调节情绪,修身养性。

(二) 推广中医适宜技术

"简、便、效、廉"是中医适宜技术的特点,也是其精髓所在。传统的针灸、推拿、刮痧、脐疗等,还有一些现代物理疗法如水疗、热疗、光疗等,逐渐被大众熟知和接受。这些疗法适用范围广,操作简单易学,对常见病、多发病和部分疾病后期康复便捷、有效,易于推广,将成为社区养老和健康管理的有效方式。

(三) 利用互联网进行健康管理

互联网传播已成为现代生活不可缺少的部分,社区与机构可以充分利用现代互联网技术,建立中医药养老互联网传播体系、体质评估体系、养生方案制订体系等,为老年人提供更加便捷、有效的中医药养老服务。

1. 中医药养生传播 老年人群对中医药养生的需求日益增加,但是对中医药相关知识认识不足,面对很多偏颇的相关内容缺乏辨识基础。社区和机构可以和相关的医疗单位联合,利用互联网,传播正确、科学的中医药养生知识,树立正确的养生理念。

2. 老年人健康管理 通过互联网穿戴技术进行检测和评估,可以有效监测老年人实时健康状态,及时发现如摔倒、慢性病急性发作等急危情况。可以根据体质辨识理论,建立体质管理系统,及时观察老年人的体质变化,拟定适合的健康养生方案。

3. 线上与线下结合 通过互联网预约、呼叫模式办理医疗护理上门服务、健康体检服务等,可以提高效率,降低老年人出行风险。

第八章
老年呼吸系统疾病自我调养

第一节　肺炎

一、什么是肺炎

肺炎是由感染与非感染因素所导致的终末气道、肺泡及肺实质的炎症。其中肺实质炎症反应发生在 60 岁以上的个体或群体,称为老年人肺炎。年龄是影响肺炎发病与转归的重要因素之一。随年龄的增长,肺炎的发病率与病死率均相应增加。与一般人群相比,老年人肺炎病情严重,缺乏明显的呼吸系统症状,常以自身基础疾病或肺外表现为首发症状,体征多不典型,病情进展快,易致重症肺炎。基础疾病与严重合并症是老年人肺炎病死率上升的主要原因。早期诊断与治疗可以改善预后。

老年人肺炎在中医学上属于"风温肺热""咳嗽""喘证"范畴。

二、肺炎的分型

老年人肺炎辨证以本虚标实为要,根据邪气性质及患者体质情况等可分为风热袭肺型、表寒里热型、痰热壅肺型、痰湿阻肺型、肺脾气虚型、气阴两虚型、热陷心包型、邪陷正脱型 8 种证型。

(一) 风热袭肺型

症状:发热,恶风,鼻塞,流浊涕,咳嗽,痰白黏或黄,或咳痰不爽,咽干,口干,咽痛。舌尖红,苔薄白或黄,脉浮数。

(二) 表寒里热型

症状:发热,恶寒,无汗,肢体酸痛,咳嗽,咳痰,痰黄或白黏,咳痰不爽,咽干,咽痛。舌质红,苔黄或黄腻,脉数或浮。

（三）痰热壅肺型

症状：咳嗽，痰多，痰黄黏，胸痛，发热，口渴，面红，尿黄，大便干结，腹胀，舌质红，苔黄腻，脉滑数。

（四）痰湿阻肺型

症状：咳嗽，咳痰，气短，痰多、白黏，或痰易咳出，泡沫状，胃脘痞满，纳呆，食少。舌质淡，苔白腻，脉滑或弦滑。

（五）肺脾气虚型

症状：咳嗽，声低无力，痰多清稀，气短，乏力，纳呆，食少，胃脘胀满，腹胀，自汗，易感冒。舌质淡，舌体胖大有齿痕，苔薄白，脉沉细。

（六）气阴两虚型

症状：咳嗽，干咳少痰，或咳痰不爽，自汗，盗汗，手足心热，口干或渴，气短乏力。舌质淡红，舌体瘦小，苔少，脉沉细。

（七）热陷心包型

症状：咳嗽甚则喘息、气促，心烦不寐，神昏谵语或昏聩不语，高热，大便干结，尿黄。舌红绛，脉滑数或脉细。

（八）邪陷正脱型

症状：呼吸短促，气短息弱，神志异常，面色苍白，大汗淋漓，四肢厥冷，面色潮红，身热，烦躁。舌质淡、绛，脉微细或疾促。

三、肺炎的中医养生

肺炎需积极用药治疗，以免病情加重。通过日常养护，疾病期间可减缓病程发展，平素注重养生可减少该病的发生。老年人多体衰，抗病能力较差，养生就显得更加重要。

（一）慎起居，重预防

1. 保持适宜温度　室内温度保持在 20～25℃，这是人体感觉较为舒适的温度，不会过热和过冷。在控制室内温度的同时，要注意保持室内整洁、空气流通和湿度调节。

2. 戒烟酒　吸烟会损伤呼吸道上皮细胞，降低呼吸道局部的抵抗力，容易引起肺炎。此外，长期吸烟会导致慢性阻塞性肺疾病，更容易诱发肺炎。冬季门窗紧闭,烟雾不易扩散,会加重吸烟对人体的损害。喝酒也会引起全身抵抗力下降,且酗酒后容易出现误吸和神志改变。这些都是肺炎的高发因素。

(二) 饮食养生

1. 饮食养生的原则

(1) 可根据食欲、消化情况,选择营养丰富、容易消化的清淡饮食。发热期以流质食物为主,热退后改为半流质食物或软饭。

(2) 患者因发热、咳嗽、呼吸较快,丢失水分较多,特别注意少量多次饮水。

(3) 因缺氧可有呕吐、腹泻甚至肠麻痹,因此在食物选择上应禁忌坚硬和含膳食纤维高、有刺激性的食物,禁食大蒜、洋葱等,以免加重咳嗽、气喘等症状。可吃具有清热化痰作用的水果,如雪梨等。

2. 对证药膳

(1) 痰湿阻肺型

蘑菇兔肉粥:鲜蘑菇 60 克,兔肉 120 克,大米 100 克,姜丝 2 克,精盐 2 克,味精 1 克,香油 2 克。将蘑菇洗净,切成小块;兔肉洗净,切丝;大米淘洗干净,备用。锅内加水适量,放入大米、生姜丝煮粥,五成熟时加入兔肉、蘑菇,再煮至粥熟,调入精盐、味精、香油即成。每日 1 次,可长期食用。

兔肉有清热解毒、益气健脾、祛湿凉血、利大便等功效;蘑菇有解毒润燥、益气补脾、化湿止泻等功效。此药膳适合痰湿阻肺型肺炎。

(2) 风热袭肺型

鹅肉茄子粥:鹅肉 60 克,茄子 150 克,大米 100 克,姜丝、精盐、香油各 2 克,味精 1 克。将鹅肉洗净,切丝;茄子洗净,切成小块;大米淘洗干净,备用。锅内加水适量,放入鹅肉丝、大米、姜丝共煮粥,五成熟时放入茄子块,再煮至粥熟,调入精盐、味精、香油即成。每日 1 次,可长期食用。

鹅肉性平,味甘,有益气和胃、生津止渴、滋阴补肾等功效;茄子性寒、味甘,有清热解毒、利尿消肿、祛风通络、活血化瘀等功效。该药膳适合风热袭肺型肺炎。

（3）痰热壅肺型

鲤鱼粥：净鲤鱼肉250克，小米150克，精盐3克，味精、香油、姜丝各2克，料酒5克。将小米淘洗干净，备用。锅内加水适量，放入鲤鱼肉、小米、料酒、姜丝共煮粥，熟后调入精盐、味精、香油即成。每日1剂，分2次服完，可长期服用。

鲤鱼有清热解毒、利尿消肿、止咳理气等功效。该药膳适合痰热壅肺型肺炎。

（4）肺脾气虚型

鸭蛋蜂蜜汤：鸭蛋1个，蜂蜜适量。将200～300毫升水烧开3分钟后，打入鸭蛋，再放蜂蜜片刻即可。每日早晚各服1次，食蛋饮汤。可补虚润肺、理气止咳。该药膳适合在恢复期服用。

（三）运动养生

老年人平时可多做一些舒缓的有氧运动，如慢跑、打八段锦、打太极拳等。除此之外，老年人还可以针对性地做一些锻炼呼吸肌的训练，如反复进行深呼吸，在散步时做深呼吸或在静坐时做深呼吸120～180次，或进行吹气球、吹蜡烛（在20厘米外的位置吹燃烧的蜡烛，以火焰倾斜而不火为标准）等训练。上述运动及锻炼均可以有效地充实肺气。肺气实，肺功能及免疫力均会有较大的提高。

（四）情志养生

《黄帝内经》云："恬淡虚无，真气从之，精神内守，病安从来，是以志闲而少欲，心安而不惧。""恬淡"意为心境安宁；"虚无"即心无杂念之意，为养心之要；"志闲少欲"，淡处人世。养心必须清心，清心就须寡欲。人的七情与脏腑相通，恬淡自然内不生火，气顺血充，而调节情志则是情志养生的根本途径。将七情控制在一定尺度之内，防其过极而伤身。且《灵枢·本脏》云："志意者，所以御精神，收魂魄，适寒温，和喜怒者也……志意和则精神专直，魂魄不散，悔怒不起，五脏不受邪矣。"修身养性，舒畅情怀，情志和调有利于正气存内、御邪内侵。情志致病，辨证早期多以肝郁化火、上扰心神为主，中期则属肝郁脾虚、心失所养，后期则久病入络，痰瘀并见，百病皆生。《柳州医话》记载："肺主一身之表，肝主一身之里，五气之感，皆从肺入，七情之病,必由肝起。"《四圣心源》云:"凡病之起,无不因于木气之郁。"朱丹溪在《格致余论·有余阴不足论》中有"司疏泄者肝也"的理论。这是首次提出将"疏泄"归于肝的生理功能。肝主疏泄,调畅气机,气行不畅,肝先受之,表明了肝与情志的密切关系。具体要求即老年人尽量做到清心寡欲,自我调节不良情绪,做到心情舒畅,则有利于肺病的预后。

(五)中医外治法养生

在肺炎的恢复期,可采用火罐治疗。风热袭肺者,取大椎、肺俞、风门、大杼;痰热壅肺者,取肺俞、风门、大杼、脾俞、大肠俞;痰湿阻肺者,取肺俞、风门、大杼、肺俞、肾俞。左右配对取穴,尽量用闪罐、走罐。在进行脱衣服操作时,要避风寒,尤其老年人,体质较年轻人弱,更要慎重。

第二节　慢性阻塞性肺疾病

一、什么是慢性阻塞性肺疾病

慢性阻塞性肺疾病,简称慢阻肺,是一种以进行性、持续性气流受限为特征的,可以预防和治疗的慢性肺部疾病。老年人慢阻肺多由慢性支气管反复发作不愈发展而来,其临床表现为慢性咳嗽、咳痰等,并伴有胸闷气短、喘息或呼吸困难等不适。随着该病的进展,可导致劳动力丧失,甚至能严重影响患者的日常生活,最终可发展为呼吸衰竭和肺源性心脏病,随时危及生命。该病是呼吸系统疾病中的常见病、多发病,老年人的患病率和病死率逐年增高。

老年人慢阻肺在中医上属于"肺胀""喘证""痰饮"范畴,与"咳嗽""心悸""水肿"等病证相关。

二、慢性阻塞性肺疾病的分型

老年人慢阻肺总体属本虚标实,根据病情轻重缓急可以分为急性加重期、稳定期。急性加重期治疗针对标实,稳定期主要针对本虚治疗。临床上通过辨证论治可将该病分为外寒内饮型、痰浊壅肺型、痰热郁肺型、痰瘀阻肺型、痰蒙神窍型、阳虚水泛型、肺肾气虚型7种证型。

（一）外寒内饮型

症状：咳逆喘满不得卧，气短气急，咳痰白稀，呈泡沫状，胸部膨满，口干不欲饮，多因天冷受寒加重，甚至面浮肢肿，常伴全身酸痛，恶寒无汗，面色青暗。舌体胖大，舌质暗淡，苔白滑或白腻，脉浮紧。

（二）痰浊壅肺型

症状：咳嗽胸满闷胀，痰多、色白黏腻，短气喘息，不能平卧，稍劳加重，畏风易汗，脘腹痞满，食纳减少，倦怠乏力。舌质淡，苔白腻，脉滑。

（三）痰热郁肺型

症状：咳嗽喘息气粗，胸闷烦躁，痰黄或白，黏稠难咯，多伴发热，微恶寒，小便黄，大便干，口渴欲饮。舌质暗红，苔黄或黄腻，脉滑数。

（四）痰瘀阻肺型

症状：咳嗽痰多，色白或呈泡沫状，喉间痰鸣，喘息不能平卧，胸部膨满，憋闷如塞，面色灰暗，唇甲发绀。舌质暗或紫暗，舌下青筋增粗，苔腻或浊腻，脉弦滑。

（五）痰蒙神窍型

症状：意识朦胧，表情淡漠，嗜睡，或谵妄，烦躁不安，撮空理线，抽搐。舌质暗红或淡紫，或绛紫，苔白腻或黄腻，脉细滑数。

（六）阳虚水泛型

症状：颜面及下肢水肿，甚则一身悉肿，心悸，喘咳不能平卧，脘痞纳差，咳痰清稀，尿少，怕冷，面唇青紫。舌胖质暗，苔白滑，脉沉虚数或结代。

（七）肺肾气虚型

症状：呼吸浅短难续，咳声低怯，胸满短气，甚则张口抬肩，倚息不能平卧，咳嗽，痰白如沫，咳吐不利，心慌，形寒汗出，面色晦暗，或小便清长，尿后余沥不尽，或咳则小便自遗。舌淡或暗紫，苔白润，脉沉细无力，或有结代。

三、慢性阻塞性肺疾病的中医养生

慢性阻塞性肺疾病为本虚标实之病，病程进展缓慢，病情急性发作则症状重、病死率高，中医养生的目的为改善患者肺部功能，延缓病情发展，从而提高患者的生活质量。老年人体质偏弱，病程较长，所以中医养生对老年患者尤为重要。

（一）治未病，重预防

"治未病"是中医养生的重要原则之一。在机体出现不适时，及早诊治，或者在疾病的初始期积极治疗以防止病情加重。老年慢阻肺患者更应重视"治未病"，在感邪早期及早治疗，能有效控制病情的发展。平素戒烟，适当锻炼增强体质，尽量避免致病因素。当出现咳嗽、咳痰症状时，积极止咳化痰，在疾病未完全发作时积极治疗以延缓或阻断疾病进一步加重。

（二）饮食养生

1. 饮食养生的原则

（1）慢阻肺患者的饮食，总的来说以清淡为主，且少食多餐，保持大便通畅。

（2）忌肥甘厚腻之品，忌烟酒及浓茶。

（3）肺气虚的患者，宜食用大枣、山药、瘦肉等。如果患者为肺肾虚，则可以多食用木耳、动物肝脏、黑芝麻等。如果患者为肺脾气虚，则可以食用一些薏苡仁、蜂蜜、蛋类等。如果患者为肺肾气阴两虚，则多食用猪肺、甲鱼、荔枝等。上述食物皆适宜老年人，但要注意观察消化吸收情况。老年人脾胃功能较弱，要注意进食的量及频次。

2. 对证药膳

（1）肺肾气虚型

苏子粥：紫苏子15克，粳米50克。紫苏子捣碎，粳米洗净，将二者同煮成粥，具有消痰平喘之功效。

该药膳方适合于老年人慢阻肺稳定期，饮食欠佳，平素咳嗽痰多患者。

（2）痰热郁肺型

八仙膏：取生姜汁、生藕汁、梨汁、萝卜汁、白果汁、甘蔗汁、竹沥、蜂蜜各150毫升混匀蒸熟，不定时口服。具有清热化痰、生津养液的作用。

该药膳方适合老年慢阻肺患者出现发热、口渴、痰多症状时的辅助治疗。

（三）运动养生

慢阻肺患者运动要适度，避免超负荷，以免发生意外。在适度的原则下可进行以下锻炼。

1. 呼吸训练 ①缩唇呼吸:吸气时闭唇,保持缓慢匀速吸气,呼气时嘴唇保持吹哨状,缓慢呼气,每次循环 25～50 次,以不感疲惫为宜,每日练习 3 次;②腹式呼吸训练:保持垂直坐位或站位,手置于腹部,在匀速呼吸过程中保证腹部随呼吸变化,训练强度与缩唇呼吸相同。在呼吸训练过程中,可渐进式增加训练次数与时间,同时逐步延长呼气时间。

2. 上下肢训练 上肢功能训练主要为上肢伸屈、上展、外抬、画圈及摇摆运动;下肢功能训练需借助功能车,依据患者实际运动耐量调节功能车的运动强度,并逐步进行负重合理的脚踏车负重踩踏训练,每天可进行 1 次,每次 15 分钟。

3. 排痰训练 患者用双手挤压胸廓并震荡胸廓,同时配合有规律的咳嗽,促使痰液排出,每隔 3 小时进行 1 次。

除上述训练以外,患者可以选择舒缓型运动如太极拳、八段锦、五禽戏等。有研究证明,上述运动均可改善慢阻肺患者的临床症状,能提高练习者的呼吸肌肌力,改善肺功能或延缓其下降趋势,从而提高患者的生活质量。

注:上述运动均需要循序渐进,尤其老年人要根据自己体质情况选择适合自己的运动养生,不可操之过急。

(四) 情志养生

过度的情绪刺激可引起五脏六腑功能的失调,从而引起或加重病情,慢阻肺患者亦应注意情志的调节。首先,《素问·上古天真论》提出"恬淡虚无""精神内守""志闲而少欲,心安而不惧",即排除杂念,不患得患失,不贪求妄想,情绪宁静安定。《素问·四气调神大论》指出情志活动与四时变化相适应,即春天舒畅,夏天充实,秋天安定内敛,冬天伏藏而不露,可使人体真元之气充盛不衰。其次,肾为气之根,肾精为其物质基础,与肺同司气体出纳。若肾元不固,则摄纳失常,气不归元,而致喘咳,故要求患者清心寡欲,节制房劳以保阴精。

(五) 起居养生

慢阻肺患者肺的卫外功能减退或失调,经常由于自然界的气候变化而加重病情。气候突变,六淫外邪或从口鼻或从皮毛入侵机体,使肺失宣降而致咳喘。因此,患者起居因顺应自然,四时气候有春温、夏热、秋凉、冬寒之变,人体相应有"养生""养长""养收""养藏"之道。春季宜"夜卧早起,广步于庭""以使志生";夏季宜"夜卧早起,无厌于日""使志无怒";秋季宜"早卧早起,与鸡俱兴""使志安宁";冬季宜"早卧晚起,必待日光""使志若伏若匿"。

(六)中医外治法养生

1. 推拿疗法

(1) 按天突:用一手中指指腹按住天突穴,用力按揉,有酸痛感为宜,每次 2 分钟左右。

(2) 按揉足三里:用双手拇指指腹分别按住两腿上的足三里穴,用力按揉,有酸痛感为宜,每次 3 分钟左右。

(3) 摩膻中:用一手的大鱼际吸附在膻中穴处,缓慢摩动约 2 分钟,微微温热感为宜。

(4) 按揉肺俞、膏肓:请专业医师或技师操作。操作者以拇指在诸穴按揉,有酸痛感为宜,每个穴位 3 分钟左右。

推拿手法老年人以轻柔为主,不需用力过大,需持之以恒方能见效。

2. 穴位敷贴法 穴位敷贴是冬病夏治的常用疗法之一。根据中医理论,夏季阳气旺盛,人体内的阳气也较其他季节充沛。尤其在三伏天,皮肤腠理开泄,此时,将药物做成敷贴贴于穴位处,药物易于由皮肤渗入,通过经络气血直达病处,通常可以产生良好的效果。例如:取细辛 12 克、白芥子 21 克、甘遂 12 克,将上述药物研成粉末,加生姜汁调成膏状,然后搓成直径约一角钱硬币大小的球,用膏药贴于膈俞、肺俞、心俞穴部位,每次贴 4 ～ 6 小时。可在夏季三伏天使用,初伏、中伏、晚伏各 1 次,共 3 次,连贴 3 ～ 5 年。穴位敷贴容易在局部产生刺激,老年人患有糖尿病或者体质虚弱者要控制好时间,尽量不让局部破溃。

3. 针灸治疗 取肺俞、天突、膏肓、膻中、足三里、丰隆穴进行针刺,并温针灸,每日或隔日一次,一次为一个疗程。

针灸治疗需要去正规医院治疗,注意安全及老年人耐受程度。

第三节 慢性肺源性心脏病

一、什么是慢性肺源性心脏病

慢性肺源性心脏病,简称慢性肺心病,是指由肺组织、肺血管或胸廓等慢性疾病引起的肺组织结构和/或功能异常,肺血管阻力增加,肺动脉压力增高,引起右心室扩张、肥厚等损害,伴或不伴右心功能衰竭的心脏病。老年人慢性肺心病起病缓慢,病情缠绵,反复发作,时重时轻,且多久治不愈。临床上除原发肺、胸廓疾病的各种症状、体征外,可逐步出现呼吸衰竭、心功能衰竭和多脏器受损的表现。

老年人慢性肺心病在中医上属于"肺胀""喘证""心悸"范畴,与"咳嗽""胸痹"等相关。

二、慢性肺心病分型

老年人慢性肺心病根据标本缓急侧重不同,可分为寒饮停肺型、痰热壅肺型、痰湿阻肺型、阳虚水泛型、痰蒙神窍型、心肺气虚型、肺肾气虚型、气阴两虚型 8 种证型。

(一)寒饮停肺型

症状:喘满不得卧,咳嗽,痰多,色白,质清稀或呈泡沫状,气短,恶寒或并发热,遇寒发作或加重,周身酸痛。舌体胖大,舌质淡,苔白滑,脉弦紧。

(二)痰热壅肺型

症状:喘促,动则喘甚,咳嗽,痰黏稠难咯,色黄,胸闷烦躁,或伴发热,口渴,面色发绀,不能平卧,纳呆,尿黄,便干。舌质红,苔黄腻,脉滑数。

(三)痰湿阻肺型

症状:喘促,动则喘甚,咳嗽,痰多色白黏腻,咯吐不爽,或清稀,胸闷,胃脘痞满,纳呆食少,腹胀便溏,乏力。舌淡,苔白腻,脉滑。

(四)阳虚水泛型

症状:咳嗽,喘促,气短,肢体水肿,痰白,胸闷,不能平卧,心悸,发绀,肢冷,畏寒,纳呆,神疲乏力,尿少。舌胖质暗,苔白滑,脉沉滑。

（五）痰蒙神窍型

症状：喉中痰鸣，痰黏稠，喘促，动则喘甚，头痛，烦躁，恍惚，嗜睡，谵妄，昏迷，或伴肢体挛动，甚则抽搐。舌苔白或黄腻，脉滑数。

（六）心肺气虚型

症状：喘促，动则喘甚，咳嗽，胸闷气短，心悸乏力，动则气短心悸加重，神疲自汗，易感冒。舌质淡，苔白，脉结代。

（七）肺肾气虚型

症状：喘促，胸闷气短，动则加重，咳嗽，痰白如沫，咯吐不利，面目水肿，头昏，神疲乏力，易感冒，腰膝酸软，或伴有耳鸣，小便频数，夜尿多。舌质淡，苔白，脉沉弱。

三、慢性肺心病的中医养生

肺心病为沉疴痼疾，缠绵难愈，其基本病机为本虚标实，且涉及多个脏腑。在整个病程中，养生与治疗缺一不可。老年慢性肺心病患者，脏腑精气本身自然衰退，症状或更为严重，尤其需要医养相互结合。

（一）治未病，重预防

1. 起居有节　肺心病病情突变，通常是由于呼吸道感染，所以预防感冒十分重要。患者要根据气候变化，及时增减衣物，洗澡、洗头都必须及时擦拭干净，避免患者着凉。在感染流行期间少去公共场所。寒冷的冬季为肺心病的高发季节，应注意保暖，室温最好维持在 18 ～ 20℃，并且保持一定的湿度，保持室内空气流通，避免空气中有刺激性气味的物质存在。北方早上应打开窗户半小时，南方宜保持开窗，以保证空气新鲜。夜间睡前可用热水洗脚，按摩双脚，促进脚部血液循环。不过，睡时棉被不宜太厚，以 3 千克左右为宜，避免压迫胸部，影响呼吸，加重气短、胸闷症状。被窝热度并非越热越好，若太热，痰液会变黏，不易咳出。

2. 耐寒锻炼　适当的耐寒锻炼能够帮助患者提高抵抗力。在夏季时，应该用手对患者面部进行按摩，然后用冷毛巾对面部、四肢等进行擦拭，逐渐提高患者耐寒能力，减少气候变化的影响。老年人实施该锻炼要注意对寒气的敏感度，当感觉冷水不能耐受如入骨时，则不宜进行。

（二）饮食养生

1. 饮食养生的原则

（1）饮食宜清淡，进食营养丰富、高热量、高纤维、易消化的饮食，少食多餐，保持大便通畅。

（2）忌辛辣、肥甘、过酸、过咸，戒烟酒、浓茶。

（3）平时可多食用具有祛痰养肺、健脾益气的食品，如雪梨、薏苡仁、木耳、山药等，以及莲子粥、黄芪红枣汤等。偏气虚者可适当进食健脾益气食物，如怀山药、党参、人参等。偏阳虚者宜温补，可适当进食羊肉、核桃等以温补阳气。偏阴虚者可适当进食西洋参、银耳、沙参、玉竹等滋阴生津之物。偏痰湿者可适当进食陈皮、萝卜、扁豆、生姜等。偏痰热者可适当进食薏苡仁、麦冬、冬瓜、赤小豆等。

2. 对证药膳

（1）痰热壅肺型

八仙膏：取生姜汁、生藕汁、梨汁、萝卜汁、白果汁、甘蔗汁、竹沥、蜂蜜各150毫升混匀蒸熟，不定时口服。具有清热化痰、生津养液的作用。

也可选用明天麻、草决明等配以动物肝脏、马兰头等做成菜品服用。

（2）痰湿阻肺型

陈皮茯苓粥：取陈皮10克、茯苓20克、粳米100克。将陈皮、茯苓煎煮取汁，与粳米同煮为粥，每日早晚温服。具有健脾燥湿、化痰理气之效。

另可选用冬瓜薏苡仁汤（冬瓜200克、薏苡仁50克、生姜3片），煮汤食用，以利水渗湿、宣肺化痰。

（3）心肺气虚型

黄芪莲子炖乳鸽：取黄芪30克、莲子50克、乳鸽1只。乳鸽处理干净后与黄芪、莲子同炖至熟烂，加盐调味，每周2~3次。可补益心肺、固表益气。

亦可选用党参山药羹（党参15克、鲜山药100克、红枣5枚），煮羹服用，以健脾养心、培土生金。

（4）肺肾气虚型

核桃芡实老鸭汤：取核桃仁30克、芡实50克、老鸭半只、生姜5片。

老鸭焯水后与诸料同炖2小时,调味后分次食用。功能补肺益肾、纳气定喘。

另可配伍虫草花炖瘦肉(虫草花10克、猪瘦肉150克),隔水蒸炖,以温补肺肾、益气填精。

(三)运动养生

肺心病患者可根据自己的体质和病情,选择散步、气功、太极拳、广播操等运动量较小的项目,进行适当的锻炼,增强抗病能力。还可选用一种呼吸锻炼方法,如缩唇呼气、腹式呼吸锻炼。具体做法参照上文慢阻肺患者运动养生的呼吸锻炼。开始练习时早晚各1次,每次15～20分钟,慢慢可逐步增加次数和时间,力求成为患者的习惯呼吸形式。

(四)情志养生

肺心病患者主要受累脏腑为心、肺,与情志密切相关。中医理论认为,心主神明,为五脏六腑之大主。心在志为喜。喜、怒、忧、思、悲、恐、惊等情志活动均会不同程度影响心。因此,七情发病会损伤各个脏腑功能,尤其以心功能的损伤最为严重。如,当情志不舒时,易郁而化火,肝火可犯肺,导致肺之宣降功能失调,表现为胸胁灼痛,急躁,咳嗽痰黄,或咯血,并有发热症状。心情抑郁日久,精血内耗,可致心肝血虚,出现心悸,多梦,眩晕,肢体麻木,并出现血虚症状,加之老年患者本身情绪较为敏感,且身体功能较差,情绪波动较大可能会引发较为严重的后果。故根据五脏生克关系,使患者保持喜悦的心情,即喜胜忧,可调整脏腑功能、平衡机体阴阳,达到辅助治疗的效果。

(五)中医外治法

1. 穴位按摩法

(1)按太渊:用一侧手拇指指腹按住对侧太渊穴,以酸胀能忍受为度,左右手交替进行,每次3分钟左右。

(2)按揉丰隆:用双手拇指指腹分别按住两腿上的丰隆穴,用力按揉,以有酸痛感为宜,每次3分钟左右。

(3)摩膻中:用一手的大鱼际吸附在膻中穴处,缓慢摩动约2分钟,以有微微温热感为宜。

（4）按揉肺俞、脾俞、定喘：请专业医师或技师操作。操作者以拇指在诸穴按揉，有酸痛感为宜，每个穴位 3 分钟左右。

老年患者在穴位按摩时，手法宜轻柔，宜补，酸胀感能忍受即可，循序渐进。

2. 穴位敷贴法　取白芥子、半夏、细辛、胡椒、丁香、肉桂、雄黄、麻黄各 20 克，研磨成膏，取命门、脾俞、气海、肾俞、足三里、定喘、天突等，每次 3～5 小时，每周 1 次。

老年患者在穴位敷贴时，注意时间及局部皮肤变化，尽量避免破溃，减少感染风险。

第四节　间质性肺疾病

一、什么是间质性肺疾病

间质性肺疾病也称为弥漫性实质性肺疾病，是一组主要累及肺间质、肺泡和 / 或细支气管的肺部弥漫性疾病。具有一些共同的临床、呼吸病理生理学和胸部影像学改变，即渐进性劳力性气促、限制性通气功能障碍伴弥散功能降低、低氧血症、双肺弥漫性病变。病程多缓慢进展，逐渐丧失肺泡毛细血管功能单位，最终发展为弥漫性肺纤维化和蜂窝肺，导致呼吸功能衰竭而死亡。近年来在老年人中发病率有所升高，且男性患病率高于女性。吸烟和暴露在金属粉末、有机粉尘、刺激性气体环境中的老年人，患病的风险显著增加。

间质性肺疾病种类较多并且复杂，部分患者表现不典型，尤其老年患者，由于年龄、体质等原因，起病较为隐匿，临床主要表现为呼吸困难、咳嗽、咯血、乏力等。随着病情进展，部分老年人可伴随体重下降、骨骼肌疼痛、神经衰弱、疲乏或肿胀、眼干、口干、间歇性手指皮色改变等症状，疾病进展到后期可出现严重并发症，包括肺动脉高压、右心衰竭、呼吸衰竭、肺部感染，且预后较差。

如果老年人既往有间质性肺疾病病史，应注意及时就医。间质性肺疾病早期症状不明显，老年人应注意和重视气短和咳嗽等不适感觉。一旦出现不适症状建议及时到医院呼吸内科就诊,让专科医生详细了解发病情况和相关病史,并进行体格检查、相关血液化验、胸部CT检查等,根据临床表现和各项检查结果进行诊断,需与大叶性肺炎、小叶性肺炎相鉴别。

间质性肺疾病分为特发性和继发性两大类,中医认为间质性肺疾病多属"肺痿"范畴,病机多为肺燥津伤或肺气虚冷。老年人津气亏损,失于濡养,以致肺叶枯萎。而继发性间质性肺疾病多属于"肺痹"范畴,肺为邪痹,老年人气血不通,络脉瘀阻,并存在着由肺痹到肺痿的临床演变过程。间质性肺疾病病程日久,肺叶痿弱不用,气血不充,络虚不荣,则可转为"肺痿"。故"肺痹"与"肺痿"均为间质性肺疾病的中医病名,反映了疾病发生发展不同阶段的病机特点。

肺痿病名首见于汉代张仲景《金匮要略》。《金匮要略》第一篇及第七篇中对肺痿的病因病机、临床表现及治疗等做了论述。其临床表现为"寸口脉数,其人咳,口中反有浊唾涎沫者何? 师曰:为肺痿之病"。对因咳为肺痿及肺痿吐涎沫而不咳的病机做了初步探讨,如"热在上焦者,因咳为肺痿,肺痿之病,从何得之? 师曰:或从汗出,或从呕吐,或从消渴,小便利数,或从便难,又被快药下利,重亡津液,故得之。"又如说"肺痿吐涎沫而不咳者,其人不渴,必遗尿,小便数。所以然者,以上虚不能制下故也。此为肺中冷,必眩多涎唾,甘草干姜汤以温之。"

二、间质性肺疾病的分型

老年人间质性肺疾病根据标本缓急侧重不同,可分为痰浊阻肺型、肺阴亏虚型、肺气虚寒型、气虚血瘀型、肺肾两虚型5种证型,具体分型如下。

(一) 痰浊阻肺型

症状:喘而胸满闷窒,甚至胸盈仰息,咳嗽痰多,咳痰不爽,兼呕逆纳呆,头晕,口黏不渴。舌苔白腻,脉濡数或滑数。

(二) 肺阴亏虚型

症状:胸闷气短,咳吐浊唾涎沫,其质较黏稠,或咳痰带血,咳声不扬,甚则音嘎,气急喘促,口渴咽燥,午后潮热,形体消瘦。舌红而干,脉虚数。

（三）肺气虚寒型

症状：呼吸困难,短气不足以息,动则加重,咳吐涎沫,其质清稀,神疲乏力,形寒食少,不渴,小便数,或遗尿。舌质淡,脉虚弱。

（四）气虚血瘀型

症状：胸闷短气,动则加重,干咳少痰,少气懒言,神疲乏力,唇甲青紫。舌质暗,有瘀点或瘀斑,苔白腻,脉沉涩。

（五）肺肾两虚型

症状：喘促不得接续,动则加重,口咽干燥,心悸乏力,肢肿,唇甲紫暗,头晕目眩。舌质干红,脉沉细,或浮大无根。

三、间质性肺疾病的中医养生

老年人间质性肺疾病属于本虚标实之病,病程进展缓慢,病情急性发作时症状较重。老年人在日常养生中一定要分清轻重缓急。良好的生活习惯有助于疾病的缓解。疾病发作时,立刻停止所有活动,如休息后不可缓解,应当及时就医。

间质性肺疾病老年人的日常养生,一般包括饮食养生、运动养生、情志养生三部分。

（一）饮食养生

1. 饮食养生的原则

（1）间质性肺疾病老年人饮食宜清淡,进食易消化、含纤维素少的流质、半流质食物。食谱宜多样化,少食多餐,进食富含优质蛋白、高热量、高维生素食物,如牛奶、鲜鱼、瘦肉、鸡蛋、豆类制品等。

（2）老年人体质下降,因此要多服用增强机体免疫力的食物,比如黄鱼、山药、甲鱼等。咳嗽、痰多者,多食萝卜、杏仁皮、枇杷。咯血者宜吃莲藕、甘蔗、梨、鲫鱼等。

（3）肺痿属虚,进食当补。虚热型肺痿老年人宜食具有滋阴清热、润肺化痰作用的食品,虚寒型肺痿老年人适宜常吃具有温肺化痰、健脾益气作用的食物。忌食滋腻厚味,黏糯壅滞和辛辣烟酒之品。虚热者忌吃温热香燥伤阴食物,虚寒者又当忌吃生冷性凉损阳食品。

2. 对证药膳

(1) 痰浊阻肺型

三子养亲汤:紫苏子、白芥子、莱菔子各9克。上药各洗净,微炒,击碎。每剂不过9克,用生绢小袋盛之,煮作汤饮,代茶水啜用,不宜煎熬太过。

(2) 肺阴亏虚型

萝卜地黄粥(《食疗方》):白萝卜5个,煮熟后绞成汁,用粳米50克,加水共同煮粥。在临熟之际加入生地黄汁200毫升,搅匀,空腹食用。

(3) 肺气虚寒型

羊肉粥方(《养老奉亲书》):羊肉1 000克,人参50克,白茯苓50克,大枣20克,粳米50克,将羊肉去掉皮和脂肪,取瘦肉200克,余下800克用水1 000毫升煮至约600毫升,去掉羊肉,放入粳米,临熟之时放入切细的羊瘦肉,共同煮粥,空腹食用。该膳食方具有补虚助阳之功效,适用于本病虚寒证者。

(4) 气虚血瘀型

三七红枣瘦肉羹:三七粉3克、党参20克、红枣6枚、猪瘦肉150克。瘦肉切末,与党参、红枣同煮至熟烂,调入三七粉搅匀,每日1次。功能补气健脾、活血散瘀,改善气虚血滞症状。

(5) 肺肾两虚型

冬虫夏草炖猪肾:冬虫夏草18克,蛤蚧1对,猪肾1副,法半夏25克(打碎),姜汁、黄酒、盐各适量。将猪肾洗净切开,剥去臊膜,与冬虫夏草、蛤蚧、法半夏一起放入炖盅内,加入姜汁、酒少许,用文火煨炖4小时,炖至猪肾熟透,加盐调味即可。

(二) 运动养生

1. 呼吸吐纳,调养生息 《庄子·刻意》篇中说:"吹呴呼吸,吐故纳新,熊径鸟伸,为寿而已矣。"由于肺间质疾病病位在肺,具有特殊性,因此对患有肺间质疾病的老年人,在运动中可以加入中医传统的吐纳功法,帮助患者恢复肺功能。中医功法中有"六字诀",通过"嘘、呵、呼、嘶、吹、嘻"六个字的不同发音口型,唇齿喉舌的用力不同,以牵动不同的脏腑经络气血的运行。

具体方法为:

预备式:两足开立,与肩同宽,头正颈直,含胸拔背,松腰松胯,双膝微屈,全身放松,呼吸自然。

呼吸法:顺腹式呼吸,先呼后吸,呼气时读字,同时提肛,重心移至足跟。

调息:每个字读六遍后,调息一次,以稍事休息,恢复自然。

嘘,读(xū)。口型为两唇微合,有横绷之力,舌尖向前并向内微缩,上下齿有微缝。呼气念嘘字,足大趾轻轻点地,两手自小腹前缓缓抬起,手背相对,经胁肋至与肩平,两臂如鸟张翼向上、向左右分开,手心斜向上。两眼反观内照,随呼气之势尽力瞪圆。屈臂两手经面前、胸腹前缓缓下落,垂于体侧。再做第二次吐字。如此动作六次为一遍,做一次调息。

呵,读(hē)。口型为半张,舌顶下齿,舌面下压。呼气念呵字,足大趾轻轻点地;两手掌心向里由小腹前抬起,经体前至胸部两乳中间位置向外翻掌,上托至眼部。呼气尽吸气时,翻转手心向面,经面前、胸腹缓缓下落,垂于体侧,再行第二次吐字。如此共做六次为一遍,做一次调息。

呼,读(hū)。口型为撮口如管状,舌向上微卷,用力前伸。呼字时,足大趾轻轻点地,两手自小腹前抬起,手心朝上,至脐部,左手外旋上托至头顶,同时右手内旋下按至小腹前。呼气尽吸气时,左臂内旋变为掌心向里,从面前下落,同时右臂回旋掌心向里上穿,两手在胸前交叉,左手在外,右手在里,两手内旋下按至腹前,自然垂于体侧。再以同样要领,右手上托,左手下按,做第二次吐字。如此交替共做六次为一遍,做一次调息。

呬,读(sī)。口型为开唇叩齿,舌微顶下齿后。呼气念呬字,两手从小腹前抬起,逐渐转掌心向上,至两乳平,两臂外旋,翻转手心向外成立掌,指尖对喉,然后左右展臂宽胸推掌如鸟张翼。呼气尽,随吸气之势两臂自然下落垂于体侧,重复六次,调息。

吹,读(chuī)。口型为撮口,唇出音。呼气读吹字,足五趾抓地,足心空起,两臂自体侧提起,绕长强、肾俞向前划弧并经体前抬至锁骨平,两臂撑圆如抱球,两手指尖相对。身体下蹲,两臂随之下落,呼气尽时两手落于膝盖上部。随吸气之势慢慢站起,两臂自然下落垂于身体两侧。共做六次,调息。

嘻,读(xī)。口型为两唇微启,舌稍后缩,舌尖向下,有喜笑自得之貌。呼气念嘻字,足四、五趾点地。两手自体侧抬起如捧物状,过腹至两乳平,两臂外旋翻转手心向外,并向头部托举,两手心转向上,指尖相对。吸气时五指分开,由头部循身体两侧缓缓落下并以意引气至足四趾端。重复六次,调息。

六字诀全套练习,每个字做六次呼吸,早晚各练三遍。此法通过呼吸导引,可以充分诱发和调动脏腑的潜在能力来抵抗疾病的侵袭,亦可以帮助患者恢复肺功能。

2. 谨遵医嘱,阶段训练   患有肺间质疾病的老年人由于肺功能下降,骤然运动可能引发危险,但畏惧疾病,久坐不动,同样不利于康复,会使肌肉退化萎缩,呼吸运动更加困难。因此,医者把肺康复的运动训练分两个阶段:①院内指导阶段:患者住院或门诊随诊期间,在医师或物理治疗师指导下进行,每周3次,持续6～12周;②家庭锻炼阶段:患者长期坚持进行,通过远程监护或电话,与医师保持沟通联系。如果家中老年人,或在读此书的老年朋友患有此病,请积极寻找专业人士的指导,在必要的检测(如血氧饱和度)和相关的辅助(便携式氧气瓶)等帮助下逐步进行康复训练。

(三)情志养生

《黄帝内经》说:"粗守形,上守神""失神者死,得神者生。"因此,养生重在调神。间质性肺疾病典型症状是慢性咳嗽,同时伴有乏力、纳差、情绪低落等症状。老年人体力在下降,患病后,呼吸困难,不能从事劳力活动,难免更加悲观,甚至出现焦虑抑郁等心理变化。如果重视这些情况,对老年人的疾病康复将有所助益。

1. 加强了解,平衡心态   老年人获取信息的能力相对较弱,如果老年人不能对自身患有的疾病抱有正确的认知,往往会在疾病的治疗和康复过程中感到更加挫败、沮丧。因此,患者家属需要积极和医生沟通,了解该病的病因、临床表现、用药及疗效,告知家中老年人他的病情进展及治疗方案,使老年人疑虑及恐惧的心理得到减轻。

2. 积极思考,心理暗示   疾病到来时,一些老年人会有比较悲观的联想。如果无人关注,打断他们的想法,可能会越积越多,最终反过来影响身体健康。因此,家人及其他照顾者可以多鼓励老年人,例如"看您最近身体恢复得不错,精神好多了",也可以多和老年人交流一些有趣、积极向上的人或事物,帮助老年人培养战胜疾病的信心。

3. 呼吸冥想,放松心情 《道德经》云:"载营魄抱一,能无离乎?专气致柔,能如婴儿乎?涤除玄览,能无疵乎……"说的是一种专注于呼吸的冥想,直到呼吸轻柔缓慢得像婴儿一样,去除心中的所有念头,不让任何思想涌入的状态。患有肺间质疾病的老年人,时而会感到咳嗽、气喘、胸闷,如果此时情绪焦虑,精神紧张,很容易加重症状。老年人可以学习一些呼吸冥想的方法,帮助自己放松。如取坐位,身体可以轻靠于墙面,上半身保持放松而直立的状态,双足平放于地面,缓缓吐气、吸气,注意力放在一呼一吸之上,如此往复 4 ～ 6 次。当然,如果感到发作症状非常明显,难以自我平复,还请抓紧时间呼救,争取及时专业的救助。

(四) 中医外治法养生

1. 灸法

取穴:肺俞、膏肓。

操作:请专业医师操作。

方法:在双侧肺俞、膏肓穴上方 3 厘米处进行艾灸,时间 15 分钟,每日1 次。

《灸法秘传》云:"久嗽肺虚,而成肺痿。痿者萎也,犹枝叶之萎落也。时吐涎沫,声音不扬,或嗽血丝,形容枯槁。斯症属虚者多,非肺痈属实之可比。当先灸其肺俞,兼灸膏肓可也。"

2. 推拿 肺推拿保健具有固卫抗邪、宣肺利窍,并调整老年人全身功能状态的作用。方法如下:

(1)按揉中府:用两手拇指按揉胸上外侧,正中线旁开 6 寸,平第一肋间隙处之中府穴 1 ～ 2 分钟。

(2)揉膻中:用三指揉两乳连线中点,平第四肋间膻中穴 1 ～ 2 分钟。

(3)压胸:用掌相叠,随呼吸按压胸骨数次。

(4)推胸肋:用两拇指沿两侧肋间自上而下向两侧分推 10 余次。

(5)擦揉背:先用两手拇指沿背部膀胱经,以肺俞为重点揉脊柱两侧;

再用掌从中向两侧擦背部 10 余次。

（6）捏揉上肢：沿上肢内侧肺经循行线，由上至下顺序按揉 1～3 分钟。

（7）拉提上肢：两手点按鱼际穴（第一掌骨桡侧中点）向下牵拉上肢并上提数次。

（8）按揉曲池、外关：用拇指按揉曲池穴（屈肘，肘外横纹端）、外关穴（腕背横纹上 2 寸，尺桡骨之间）各 1 分钟。

（9）叩胸背：用虚掌轻叩胸背部 10 余次。

第九章
老年循环系统疾病自我调养

第一节 心律失常

一、什么是心律失常

心律失常是指心脏冲动的频率、节律、起源部位、传导速度和激动秩序的异常。该病多发于各种心血管疾病,多见于老年人。临床表现为心悸,如心搏加快、有沉重感,或有心律失常、停跳伴有心前区不适的感觉,胸闷,气短,头昏乏力,惊慌不安不能自主,面色苍白,或心前区疼痛等。根据心率快慢,心律失常可分为缓慢性心律失常和快速性心律失常两类。缓慢性心律失常包括窦性心动过缓、病态窦房结综合征、窦房传导阻滞、房室传导阻滞等,快速性心律失常包括期前收缩、房扑、房颤、心动过速和预激综合征等。

老年人心律失常病情可轻可重,其表现、诊断及治疗较为复杂,轻者不引起症状或稍有不适,重者可引起严重血流动力学障碍,甚至猝死。因此,老年患者如出现胸痛、晕厥、意识障碍等症状时,应立即送往医院。

老年人心律失常多属中医"心悸""脉迟"范畴,与"眩晕""厥证"相关。《素问·平人气象论》云:"乳之下,其动应衣,宗气泄也。"《素问·举痛论》云:"惊则心无所倚,神无所归,虑无所定,故气乱矣。"《素问·痹论》亦云:"脉痹不已,复感于邪,内舍于心""心痹者,脉不通,烦则心下鼓"。老年患者体质虚弱、饮食劳倦、七情所伤、药食不当及感受外邪,以致气血阴阳亏损,心神失养,心主不安,或痰、饮、火、瘀等阻滞心脉,忤犯心神,发为本病。

二、心律失常的分型

根据不同的体质和症状辨证论治,老年人的心律失常可分为心虚胆怯型、心脾两虚型、阴虚火旺型、心阳不振型、痰热扰心型、心血瘀阻型 6 种类型。

(一) 心虚胆怯型

症状:心悸不安,善惊易恐,稍惊即发,坐卧不宁,少寐多梦而易惊醒。舌淡红,苔薄白,脉细数或细弦或结代。

(二) 心脾两虚型

症状:心悸头晕,面色不华,倦怠无力,失眠健忘,或有纳呆食少,腹胀便溏。唇舌色淡,脉细或结代。

(三) 阴虚火旺型

症状:心惊不宁,心烦少寐,头晕目眩,五心烦热,耳鸣腰酸,视物昏花,口干盗汗,甚或心慌心悸,心中痛。舌红,少苔或无苔而干,脉细数或结代。

(四) 心阳不振型

症状:心悸不安,胸闷气短,面色苍白,形寒肢冷,或下肢水肿。舌质淡白,舌苔白润,脉沉迟或结代。

(五) 痰热扰心型

症状:惊悸不宁,少寐易惊,心常感恐惧而实无事,舌苔黄腻,脉滑或结代。

(六) 心血瘀阻型

症状:心悸不安,胸闷不舒,心痛时作,或见唇甲青紫。舌质紫暗,或有瘀斑,脉涩或结代。

三、心律失常的中医养生

老年人心律失常,重者可有致命危险,因此要督促老年患者积极治疗原发病,按时服用抗心律失常药物,定期专科复诊,不能一味追求中医养生,而应当是治疗与养生同步进行。《景岳全书·杂证谟·怔忡惊悸》云:"怔忡之病,心胸筑筑振动,惶惶惕惕,无时得宁者是也……此证惟阴虚劳损之人乃有之,盖阴虚于下,则宗气无根,而气不归原,所以在上则浮振于胸臆,在下则振动于脐旁,虚微动亦微,虚甚动亦甚。凡患此者,速宜节欲、节劳,切忌酒色。"老年人心律失常主要从饮食、运动、情志等方面进行养生。

(一) 饮食养生

《素问·上古天真论》中提到长寿的秘诀之一便是"食饮有节",因此想要通过饮食养生,则需要养成良好的饮食习惯。

1. 饮食养生的原则

(1) 控制热量摄入:因为老年人摄入热量过高,血清胆固醇通常会升高,促使动脉硬化,进而形成心律失常。所以要限制热量供给。一般每日每千克体重摄取热量不超过 126 千焦,身体肥胖者可按下限供给。同时也要限制老年人的蛋白质供给,一般按每日每千克体重 1.5 克供给,出现心力衰竭及血压高时,蛋白质供给量应控制在每日每千克体重 1 克以内。

(2) 控制胆固醇、脂肪的摄入:老年患者即使血清胆固醇不高,也应该避免食用过多的动物性脂肪及胆固醇较高的食物,如动物内脏、动物油、蛋黄、螃蟹、鱼等,尽量用植物油作为烹调用油,且不宜过多,过多的植物油亦可造成肥胖,可适当食用黄豆和豆制品,如豆腐、豆浆等,每日摄入胆固醇量应在 300 毫克以下。

(3) 控制钠盐的摄入:老年患者若摄入食盐较多,则可能引起血压升高、体内水钠潴留,增加心脏负担。故限制钠盐的摄入可减轻心血管负担,避免心律失常的发生,尤其是对有水肿或高血压的老年患者,更应严格控制钠盐的摄入量。

(4) 增加多种维生素、无机盐及纤维素等摄入:老年患者胃肠道吸收功能较弱,应供给富含 B 族维生素、维生素 C 及钙、磷的食物,以维持心肌的营养和脂类代谢,所以应多食用新鲜蔬菜及水果。因老年患者阴液亏少,大便易干结难解,因此要养成良好的大便习惯,避免因为便秘发生意外,而增加纤维素摄入还可预防老年人大便干燥。

(5) 忌烟酒、浓茶及咖啡等易刺激心脏及血管的食物,从而减少心律失常的发生。

(6) 对于合并有糖尿病、高脂血症等的老年患者,辨证施膳时需要注意控制饮食。

2. 对证药膳

(1) 心虚胆怯型

猪心龙牡汤:新鲜猪心 1 只,剖开,连猪心血加龙骨、牡蛎各 15 克炖 2 小时。调味后食猪心喝汤。

安神定志茶:远志 5 克,石菖蒲 3 克,人参 5 克,绿萼梅 3 克,开水冲泡,代茶饮。

(2) 心脾两虚型

桂圆莲子大枣粥:龙眼肉(桂圆肉)15 克,莲子 15 克,大枣 10 枚,加入适量米,煮至莲子熟烂。

甘麦大枣茶:甘草 6 克,大麦 30 克,大枣 10 枚,加水烧开,代茶饮。

(3) 阴虚火旺型

黄连阿胶鸡子黄汤:黄连 10 克,阿胶 15 克,鸡蛋 2 个,黄芩 9 克,白芍 12 克。先水煎黄连、黄芩、白芍,取药汁 300 毫升,阿胶单独烊化,与药液同煮沸时,加鸡蛋黄搅匀。

百合莲心茶:百合 100 克,莲子心 3 克,生甘草 3 克,先开水冲泡,后煮至百合熟烂,代茶饮。

(4) 心阳不振型

当归生姜羊肉汤:羊肉 100 克,当归、生姜各 10 克,洗净切碎,同煮至羊肉熟透,调味后可食。

芪参干姜酸仁饮:人参 3 克,干姜 3 克,黄芪 3 克,酸枣仁 3 克,开水冲泡,代茶饮。

(5) 痰热扰心型

粳米竹沥粥:粳米 50 克煮粥,兑入竹沥 30 克稍煮即食。

苦参蜂蜜茶:苦参 25 克,竹沥 15 克,蜂蜜 20 克。将苦参水煎,取汁 200 毫升,加入鲜竹沥、蜂蜜搅匀,代茶饮。

(6) 心血瘀阻型

桃仁红花羹:桃仁 10 克,红花 10 克,藕粉 100 克,先煎桃仁、红花,取汁 200 毫升,再加入藕粉搅拌。

黑豆赤豆红花饮:黑豆、赤小豆各 30 克,红花 10 克,加水煎煮至豆熟,取汁饮。

（二）运动养生

老年患者年高体虚,筋骨不坚,过度运动则易损伤气血、筋骨及脏腑等,但适当运动还是有必要的,正如《黄帝内经》所云"动以养形"。对于老年患者来说,运动养生要注意量力而行,适可而止,不宜剧烈运动,安全第一,合理安排休息与运动。患有心律失常的老年患者,宜适当地做些锻炼,老年人的运动以"形劳而不倦"为标准即可,如养鱼、种花、散步、练太极拳、做保健操等。但严重心律失常、心功能极差的老年患者则不宜运动,而应长期休息,同时要随季节、气候变化调节生活起居。老年患者素体较虚,因此在气候变化大、季节交替的时候要采取措施,外出运动时也要注意预防感冒,以免加重病情。

（三）情志养生

正确对待心律失常,消除恐惧心理,保持积极乐观的心态。《黄帝内经》强调要"恬淡虚无""志闲而少欲"。功能性心律失常多因情志内伤、恐惧而诱发,而老年患者天癸已竭,更易惊善恐,所以老年患者要做到保持心情愉悦,精神乐观,情绪稳定,心胸开阔,树立战胜疾病的信心,避免情志为害,减少发病。不要因为患了心律失常而忧心忡忡,要正确认识心律失常。尽管心律失常是一种病态,但除了严重的心律失常,一般心律失常的患者能够同健康人一样地生活、学习和工作。早发现、早治疗,心律失常并非不能控制。

（四）中医外治法养生

1. 推拿按摩

（1）按揉内关:分别在双内关穴处用拇指按揉法按揉,先左侧后右侧,共按揉 5 分钟左右。

（2）按摩膻中:用一手的大鱼际吸附在膻中穴处,缓慢摩动约 2 分钟,以微微有温热感为宜。

（3）按揉肺俞、心俞、肝俞、厥阴俞等:请专业医师或技师操作。操作者以拇指按揉法在诸穴按揉,以有酸痛感为宜,每个穴位约 3 分钟。

2. 穴位贴敷 可用四子散(莱菔子、白芥子、菟丝子、紫苏子)进行穴位贴敷。取穴:内关、心俞、脾俞、肾俞、足三里、膻中、三阴交等。

第二节　冠状动脉粥样硬化性心脏病

一、什么是冠状动脉粥样硬化性心脏病

冠状动脉粥样硬化性心脏病,简称冠心病,是心脏的冠状动脉出现粥样病变而硬化,导致血管管腔狭窄或阻塞,造成心脏本身缺血缺氧的一种心脏病。本病多发于60岁以上老年人群,男性发病早于女性,近年来发病率越来越高,已成为老年人群的常见病,是威胁人类健康的主要疾病之一。

冠心病在中医有"胸痹""真心痛""厥心痛"等名称,其主要症状是心脏相关区域的不适。对老年人来说,最典型的症状为胸部隐痛、胸闷或憋气,含糊不清的不适感。有的表现为背部、咽部或牙齿疼痛。

既往有冠心病的老年患者,如果出现心前区疼痛剧烈,持续时间长,服用硝酸甘油不缓解或疼痛超过20分钟不缓解,一定要立即到医院就诊,中途尽量减少活动和奔波。

《素问·痹论》曰:"心痹者,脉不通。"心脏的脉络阻滞、血瘀,导致老年人冠心病的发生。老年人年过半百,肾气渐衰。肾阳虚衰则不能鼓动五脏之阳,引起心气不足或心阳不振,血脉失于阳之温煦、气之鼓动,则气血运行滞涩不畅,发为心痛;若肾阴亏虚,则不能滋养五脏之阴,阴亏则火旺,灼津为痰,痰热上犯于心,心脉痹阻,则为心痛。

二、冠心病的分型

根据不同的体质和症状,老年人的冠心病常见心血瘀阻型、痰浊闭阻型、寒凝心脉型、气虚血瘀型、心肾阳虚型5种证型。

(一) 心血瘀阻型

症状:心胸呈刺痛或绞痛,固定不移,老年人往往会在夜里加重,甚至疼醒,急重发作的时候心痛连着后背,不能缓解,常伴有胸闷。舌色紫暗,有瘀斑,舌苔薄白,脉弦涩。

(二) 痰浊闭阻型

症状:多见于体型肥胖的老年人。主要表现为心里觉得好像有石头压

着,不想活动或者活动后很容易疲倦,特别在阴雨天的时候感觉情况更严重。大便不成形,经常咯吐痰涎。舌体胖大边有齿痕,苔浊腻或白滑,脉滑。

(三) 寒凝心脉型

症状:老年人除了心区的不适、疼痛,常还伴有气喘,出冷汗,怕冷,手脚不温,在秋冬气温骤降或感受风寒后容易发病加重,脸色偏白。舌淡红或淡紫,苔薄白,脉沉细或沉紧。

(四) 气虚血瘀型

症状:心胸呈刺痛或绞痛,固定不移。因为年老气虚,气行乏力的情况下,还有心胸隐痛,时有发作,心慌心悸,气短,疲倦乏力。舌质紫暗或淡紫,脉沉弦或细涩。

(五) 心肾阳虚型

症状:老年人年过半百,肾气减半,此类型会有胸闷心痛、心悸、自汗的表现,活动以后更明显。神疲畏寒,面色㿠白。舌质淡胖,苔白滑,脉沉迟。

三、冠心病的中医养生

老年人冠心病为本虚标实之病,病程进展缓慢。急性发作时症状重,病死率高。老年人在日常养生中一定要了解该病的标本,急则救标,缓则调本。平时养成良好的生活习惯,积极治疗相关的疾病,如高胆固醇血症、高血压、糖尿病等。发作时,立刻停止所有活动,如休息后不可缓解,立即口含硝酸甘油,并及时就医。

老年人冠心病的日常养生,一般包括饮食养生、运动养生、情志养生三部分。

(一) 饮食养生

养成良好的饮食习惯,摒弃不良习惯,将防治疾病融于生活,是老年病养生的重要部分。根据《中国居民膳食指南》,老年冠心病患者需要加大低脂食物的摄入,控制脂肪的比例,同时多吃粗粮,少盐,多用植物油,不要过量饮食,尽量少食多餐。

1. 饮食养生的原则

(1) 控制摄入总量,选择优质蛋白:根据病情的严重程度,老年人每天摄入的总热量控制在 1 300～1 500 千卡,适当增加粗粮和优质蛋白的比例,如玉米、甘薯、豆类、菌菇类等。其中,豆类不仅含有丰富的蛋白,植物固醇也比较多,有降低胆固醇的作用。

(2) 控制脂肪摄入,并选择合适的脂肪食物:根据中国营养学会修订的《推荐的每日膳食中营养素供给量》,60 岁以上的老年人,每日脂肪摄入不宜超过食物总量的 20%。对于有冠心病等基础病的老年人,每日脂肪摄入量最好控制在食物总量的 15% 左右。橄榄油含丰富的不饱和脂肪酸,还有丰富的维生素和抗氧化成分,能调整人体血浆中高、低密度脂蛋白胆固醇的比例,可有效地预防高脂血症,降低冠心病发病率。亚麻籽油富含 α-亚麻酸和不饱和脂肪酸 Ω-3,有抗血栓、降血脂、降低血液黏稠度的作用,但是亚麻籽油的有效成分遇热容易分解,故只适于凉拌或直接食用。红花籽油是植物油中亚麻酸含量最高的,能起到防止人体血清胆固醇在血管壁沉积,防止动脉粥样硬化的作用。

(3) 清淡饮食,并控制盐分的摄入:清淡饮食对合并高血压病的老年人尤为重要,食盐的摄入量应控制在每日 5 克以下,并根据季节、活动量适当调整。比如夏季或活动量增大时,出汗较多,可适当增加盐的摄入;冬季或出汗少的情况,可相应减少盐的摄入。

(4) 远离不利食物,告别不良饮食习惯:对老年人来说,全脂乳制品、奶油、肥猪肉、肥牛肉、动物肝脏、黄油、动物油、椰子油等富含脂肪,有高胆固醇,不利于冠心病患者的康复和疾病的预防,尽量避免食用。研究发现,香烟烟雾中的一氧化碳会减少心肌供氧,增加心脏负担,同时尼古丁可以引起血管收缩,血压增高,血液黏稠度增加,促使血管狭窄、硬化,导致冠心病发生。大量饮酒可引起血液中三酰甘油、胆固醇、低密度脂蛋白增高,血液黏稠。另外,可引起去甲肾上腺素、肾上腺素释放增加,冠状动脉痉挛,心肌缺氧,可诱发心绞痛,增加冠心病的复发。老年人体质下降,对于不利因素缺乏抵抗力,因此,戒掉烟酒嗜好非常重要。

(5) 有利于血管健康,适合老年人的食物举隅:①大蒜和洋葱:通便解毒,降低血脂;②菇类和食用菌:富含蛋白质,几乎不含胆固醇,有降血脂、降压作用;③玉米:富含亚油酸和镁,还含有维生素 E 和卵磷脂等,不仅有降低胆固醇、血压的作用,还可以防止细胞衰老和脑功能减退;④猕猴桃:富含精氨酸,有效改善血液流动,阻止血栓形成;⑤紫色食物:如茄子、紫甘蓝、蓝莓、紫葡萄等含有花青素,具有抗氧化、抗血管硬化的作用,可有效预防冠心病。

2. 对证药膳

(1)心血瘀阻型

丹参饮:丹参30克,砂仁6克,红糖20克。将丹参和砂仁加水煎煮,去渣取汁,加入红糖搅溶。每日1剂,分2次服。

毛冬青煲猪蹄:毛冬青100克,猪蹄1只。将毛冬青与猪蹄加水煮至熟透。每日1剂,分2次服食。

(2)痰浊闭阻型

薤白杏仁粥:薤白15克,杏仁6克,大米100克。将薤白、杏仁和大米同煮成粥。每日1剂,分2次服食。

四味饮:山楂60克,荷叶30克,薏苡仁50克,葱白30克。将上药水煎取汁。每日1剂,分2次服食。

(3)寒凝心脉型

二姜葱白粥:干姜30克,高良姜30克,葱白50克,大米100克。将干姜、高良姜装入纱布袋内,同大米、葱白同煮做粥,粥熟去药袋。每日1剂,分2次服食。

薤白粥:薤白15克,大米100克。将薤白和大米同煮成粥。每日1剂,分2次服食。

(4)气虚血瘀证

麦冬粥:麦冬30克,生地黄30克,薏苡仁50克,生姜10克,大米100克。将生姜切片与麦冬、生地黄、薏苡仁一起煎煮,去渣取汁,与大米同煮成粥。每日1剂,分2次服食。

黑豆汤:何首乌60克,黑豆100克。将何首乌与黑豆同煮至豆熟。每日1剂,分3次服食。

(5)心肾阳虚证

人参苁蓉粥:肉苁蓉15克,精羊肉丁100克,大米100克,生姜5克,葱白2根。将肉苁蓉洗净水煎,去渣取汁,与大米同煮成粥,待沸后放入羊肉丁、姜片,同煮稀粥,最后放入葱白。每日1剂,分3次服食。

锁阳油茶:锁阳60克,植物油50克。将油加热,放入锁阳,炸至酥脆后,将锁阳碾为末,每天10克,沸水冲作茶饮。

(二) 运动养生

1. 循序渐进,持之以恒 老年人运动养生一定要从低强度的轻柔运动开始,《素问·四气调神大论》就主张夜卧早起,广步于庭,提倡散步或小跑养生。冠心病严重的老年人,病情重,恢复慢,在平时的运动养生中一定要循序渐进。如有心肌梗死病史或经常发作心绞痛,只能从室内走动开始,病情相对较轻的可以从户外散步开始。开始前数一下脉搏,步行10分钟后再数脉搏。如果每分钟脉搏加快20次,或超过100次,有明显的不适感,则表示运动超量,下次时间减为5分钟,直到脉搏变动不超过上述标准为合适的步行时间,每天2次。一周后,每次增加1分钟。此后如无不适,每周每次增加1分钟,直到每次步行20分钟,脉搏仍在正常范围内变动。唐代孙思邈大赞步行养生,称其为"食毕当行步……令人能食,无百病。"

持之以恒是所有运动遵循的原则,运动间断可使人血脂重新堆积,血糖利用不足,代谢紊乱,增加冠心病的危害。

2. 外练肢节,内运气血 太极拳是我国的传统养生功,总的特点为动作圆活,动中有静,刚柔相济,动作连贯,非常适合老年人养生康复。

太极拳讲究心、手、呼吸协调统一,"以心行气,务令沉着……以气运身,务令顺随……发劲须沉着松静,专注一方。立身须中正安舒,支撑八面。"要求练习者心境平和,松静自然,呼吸深长,动作跟随手转,步随身换,长期练习,对情志、阴阳平衡、气血经络运行都有积极作用。同时,练习太极拳往往要求在空气良好的自然环境进行,心脏在氧气充足的环境下进行"有氧代谢",更有利于疾病的康复。多方研究调查发现,太极拳对心肺功能的提高、生存质量的提高和冠心病主要危险因素的控制,都有积极的作用。

二十四式简化太极拳、八十八式太极拳和四十八式太极拳等成套的太极拳功法,简单易学,已广为大众接受和喜爱。老年人在步行无不适的基础上适当增加太极拳练习,每次先步行 5～10 分钟,再开始学习简易太极拳,过程中依然监测脉搏的变化,逐渐进步。

3. 运动养生的注意事项　对于老年人来说,运动养生要注意量力而行,适可而止,安全第一。除了运动过程中监测脉搏,还要注意不要出大汗,要随身携带急救药物,如速效救心丸、硝酸甘油制剂等,防止运动不善引起冠心病发作。

老年人脏腑薄脆,精气匮乏,容易感受外邪侵袭,因此每日运动前要热身,调动阳气,运动后要避风寒,喝温热水,避免竞技比赛运动。

(三) 情志养生

对于冠心病患者来说,疾病所带来的身体素质下降,疾病再发作风险持续存在,社会、生活、家庭、经济等方面的影响,容易带来明显的负面情绪,加上步入老年,心力渐衰,容易产生情绪波动。正如《千金翼方·养老大例第三》所云:"人年五十以上,阳气日衰……心无聊赖,健忘嗔怒,情性变异……"因此,冠心病患者平时要注意情志养生。

1. 调和喜怒,怡畅情志　《灵枢·百病始生》云:"喜怒不节,则伤脏,脏伤则病起于阴也。"喜乐太过,容易使心气涣散,影响心神正常功能;怒气太过,可使气机紊乱而致气血失调,经络阻塞,形成疾病。

老年人在与家人、邻里、同事之间的关系中,应该和睦相处,尽量避免冲突,遇到矛盾,理智解决。在有不畅的情绪时,学会向家人、朋友敞开心扉,交流心情,不要生闷气,保持明亮、开朗的情绪。

2. 减少思虑,清心寡欲　过多的脑力劳动容易耗伤心神。研究证实,长期从事脑力劳动、大脑高度紧张的人群,冠心病的发病率远高于从事体力劳动、脑力劳动较少的人群。老年人平时注意不要经常冥思苦想,看书学习、思考问题时,注意适度有节,劳逸结合。

清心寡欲,减少杂念,培养高尚的道德情操。"恬淡虚无""高下不相慕""嗜欲不能劳其目""淫邪不能惑其心",心健神安,自然祛病延年。

3. 调解忧愁,闲情逸致　情绪低落,意志消沉,必然耗神伤气,加速衰老,甚至会促使冠心病的复发,导致心肌梗死。因此,老年人要善于排忧养性,树立积极向上的人生观,保持坚强的意志和乐观的情绪,学会摆脱忧伤,使心情愉悦。

闲情逸致,即用高雅的兴趣来陶冶情操,创造良好的心境。正如《寿世保元》提到"诗书悦心,山林逸兴,可以延年",琴棋书画,古玩禽鸟,游历山川,阅古赏今,充实老年生活,乐以忘忧,促进疾病的康复。

4. 节制悲哀,避免惊恐 "悲则气消",过度悲伤消耗人体元气,可导致人体功能失调,免疫力、代谢力下降,导致疾病的发生。人到老年,体质下降,生病逐渐频繁;退休后逐渐脱离社会;同龄人出现生病、死亡等情况,都容易让老年人产生悲伤情绪。因此,遇到悲伤的事,当节制悲哀,及时调整,坚强面对。

当人们受惊、恐惧时,体内代谢环境极易失衡,加剧动脉硬化的形成,因此,老年人必须注意避免惊恐。正确认识疾病的发生发展,消除恐惧心理。尽量避免观看激烈、恐怖的小说、电视等。注重思想修养,与人为善,慈悲为怀,保持正直、光明、善良的道德情操。

(四)中医外治法养生

1. 推拿

(1)按揉攒竹:用双手拇指指腹分别按住两目上的攒竹穴,用力按揉,有酸痛感为宜,每次 2 分钟左右。

(2)按揉内关:分别在双内关穴处用拇指按揉法按揉,先左侧后右侧,共按揉 5 分钟左右。

(3)摩膻中:用一手的大鱼际吸附在膻中穴处,缓慢摩动约 2 分钟,以微微温热感为宜。

(4)按揉肺俞、心俞、肝俞、厥阴俞:请专业医师或技师操作。操作者以拇指按揉法在诸穴按揉,有酸痛感为宜。每个穴位 3 分钟左右。

2. 药物外敷

(1)松节、干姜、肉桂、木瓜、川芎、羌活、当归、冰片、没药等制成膏药,贴于胸骨剑突下,脐上 5 寸,巨阙募穴处。每两天更换 1 次,隔天再贴,3 次为 1 个疗程。

(2)丹参、川芎 2 份,细辛、桂枝、檀香、青木香、血竭、乳香、降香、赤芍各 1 份,研细为末,再加麝香 0.1 份,用生姜汁调成糊,分各组穴位进行敷贴:①心俞、足三里;②膻中、三阴交;③内关、脾俞;④心俞、涌泉;⑤膻中、肾俞;⑥内关、膈俞。12 天为 1 个疗程,隔天 1 次,每次贴 1 ~ 2 组穴位,每次敷贴 24 小时。

第三节　高血压

一、什么是高血压

高血压是指以体循环动脉血压升高为主要特征,可伴心、脑、肾等器官的功能或器质性损害的一种综合征。高血压分为原发性高血压和继发性高血压。其中,老年人群最常见的是原发性高血压,大于 75 岁的老年人中超过一半的人患有高血压。高血压和心血管疾病如冠心病、脑出血、脑梗死等都有密切的关系,因此,积极控制高血压,通过养生保持血压平稳,可以有效预防多种心血管疾病的发生。

七情的变化也会对血压的变化产生影响。在日常养生中,一定要了解标本,急则救标,缓则调本。

二、高血压的分型

根据不同的体质和症状,老年人高血压可以分为肝阳上亢型、痰湿内盛型、瘀血内停型、肝肾阴虚型、阴阳两虚型 5 种证型。

(一)肝阳上亢型

症状:老年人平时经常头晕头痛,性格急躁,容易烦躁易怒,为一点小事就面红目赤,经常口苦口干,大便秘结,小便赤黄。舌质红,苔薄黄,脉弦有力。

(二)痰湿内盛型

症状:老年人平时精力欠佳,自觉头重,时有胸闷、腹胀,口中黏腻,甚至呕吐痰涎,饭量胃口比同龄人差。舌胖,苔腻,脉濡滑。

(三)瘀血内停型

症状:多见于可能发生脑卒中的老年人,常年头痛而且位置相对固定,头晕阵作,会有半边身体或肢体麻木感,口唇发紫。舌紫暗,有瘀点或瘀斑,脉涩或细涩。

（四）肝肾阴虚型

症状：老年人除了有头晕目眩、耳鸣的情况，还伴随阴虚症状，如目涩咽干、五心烦热、盗汗等。不寐多梦，腰膝酸软，大便干涩，小便热赤。舌红，苔少或光剥，脉细数或细弦。

（五）阴阳两虚型

症状：老年人经常头晕眼花，耳鸣，心悸气短，腰膝酸软，平时手脚较凉，怕冷，小便短少，下肢水肿，遗精阳痿，夜尿频数，大便溏薄。舌淡胖，脉沉迟。

三、高血压的中医养生

高血压及其并发症是我国人群疾病死亡的首位病因，老年人的日常养护，定期体检，可以有效地实现早发现、早治疗，尽量防止靶器官损害，减少其严重后果。在日常养生中，老年人也可以根据不同分型制作药膳服用，可以有效帮助老年人调理体质，控制症状。

（一）饮食养生

我国原发性高血压的发病呈逐年上升趋势，高钠低钾饮食，超重和肥胖成为我国高血压发病的重要危险因素。原发性高血压属于慢性病，日常饮食调养非常重要，饮食清淡，控制食盐量，饮食有节，防止过胖，戒烟限酒，少食辛辣是高血压中医饮食养生康复的原则。

1. 饮食养生的原则

（1）控制食盐量：世界卫生组织推荐正常成人的食盐每日摄入为 6 克，对高血压患者，尤其合并心、肾功能不全的患者，一般每日食盐量控制在 3～4 克。实践证实，适当食用钾盐能有效防治高血压。老年人平时要注意烹调食物时减少盐、酱油等含盐调味品等用量，减少食用或不食用腌制品及含盐量高的食物，如咸菜、火腿肠、味精、番茄酱、卤肉、烧鸡等。

（2）饮食有节，防止肥胖：饮食有节，包含食物种类均衡、五味平衡、进餐规律等。控制饮食是预防和治疗高血压的一个重要方面。首先，食物种类丰富，能够保障人体的精气充足。关于食物种类的均衡，早在《素问·脏气法时论》中就有"五谷为养,五果为助,五畜为益,五菜为充,气味合而服之,以补精益气"的描述。其次,五味平衡,则五脏各得其养,气血充盈。《素问·生气通天论》曰:"味过于酸,味过于酸,肝气以津,脾气乃绝;味过于咸,大骨气劳,短肌,心气抑;味过于甘,心气喘满,色黑,肾气不衡;味过于苦,脾气不濡,胃气乃厚;味过于辛,筋脉沮弛,精神乃央。"饮食中宜酸、苦、甘、辛、咸五味均衡,不可过于偏颇。再次,进餐规律,一日三餐定时定量,一直是健康饮食强调的重要部分。"三分饥,七分饱",过饱则脾运负担增加,食物不能及时得到腐熟运化,停滞中焦,阻碍气机运行,导致疾病发生。长期大量进食,容易形成肥胖,引发多种疾病。肥胖人群中高血压的发病率明显高于体重正常的人群;而进食过少,造成机体营养失调,同样对维持血压的正常稳定有不利影响。

(3) 饮食清淡:高血压患者不仅要控制盐的摄入量,也要注意肥甘油腻食物的摄入。"肥者令人内热""甘者令人中满"。高血压患者过食肥甘油腻,易助阳生热,或生痰化火,加重病情。所以,老年人在平时的膳食中,最好以植物油为主,并控制量每日不超过 20 ～ 30 克。减少糖的摄入,忌食辛辣刺激性食物,增加新鲜蔬菜、水果摄入量,补充丰富的纤维素、维生素。老年人平时可以饮用绿茶、红茶、普洱茶等,茶中的茶多酚有清除氧自由基、降脂减肥、提高血管弹性、降低心血管发病率的作用。

(4) 戒烟限酒:烟草中的尼古丁可以刺激心脏和肾上腺释放大量儿茶酚胺,使心跳加快,血压升高。研究发现,一支香烟可使收缩压升高 10 ～ 25mmHg。长期大量吸烟也会引起全身小动脉硬化,血液黏稠度增加,影响血糖、血脂代谢,加重病情,甚至导致心血管疾病的发生。

研究发现,大量饮酒可明显增加高血压患者心脑血管疾病的发生,戒酒或控制饮酒量非常重要。建议每日酒精的摄入量不超过 20 克,相当于白酒 40 毫升,红葡萄酒 100 ～ 150 毫升,啤酒 300 毫升。

(5) 有利于血管健康的食物举隅:①富含丰富的镁的食物,如绿叶蔬菜、小米、荞麦面、豆类及豆制品,有舒张血管的作用;②含丰富的维生素的食物,如绿叶蔬菜、水果,有利于心肌代谢,改善血液循环,促进胆固醇排出,预防和改善高血压;③富含甘露醇等物质的食物,如芹菜,有清热利湿、醒神健脑、平肝凉血的功效,可降低血压及血清胆固醇水平,对血管有一定的保护作用;④含降压成分的食物,如山楂,鲜山楂和晒干的生山楂都可以,其花、叶、果都含有降压成分,具有扩张血管的作用;⑤富含钾的食物,如香蕉、海带、冬瓜、西瓜、绿豆等;⑥富含钙的食物,如牛奶、酸奶、芝麻酱、虾皮等食物。

2. 对证药膳

(1) 肝阳上亢型

二花鲫鱼汤:菊花、槐花各 10 克,鲫鱼 1 条(约 250 克),炖汤食用。每日或隔日一条,分 2 次吃完。

碧芹鸭丝:西芹 150 克,鸭脯肉 100 克。将西芹摘去叶子,洗净切丝,鸭脯肉切丝,加精盐、淀粉入味上浆。锅中倒入油,油热把鸭丝炒至变白时,入西芹丝,加精盐炒匀,勾芡即可。

(2) 痰湿内盛型

半夏白术天麻粥:法半夏、白术、天麻各 10 克,橘皮 6 克,粳米 100 克,红糖 20 克。现将半夏、天麻、白术、橘皮煎煮 20 分钟后,去渣取汁,备用。将粳米煮至粥将成时,调入药汁,加入红糖后,以文火煨煮 10 分钟即可。每日 1 剂,分 2 次服食。

冬瓜海带薏米排骨汤:冬瓜 200 克,海带 100 克,薏米 15 克,猪排骨 100 克,生姜适量。排骨焯水去腥后,与薏米、海带、冬瓜共煮,成汤即可。

(3) 瘀血内停型

陈皮山楂钩藤茶:陈皮、山楂、钩藤各 10 克,乌龙茶 5 克,泡茶饮。每日 1 剂。

黑豆川芎粥:川芎 5 克,黑豆 20 克,大米 100 克,将川芎、黑豆用热水泡 1 小时,加适量水,大火烧开小火煮 15 分钟,加入大米煮成粥即可,每日 1 次。

(4) 肝肾阴虚型

五彩银鱼:银鱼 150 克,胡萝卜 25 克,芹菜 25 克,水发香菇 25 克,冬笋 25 克。将银鱼加葱姜、精盐、淀粉上浆,香菇、冬笋、胡萝卜洗净切丝焯水待用。锅中倒油,油热投入食材,用精盐、味精调味,炒匀,淀粉勾芡即可食用。

菊花粥:菊花 10 克,粳米 50 克,加水 500 毫升,先煮米为粥,放入菊花 10 克,改用文火稍煮沸即可,每日 2 次,温热服食。

(5) 阴阳两虚型

绞股蓝炖乌龟方:绞股蓝 20 克,乌龟 1 只(约 200 克),炖汤食用。

芝麻核桃粉:黑芝麻 200 克,核桃粉 300 克,红糖 50 克,三者研磨拌匀即成。每日 2 次,每次 10 克,温开水送服。

(二) 运动养生

1. 高血压患者需重视运动养生 运动可有效地协助人体降低血压、调整神经系统的功能、改善血液循环、提高体力活动能力和生活质量。研究表明,有规律地进行中等强度的有氧运动,可使轻度原发性高血压患者的收缩压下降 6 ～ 10mmHg,舒张压下降 4 ～ 8mmHg。对于轻度高血压患者,运动疗法的效果较为明显。

2. 养生功法组合练习可提升降压效果

(1) 八段锦与二十四式简化太极拳:八段锦和太极拳在功法的运作上有相似的理念,均由放松、动作缓慢为主要特点,将这两种功法做穿插练习,所获得的效果优于做单一功法练习,两者在功法的成效上有互补作用。

(2) 易筋经与杨氏太极拳:易筋经主修养经络,太极拳则练意,均动作舒缓,适合老年人及高血压人群练习,二者相互撑托、互进互补。

(3) 五禽戏与四十二式太极拳:五禽戏结合四十二式太极拳有可快可慢的特点,可适合高血压患者结合自身状况调节练习动作的力度,使效果更加显著。

3. 运动养生的注意事项 量力而行,对于重症高血压、高血压危象及合并其他严重并发症的患者,最好在医师指导下进行或停止运动养生。

(三) 中医外治法养生

1. 耳穴降压

(1) 选穴:取耳部皮质下、神门、心、交感、降压沟进行治疗,选取最明显的压痛点,取适量王不留行籽,于所选穴位处用胶布贴压,力度以患者能忍受为宜。

(2) 注意事项:双耳交替应用,留置时间根据季节不同调整,冬季留置

3 天后更换 1 次,春秋季为 2 天,夏季为 1 天。另外,每天需按压耳穴,频次为 3 ～ 5 次,每次按压时间为 1 ～ 2 分钟,强化穴位刺激。10 天为 1 个疗程。

2. 放血疗法　常规消毒,用采血针或三棱针点刺耳尖穴,每侧放血 5 ～ 10 滴,2 日 1 次,10 次为 1 个疗程。适用于高血压肝阳上亢证。

第四节　心力衰竭

一、什么是心力衰竭

心力衰竭,简称心衰,是由于心脏结构或功能疾病导致心脏排血量不能满足机体组织代谢需要,以呼吸困难、体力活动能力减退和水肿为主要表现的心脏疾病。冠状动脉疾病、高血压、心肌病、瓣膜病、肺心病是老年人心力衰竭的主要原因,几乎所有的心脏疾病最终都会发展为心力衰竭。本病早期若能及时治疗,可延缓病情进展。中后期病情复杂难治,一般预后较差。

老年人心力衰竭在中医被归属为"胸痹""心悸""喘证""水肿""支饮"等范畴。顾名思义,这个病的主要症状是胸闷、心慌、气急、肢体水肿等不适。对于老年人来说,常有体力活动下降的表现,比如往常能顺利爬上三楼,近期爬上二楼就觉得憋闷气急,或者无缘由地出现胃口欠佳,腹部胀大,双腿水肿等症状。如果老年人休息后上述症状无明显缓解,建议及时就诊治疗。

《素问·逆调论》:"夫不得卧,卧则喘者,是水气之客也。""夫水者,循津液而流也。肾者水脏,主津液,主卧与喘也。"又云:"人有逆气不得卧而息有音者,有不得卧而息无音者,有起居如故而息有音者,有得卧行而喘者,有不得卧不能行而喘者,有不得卧卧而喘者",十分形象地描述了不同程度的呼吸困难,与现代心力衰竭的分级有相似之妙。

二、心力衰竭的分型

根据不同的体质和症状,老年人的心力衰竭常见阳虚水困型、水凌心肺型、气阴两虚型、气虚血瘀型、阳脱阴竭型5种证型。

（一）阳虚水困型

症状：心悸气短，下肢水肿明显，甚至腰骶及周身水肿，腰膝酸冷，恶寒，乏力或伴有腹水，腹胀纳少，尿少，大便溏。舌淡胖，苔白滑，脉沉弱结代。

（二）水凌心肺型

症状：咳喘，心悸不宁，气短，动则尤甚，端坐倚息，不能平卧，痰白而稀，面白唇青，尿少。舌质淡暗，苔白或白润，脉虚数或沉弱。

（三）气阴两虚型

症状：心悸气短，动则喘息，多汗，口干，心烦，头昏耳鸣，少寐，腰酸腿软，脘腹胀满，下肢水肿。舌淡红，少苔，脉细数或结代。

（四）气虚血瘀型

症状：心悸怔忡，动则尤甚，面色紫暗，唇绀，胸闷甚至胸痛，脘腹胀满，下肢水肿，甚或腹水，胁下癥块，小便少，大便秘。舌暗，有瘀斑、瘀点，脉沉涩。

（五）阳脱阴竭型

症状：喘憋，心悸，烦躁不安，端坐倚息，多汗或汗出如油，或冷汗淋漓，四肢厥冷，咯吐痰涎或粉红痰，尿少，甚至神识昏乱。舌淡或伸舌不能，脉疾数无根或脉微欲绝。

三、心力衰竭的中医养生

《素问·四季调神大论》曰："圣人不治已病治未病，不治已乱治未乱，此之谓也。"治未病对于心衰患者尤为重要，只有对可能引发心衰的各种危险因素、不良行为进行纠正、调养，才能真正实现慢性心衰的"未病先防"。

冠心病是心衰第一诱因，以下依次是高血压、糖尿病、酗酒史、吸烟、肥胖等。根据上述危险因素应从以下几方面预防心衰的发生：①积极预防控制冠心病、高血压、糖尿病等心衰前期病；②戒烟、少量饮酒；③适量运动，减轻体重。中医学认为"正气存内，邪不可干；邪之所凑，其气必虚"。冠心病、高血压、糖尿病均是心衰的前期病，因此对偏颇体质而未发病的人群，采取相应的养生保健措施,积极改善特殊体质,增强自身的抵抗能力,对慢性心衰的预防可起到事半功倍的效果。

心力衰竭为本虚标实之病,本病病程较长,久病及肾,导致肾气不足,故缓解期宜补肾固本。此外,心衰早期多表现为心肺气虚,以后逐渐影响到脾肾,后期则以心肾阳虚为主,并伴有不同程度的瘀血、痰浊、水饮,形成虚实夹杂之证。补虚、祛痰、利水、活血等治法应灵活用,以标本虚实兼顾。老年人日常生活应该注意避风受凉,以免心肺气虚诱发心衰发作,饮食调养应顾护脾胃,供养心肾。

心力衰竭老年人的日常养生,一般包括饮食养生、运动养生、情志养生三部分。

(一) 饮食养生

慢性心衰患者常伴有不同程度的营养不良,而营养不良是心衰加重的重要原因之一,也是增加心衰的发病率和病死率的重要因素。在心衰患者中,良好的饮食模式可以促进临床康复、提高患者生活质量和降低远期病死率。

1. 饮食养生的原则

(1) 适当控制盐的摄入:对于急性加重的心力衰竭以及液体负荷加重的老年心衰患者,应积极控制钠盐的摄入。随着心衰饮食管理的日益普及,较多心衰患者已知晓控制盐分摄入的重要性,因此临床逐渐出现部分过分限制盐分摄入导致低钠血症的患者。但过度限盐并不能降低患者的病死率,反而会取得与之相反的效果,甚至使病死率、再入院率均升高。因此,建议非急性期轻度心衰患者将饮食中的钠盐控制于每天 2 ～ 3 克,中重度心衰患者进一步控制于 2 克以下。

(2) 减少“坏”脂肪酸的摄入,增加“好”脂肪酸的摄入:生活中存在“好”“坏”两种脂肪酸,“好”脂肪酸是不饱和脂肪酸,而“坏”脂肪酸包括反式脂肪酸和饱和脂肪酸两大类。摄入反式脂肪酸过多会引起低密度脂蛋白升高和高密度脂蛋白的下降,从而诱发动脉粥样硬化,增加冠心病等心血管疾病的风险。饱和脂肪酸同样与人体动脉粥样硬化、炎症反应及血管内皮功能障碍等密切相关,因此建议老年心衰患者减少食用饱和脂肪酸食物,如动物内脏、皮下脂肪等。而低脂肪酸、多不饱和脂肪酸或鱼油都可以延缓心衰进展,建议老年心衰患者日常生活中可适当增加其摄入。

(3)保证充足的蛋白质与必需氨基酸的摄入:充足的蛋白质与必需氨基酸的摄入可以改善心衰患者的营养和代谢状态,从而提高患者的生活质量,尤其对于老年人。《中国居民膳食营养素参考摄入量(2023版)》推荐轻体力活动的成人或老年男性每日应从膳食中摄入75克蛋白质,女性每日应摄入65克蛋白质。因此心衰患者应增加动物蛋白的摄入,如蛋、奶、鸡肉、鱼、虾等,其中鸡蛋、牛奶含量最高,其次为鱼、虾、鸡肉;植物蛋白中的大豆、芝麻、葵花籽中必需氨基酸含量也较丰富。

(4)适量增加维生素与微量元素的摄入:维生素可以改善心肌细胞的病理活动,因此患者在日常生活中应注意增加新鲜水果、蔬菜及玉米、高粱、大麦等粗粮的摄入。另外,心衰患者在长期的治疗过程中不可避免服用不同剂量的利尿剂,加之食物中摄入微量元素不足,常引起电解质紊乱,如低钾、低镁、低钙等。低钾、低镁易诱发心律失常,因此心衰患者应注意摄入钾镁含量高的食物,例如香菇、紫菜、苋菜、橙子、香蕉等。钙在心肌收缩中发挥重要作用,低钙可导致心肌收缩力减弱,因此建议患者日常食用黄豆、黑豆、金针菜、木耳、海带、紫菜等。

2. 对证药膳

(1)阳虚水困型

人参圆肉炖瘦肉汤:红参5克,龙眼肉10克,猪瘦肉100克。猪瘦肉洗净切片,与红参、龙眼肉共入炖盅,加水适量炖服。每日1~2次,每周2~3次。

人参桂枝红枣粥:红参5克或党参30克,桂枝10克,红枣5枚,大米50克。红参或党参、桂枝先煎取汁,与大米同煮粥食用。每日1次,每周2~3次。

乌豆桂圆肉大枣茶:黑豆50克,龙眼肉15克,红枣10枚,加水煮服。每日可饮数次。可天天饮用。

(2)水凌心肺型

鲤鱼赤小豆汤:赤小豆30克,鲤鱼250克。将鱼去鳞及内脏洗净,与赤小豆同入锅中,加水煮熟。忌用油、盐、醋等调料。每日 1 ～ 2 次。

茯苓粳米粥:茯苓 30 克,大米 50 克。茯苓研末,先将大米煮粥,半熟时加入茯苓末,和匀后煮至全熟。每日 1 ～ 2 次。

赤小豆茅根饮:赤小豆 100 克,白茅根 50 克,加水适量,煮至豆烂。每日可饮数次。

(3) 气阴两虚型

党参怀山薏米煮排骨汤:党参 30 克,山药 15 克,薏苡仁 30 克,排骨 200 克。排骨洗净切段,各药洗净,共入锅加水煮汤,饮汤吃肉。每日 1 次,每周 2 ～ 3 次。

落花生粥:红皮花生 45 克,大米 50 克,鲜山药 50 克,鲜百合 50 克。山药削皮,与花生、百合、大米共煮成粥。每日 1 ～ 2 次,每周 3 ～ 4 次。

西洋参麦冬茶:西洋参 3 克,麦冬 10 克。二药切薄片,放入保温杯内,用开水闷泡半小时,晚上临睡前温饮之。可每日饮用。

(4) 气虚血瘀型

人参三七鸡汤:生晒参 3 克,三七 6 克,生姜 3 片,鸡肉 100 克。共放炖盅内隔水炖 1 个半小时,食鸡,饮汤。每日 1 ～ 2 次,每周 2 ～ 3 次。

人参升麻粥:生晒参 3 克或党参 15 克,升麻 10 克,大米 50 克。水煎升麻,若使用生晒参,则取升麻汁与生晒参、大米同煮。若选用党参,则水煎党参与升麻,取汁与大米同煮成粥。可每日食用,也可每周食用 2 ～ 3 次。

人参三七饮:生晒参 3 克,三七 3 克。切薄片放入保温杯内,用开水闷泡半小时,早晨空腹或晚上临睡前温饮之。初次饮用的 2 ～ 3 天内,忌食萝卜、浓茶、螃蟹、绿豆等物。可天天饮用。

服用上述药膳过程中,老年患者若出现不适症状,请及时与就诊医生联系。服用华法林者,应尽量避免服用含有三七的药膳。高脂血症、高尿酸血症及痛风患者,应避免食用“肉汤类”药膳。

(二) 运动养生

1. 重视适量,长期坚持　运动养生重视适度,力量过小的运动不足以达到锻炼的要求,对健身无效;力量过大又会超越练习者的极限,引致劳损。如孙思邈在《备急千金要方》中所载:“养性之道,常欲小劳,但莫大疲及强所不能堪耳。"因此，老年人日常必须注意健身强度，按部就班，切忌急于求成而引致不必要的伤害。运动养生要求长期坚持，坚毅不屈。

传统运动养生法，易学难精，不宜急于求成，练习过度；切忌松懈散漫，放任自流。练功要求持之以恒，坚持不懈。"流水不腐，户枢不蠹"，则"动则不衰"。

2. 注意气血经络的畅通、筋骨的活动和脏腑的调和　在养生运动时应重视调心、调息和调形，注意气血经络的畅通、筋骨的活动和脏腑的调和。动作要求圆滑贯彻，起伏有致，动中带静，变化万千；练习时以意引气使之周游全身，内外结合以达到形神合一的境界。

近代学者从生理、生化和免疫等各方面进行研究，均认为太极拳有强身、防病、治病的功效，可使脊柱周围的软组织和韧带血液循环畅通，舒缓减轻骨质和韧带的硬化和退行性病变，有效延迟和预防驼背、关节僵硬等老化状态；又可改善人体的代谢和消化功能，提升免疫能力，维持血压、血糖、血脂的正常水平，预防老年人常见病如高血压、高脂血症、动脉硬化、糖尿病及肥胖症等。

(1) 五禽戏：五禽戏以熊、虎、猿、鹿、鸟五种禽兽的形态而设计的一套健身动作。《后汉书·华佗传》曰："吾有一术，名五禽之戏，一曰虎，二曰鹿，三曰熊，四曰猿，五曰鸟，亦以除疾，兼利蹄足，以当导引。"五禽戏经历千百年的发展，已演变成不同的派别，每一种动作各有侧重，但全部练完又是一个整体。坚持锻炼，有助于宁心安神、强健体魄、调和气血，使脏腑健康、经络通利、筋骨关节灵活敏捷等。

(2) 太极拳："太极"源于《易传·系辞》的"易有太极，是生两仪"，其意是指太极是"浑元之气"，为万物之起源。基于太极图中的形态，太极拳功法就是强调动作要圆滑连贯，阴阳合抱，招式如太极图形之势，取其形、意，借太极之动则阳生，静则阴生的含义，便能使人体的气血阴阳功能调和而收到"阴平阳秘"的效果，长期锻炼，令人活力充沛，从而防治疾病，健身益寿。

(3) 八段锦：八段锦起于北宋，有八百余年的历史，顾名思义只有八个基本动作。前人将此套巧妙设计的健身动作比喻为彩色优美的锦缎，加上全套八个动作连贯圆滑，带动全身运动，故取名"八段锦"。其中有"文八段"坐式和"武八段"立式等不同流派。八段锦对四肢力量有增强作用,又能助胸肌发达,预防脊柱后突和圆背等异常姿势的出现。由于八段锦糅合了调形和调息,使气血流畅,营卫协调,气机疏利,脏腑调和,筋骨舒泰,而且练习不限时间、地点、环境,动作简单,力度适中,有益健康,适合任何年龄特别是中老年人练习。

(三) 情志养生

心衰易反复发作,迁延不愈导致老年患者极易产生抑郁、焦虑等心理障碍,严重不良情绪会加重心衰患者病情。中医认为"七情""五志"等情志表现无不与脏腑功能息息相关。老年人脏腑虚衰,气血不足,易苦悲忧,并且老年人阴亏性急,阴阳失衡,每遇不如意便怒火易炽。情志的失调可令人体的气机紊乱、脏腑受损、阴阳失调或伤及经络等,进而导致疾病的发生,危害身心健康。

1. 移情易性,情趣养生　明代高濂在《遵生八笺·燕闲清赏笺》中谈及古玩书画、文房器具、花竹琴香等,均可安然悦心、安神养寿。老年人应当有自己的兴趣爱好和娱乐方式以寄性移情,在排遣不良情绪的同时亦可陶冶情操。在情绪低落、烦闷不安时,通过聆听音乐、欣赏戏剧、观看小品相声等形式来消解不良情绪,对老年人而言是行之有效的方法。

2. 情感沟通,动之以情　孙思邈提出"亲故邻里来相访问,携手出游百步,或坐,量力,宜谈笑简约,其趣才得,欢适不可过度耳"。老年人自身要善于沟通交流,内心才不会郁闭、孤寂,而交流本身也是一个情感释放的过程。人到暮年,容易丧失活力,疏于交流表达,应当多和亲人朋友们一起漫步、聊天、谈笑,让心情轻松愉快。

3. 寄情于景,赏心悦目　美好的自然环境能够舒缓和改善人的情绪和心境。历代养生家都主张亲近大自然。水上清风、山间朗月、海上红日、林间溪水等自然美景是大自然给人类的恩赐。置身于大自然之中,可以帮人们摆脱烦恼、忧愁、悲哀及忧虑等不良情绪,开阔视野与心境。鼓励老年人们经常回归自然,于自然美景中排解忧愁、调畅情志。

(四) 中医外治法养生

1. 针刺　针灸组选取心俞、厥阴、膻中、内关、足三里及神门穴,用针刺补法。

2. 艾灸法　取心俞、肺俞、中脘、气海、关元、三阴交,隔姜灸。

3. 穴位贴敷　取三阴交、水分、天枢双侧,予五倍子粉 6 克,食醋调和,均分为四份,用无菌贴敷胶布贴敷于上述穴位。

4. 耳穴埋籽　耳穴埋籽是以中医经络学说、藏象学说为依据,通过对耳部穴位刺激,以畅行气血、疏通经络、调整阴阳,最终实现脏腑功能协调的中医特色治疗方法。耳穴埋籽刺激神门、交感等穴位,可明显改善心力衰竭患者的心功能。

第五节　周围血管疾病

一、什么是周围血管疾病

周围血管疾病是指发生于心、脑血管以外的血管疾病,常表现为疼痛,皮色、皮温改变,肢体肿胀或萎缩,间歇性跛行,出现溃疡或坏疽等,可分为动脉疾病和静脉疾病。动脉疾病包括血栓闭塞性脉管炎、雷诺病、大动脉炎、动脉粥样硬化闭塞症、肢端动脉痉挛病等。静脉疾病包括下肢静脉曲张、血栓性静脉炎、深静脉血栓形成等。周围动脉疾病是老年人常见的临床综合征,其患病率与年龄有关。据《中国心血管病报告 2015》显示:下肢动脉粥样硬化性疾病和颈动脉粥样硬化性疾病是中老年人常见的疾病,有危险因素者患病率较高,且随年龄而增高。

不良的饮食结构和不稳定的心理状态往往是直接或间接导致周围血管疾病发病的原因之一,尤其是吸烟,因此一定要规劝老年人戒烟。周围血管疾病有轻有重,重者可危及生命,若老年患者出现不适症状,应立即前往医院就诊,分清疾病类型,对症施治,实现早发现早治疗,以减轻老年人的生理心理负担。

本病多属于"脉痹""筋瘤""脱疽""臁疮"的范畴。《灵枢·决气》曰:"壅遏营气,令无所避,是谓脉。"《黄帝内经》有云:"有一脉生数十病者,或痛,或痈,或热,或寒,或痒,或痹……变化无穷……此皆邪气之所生也。"周围血管疾病症状表现各异,但皆是为"邪"所致。其中"邪"既可以是外因,又是瘀血后的病理产物,如瘀血、痰浊、水湿等,虚既是受邪的条件,也可能是血瘀伤正的结果;瘀常因邪而致或因虚而成。老年脏腑功能渐衰,气血津液不足,血虚脉道不充,气虚推动乏力;肾精不足,虚火内生,灼津为痰;肾阳虚鼓动无力、肢体失养,导致脉道滞涩,血瘀、痰浊、气阻久坐久卧伤气,气虚血瘀,痰瘀阻滞脉络,气血运行不畅;长期吸烟,烟毒熏蒸,炼液为痰;饮食不节,嗜食肥甘厚味,脾失健运,聚湿生痰,痰瘀凝聚脉络;情志内伤,肝气郁结,气滞血瘀,脉络瘀阻;终致痰瘀阻滞,脉络不通,发为本病。

二、周围血管疾病的分型

根据不同人的体质和症状,辨证论治,老年人周围血管疾病可分为气血亏虚型、脾肾阳虚型、寒湿凝滞型、瘀血阻滞型、湿热壅滞型5种类型。

(一)气血亏虚型

症状:患肢局部肌肉萎缩,创口呈灰白色如镜面,生长缓慢,久而不愈,脓液少而清稀,疼痛轻;皮肤干燥、脱屑、光薄,趾(指)甲干厚、变性、生长缓慢,汗毛脱落,肌肉萎缩,伴面色苍白,身体消瘦,头晕眼花,神疲乏力,心悸气短,畏寒自汗,舌质淡,苔薄白,脉沉弱。

(二)脾肾阳虚型

症状:患肢局部创口久不敛合,肉芽色暗,肤温下降,肤色苍白或萎黄,下肢肌肉萎缩,发凉、疼痛、酸胀、麻木、沉重,中、小动脉(趺阳脉、太溪脉等)搏动减弱或消失,伴神疲乏力,纳食减少,喜暖畏寒,腰膝酸软,舌质淡,苔白,脉弦细。

(三)寒湿凝滞型

症状:患肢发凉、疼痛、麻木,皮色苍白或青紫,肤温下降,间歇性跛行,四肢厥冷疼痛,伴畏寒喜暖,腰膝冷痛,大便溏,小便清长,舌淡苔白,脉沉紧。

(四)瘀血阻滞型

症状:患肢发凉、酸胀、麻木,间歇性跛行加重,夜间加重,可出现持续性疼痛,夜间痛甚,患肢皮色青紫,足背动脉波动减弱或消失,舌质青紫有瘀斑或瘀点,脉沉细或沉涩。

（五）湿热壅滞型

症状：患肢肿胀疼痛，皮色暗红，皮温升高，溃破腐烂，严重者腐烂蔓延，渐见肢节坏死，伴有头痛、身热、口渴、口干、便秘、尿赤等，舌质红，舌苔黄腻，脉滑数。

三、周围血管疾病的中医养生

（一）饮食养生

1. 饮食养生的原则

（1）清淡饮食，忌辛辣、油腻、生冷之品，多食蔬菜水果：老年人消化吸收功能较弱，避免酿生痰湿，阻塞脉道，或寒邪从胃肠而入，凝滞脉道，从而加重周围血管疾病。如西红柿、玉米等。

（2）控制蛋白质、脂肪摄入：老年人摄入蛋白质、脂肪过多，热量过高，血清胆固醇通常会升高，促使动脉硬化，影响周围血管功能。所以要限制热量供给。一般每日每千克体重摄取热量不超过 126 千焦，身体肥胖者可按下限供给。

（3）严禁吸烟：吸烟易对血管造成许多不可逆的损害，导致血管疾患，因此劝导老年患者戒烟。有多年吸烟史的老年患者，其戒烟过程要循序渐进，以减轻或消除戒断反应。

2. 对证药膳　本节结合周围血管疾病的特殊性，食疗方式增加了药酒。药酒虽有益，却不宜过量，饮酒过多易酿生痰湿，久则化热，对患有高血压病的老年患者，不宜使用。此外，对合并有糖尿病的老年患者，饮食须控制，不可贪食。

（1）气血两虚型

驴肉芪归汤：驴肉 250 克，当归 15 克，黄芪 30 克。后两者布包，与驴肉同煮，煮至驴肉熟烂，调味后饮汤食肉。

杜仲地黄药酒：熟地黄 100 克，杜仲 50 克，当归 50 克，赤芍 50 克，桂皮 50 克，川芎 50 克，白酒适量。将上药干燥粉碎成粗粒，用白酒 1 000 毫升，浸渍 10 ～ 15 天，过滤，补充一些白酒继续浸渍药渣 3 ～ 5 天。过滤添加至 1 000 毫升即可。每天服 1 次，每次服 30 毫升。

（2）脾肾阳虚型

山鸡桂红汤：山鸡肉 250 克，桂枝 10 克，红花 15 克。先将山鸡肉加水煮八成熟再加后两者共炖，煮至鸡肉熟烂，调味后可食。

温阳通络酒：桂枝、黄芪、桑寄生各 30 克，党参、牛膝各 15 克，红花 15 克，白酒 1 000 毫升。将以上各味药共置瓶中，兑入白酒，浸泡 3 周后即可饮用。

（3）寒湿凝滞型

生姜羊肉汤：羊肉 500 克，生姜 15 克，羊肉与生姜同煮，煮至羊肉熟烂，调味后食肉喝汤。

祛寒通络酒：熟附子 45 克，细辛 15 克，红花、丹参各 60 克，苏木、川芎各 30 克，大枣 20 枚，白酒 1 000 毫升。将以上各味药共置瓶中，兑入白酒，密封浸泡 7 天，过滤去渣即可饮用。每天服 1 次，每次服 30 毫升。

（4）瘀血阻滞型

川芎黄芪粥：川芎 10 克，黄芪 15 克，糯米 50 克。前两味加水煮沸 30 分钟去渣取汁，加糯米煮成粥。

红花丹参酒：红花 30 克，丹参 30 克，白酒 1 000 毫升。红花、丹参泡入白酒中，浸泡 7 天，即可。每天服两次，每次服 30 毫升。

（5）湿热壅滞型

马齿苋苡仁粥：生马齿苋 250 克，薏苡仁 50 克，麻油少许，醋少许。将薏苡仁与大米加水煮沸 20 分钟，生马齿苋洗净，切段后加入，起锅加麻油数滴，醋少许，调味后即可。

银花丹参茶：金银花 10 克，丹参 10 克，黄柏 10 克，绿茶 20 克。丹参、黄柏煮沸 20 分钟取汁，再用此汁泡金银花、绿茶。

（二）运动养生

老年人如果久坐不动，极易造成下肢病变。如下肢静脉曲张和血栓闭塞性脉管炎的发生，大部分与久坐、久站而缺乏运动有关。这就从反面告诉我们，运动锻炼可增强体质和抵抗力，改善血液循环，对避免发生下肢坏死及坏疽有重要意义。同时，运动可以改善心功能，降低血压，延缓动脉粥样硬化斑块的形成，防止血栓形成。老年人运动讲究适度，量力而行，从轻柔动作做起,在进行全身运动时,动作要慢,不要过快低头,避免长时间静止站立和屏气用力。运动前要认真做好准备活动,运动后要做好放松整理活动,适合老年人的运动有散步、慢跑、太极拳、八段锦等。患有心绞痛、心律失常、心力衰竭、脑动脉硬化的老年患者,要以不出现心绞痛、不引起呼吸困难、不出现身体不适为原则。高血压患者在血压严重升高或突然增高时不宜运动。

(三) 情志养生

很多患有周围血管疾病的老年患者经历了长期的反复发作,导致其情绪低落,焦虑紧张,悲观害怕,对治疗效果有疑虑,丧失对抗疾病的信心,开始消极对待甚至不配合治疗。"悲则气消",消极情绪易致机体内代谢环境失衡,加剧周围血管疾病病情进展,从而影响治疗效果。因此,老年患者要注意控制情绪,时刻保持平和的心理状态,避免不良情绪刺激和精神过度紧张等,可通过养花、听音乐、下棋等活动陶冶情操,宁心安神。同时要对老年患者进行健康宣教,使其正确认识疾病,消除恐惧心理,增强其治疗疾病的信心。

(四) 中医外治法养生

1. 推拿　可行四肢部的推拿按摩,放松四肢肌肉筋骨,以疏通四肢经络气血。

2. 中药熏洗、热烘、敷贴、中药外敷等法。

(1) 活血通络散:丹参 30 克,当归、红花各 15 克,乳香、没药各 10 克,川牛膝、延胡索各 12 克,土茯苓 20 克,白鲜皮、透骨草、白芷各 15 克。

(2) 温经活血散:当归 20 克,川椒、红花各 15 克,刘寄奴 10 克,延胡索 12 克,苏木、桂枝各 15 克,川牛膝、生草乌各 10 克,透骨草 20 克。

(3) 解毒洗药:金银花、蒲公英各 30 克,连翘、黄柏、苦参、赤芍、丹皮各 15 克,芙蓉叶、僵蚕、甘草各 10 克。

(4) 燥湿解毒洗药:白鲜皮、马齿苋、苦参各 30 克,苍术、黄柏各 15 克,当归 20 克,红花、牡丹皮各 12 克。

需要注意的是:药液温度不宜过高,熏洗时间不宜过长,以免烫伤感觉减退的皮肤。此外,严重缺血肢体尚未建立侧支循环前,宜慎用或不用局部熏洗法,以免突然增高患肢温度,增加耗氧量加重患肢缺血。熏洗患肢,每日 1 ～ 2 次,每次 30 分钟。若遇皮肤破溃者,需及时清创,老年患者不可贪图省事,自行处理,而应至医院专科处理,以免造成细菌感染。

3. 艾灸 可取四肢部位的穴位,如足三里、三阴交等保健要穴,每次灸 15 分钟,一周 3 ～ 4 次。

第十章
老年消化系统疾病自我调养

第一节　慢性胃炎

一、什么是慢性胃炎

慢性胃炎是由各种原因引起的胃黏膜慢性炎性疾病,临床以腹部胀闷不舒或疼痛,伴食欲缺乏、嗳气、反酸、恶心等为主要表现。

老年人慢性胃炎在中医主要归于"胃痞""胃脘痛"范畴。其基本病机是脾胃虚弱,气机郁滞。气滞、火热、食、湿、瘀五者相互兼夹,互为因果,从而表现气滞火郁、食阻气滞、湿热互结等。老年人慢性胃炎多为虚实夹杂、寒热错杂。实即实邪内阻,包括外邪入里、食滞中阻、痰湿阻滞以及肝脾气滞;虚即中虚不运,主要为脾胃虚弱。

二、慢性胃炎的分型

根据不同的体质和症状,老年人慢性胃炎可以分为饮食内停型、痰湿中阻型、湿热阻胃型、肝胃不和型、脾胃虚弱型、胃阴不足型6种类型。

(一)饮食内停型

症状:老年人经常腹部胀满不适,饭后尤甚,拒按,嗳腐吞酸,恶食呕吐,或大便不调,矢气频作,臭如败卵。舌苔厚腻,脉滑。

(二)痰湿中阻型

症状:一般偏胖的老年人多见。脘腹痞塞不舒,胸膈满闷,头晕目眩,身重困倦,呕恶纳呆,口淡不渴,小便不利。舌苔白厚腻,脉沉滑。

(三)湿热阻胃型

症状:平时爱吃辣、喝酒的老年人,容易出现此类证型。脘腹痞闷,或嘈杂不舒,恶心呕吐,口干不欲饮,口苦,纳少。苔红,舌黄腻,脉滑数。

(四)肝胃不和型

症状:除了一些脾胃方面的症状,如脘腹痞闷,胸胁胀满,或呕恶嗳气,呕吐苦水等,在情绪上老年人容易出现心烦易怒、善太息的情况,大便不爽。舌质淡红,苔薄白,脉弦。

(五)脾胃虚弱型

症状:脾胃功能比较弱的老年人,脘腹满闷,时轻时重,胃脘喜温喜按,纳呆便溏,平素神疲乏力,少气懒言,语声低微。舌质淡,苔薄白,脉细弱。

(六)胃阴不足型

症状:此类老年人会有胃阴虚火旺的情况,脘腹满闷,嘈杂不适,嗳气恶心,饥不欲食,口干咽燥,大便干结。舌红苔少或无,脉细数。

三、慢性胃炎的中医养生

老年人慢性胃炎病势较缓,外因影响下可出现急性加重。初期可为实证,病久由实转虚,久病不愈,病情恶化,甚至可能导致萎缩性胃炎及胃部恶变。因此,日常调养非常重要。

(一)饮食养生

脾胃为"后天之本",饮食养生是调理脾胃的基本方法之一。《冯氏锦囊秘录·后天根本论》提出:"宁少毋多,宁饥毋饱,宁迟毋速,宁热毋冷,宁零毋顿,宁软毋硬,此六者调理脾胃之要法。"此外,还要注意定时饮食;饮食种类尽量丰富,勿挑食,勿偏口味,多食应季的蔬菜瓜果。

1. 饮食养生的原则

(1) 饥饱适宜:《脾胃论·饮食伤脾论》曰:"饮食自倍,肠胃乃伤。"凡饮食过饥或过饱,皆可造成脾胃损伤。《景岳全书·杂证谟·饮食门》亦云:"凡失饥伤饱,损及脾胃,多令人胸膈痞闷,不能消化,饮食少思,口中无味,或嗳气吞酸,神体困倦,此皆脾气受伤,中虚而然。"以简明、形象的语言描绘出饮食量的基准,过饱或过饥都会加重胃肠负担,不利于疾病康复。

(2) 寒温适宜:饮食要注意寒温适中,不可贪凉饮冷,亦不可过食辛热之物。曹庭栋《养生随笔·饮食》中提出:"再瓜果生冷诸物,亦当慎,胃喜暖,暖则散,冷则凝,凝则胃先受伤,脾即不运。"胃喜暖,不要进食冷藏食物,秋冬季节尽量避免食用生冷食品。

（3）种类适宜：朱丹溪《格致余论·养老论》曰："纵口固快一时,积久必为灾害。"饮食不能图一时口快而多食、偏食、嗜食,提倡健康食物多种类,多食蔬菜粗粮,少吃肉。饮食五味适宜,不偏嗜,如《素问·宣明五气》归纳"五味所禁,辛走气,气病无多食辛;咸走血,血病无多食咸;苦走骨,骨病无多食苦;甘走肉,肉病无多食甘;酸走筋,筋病无多食酸,是谓五禁,无令多食"。

（4）时间适宜：胃脘功能自有其时间规律,每日不同时间胃脘状态不同,一年四季的变化,对胃脘也有影响,所以对慢性胃炎患者来说,时间适宜非常重要。《灵枢·五味》曰："谷不入,半日则气衰,一日则气少矣。"饮食进入胃脘腐化,如果半天不吃饭就会造成胃脘空虚,气力减弱,日久成病。而且,一日之中,饮食不宜过晚,否则增加胃部负担,也影响睡眠。

顺应四季变化养护脾胃,从医圣张仲景时代就已提出,《金匮要略》提倡："正月勿食生葱,令人面生游风。二月勿食蓼,伤人肾。三月勿食小蒜,伤人志性。四月、八月勿食胡荽,伤人神。五月勿食韭,令人乏气力……八月、九月勿食姜,伤人神。十月勿食椒,损人心,伤心脉。十一月、十二月勿食薤,令人多涕唾。""春不食肝,夏不食心,秋不食肺,冬不食肾,四季不食脾",一日中"夜食生菜不利人"。

（5）避免酒伤：明代李时珍针对酒指出"痛饮则伤神耗血,损胃之精,生痰动火","久饮伤神损寿,软筋骨,动气痢"。饮酒过量不利于胃肠健康,对人体元气亦有损伤,"酒性大热,以伤元气"（《脾胃论·论饮酒过伤》）,又言"元气消耗折人长命",元气是人体之本,酒伤"元气",则损人寿。

2. 对证药膳

（1）饮食内停型

神曲谷芽粥：神曲15克,谷芽15克,粳米50克。每日1剂,早晚分服。适合米面过食的患者。

陈皮山楂粥：陈皮15克,山楂15克,粳米50克。每日1剂,早晚分服。适合过食肉类的患者。

（2）痰湿中阻型

芦根麦冬粥：芦根 20 克，麦冬 20 克，粳米 100 克。每日 1 剂，早晚分服。适合湿热偏重的患者。

薏苡仁粥：薏苡仁 60 克，粳米 100 克。每日 1 剂，早晚分服。适合有脾虚的患者。

（3）湿热阻胃型

麦冬栀子粥：麦冬 20 克，栀子 10 克，粳米 50 克。每日 1 剂，早晚分服。适合肝火偏旺的患者。

芦根竹茹粥：新鲜芦根 30 克，竹茹 10 克，粳米 50 克。每日 1 剂，早晚分服。适合胃火偏旺的患者。

（4）肝胃不和型

萝卜生姜粥：萝卜 250 克，鲜姜 1 块，粳米 100 克。每日 1 剂，早晚分服。适合素有腹胀的患者。

佛手香橼粥：佛手 1 个，香橼 1 个，粳米 100 克。每日 1 剂，早晚分服。适合偏肝郁气滞的患者。

（5）脾胃虚弱型

山药干姜粥：山药 30 克，干姜 10 克，粳米 50 克。每日 1 剂，早晚分服。适合脾胃虚弱偏寒性患者。

黄芪党参粥：黄芪 30 克，党参 15 克，生姜 10 克，粳米 50 克。每日 1 剂，早晚分服。适合脾胃虚弱偏气虚患者。

（6）胃阴不足型

沙参百合粥：沙参 20 克，百合 20 克，粳米 50 克。每日 1 剂，早晚分服。适合偏肺阴虚的患者。

石斛麦冬粥：石斛 30 克，麦冬 20 克，粳米 50 克。每日 1 剂，早晚分服。适合偏胃阴虚的患者。

（二）情志养生

1. 情志与慢性胃炎的关系 《素问·举痛论》云："百病生于气也，怒则气上，喜则气缓，悲则气消，恐则气下，惊则气乱，思则气结。"明确提出了各种情志失度，可以导致人体气机的异常变化，干扰正常的升降出入，进而导致疾病的发生。从慢性胃炎主要症状看,一般认为该病主要是忧思恼怒,肝气郁结,肝郁犯脾或饮食不节,脾胃受损而发病,尤以情志所伤最为突出。

"凡郁皆在中焦",肝气怫郁不舒,疏泄失常,影响中焦功能,影响胃府纳化,"结聚而不得发越,当升者不能升,当降者不能降,当变化者不能变化",最终导致疾病发生。

现代研究发现,各种精神的刺激,可导致大脑皮质功能失调,神经内分泌紊乱,使胃酸、胃蛋白分泌增多,胃黏膜细胞防御力下降,胃部自蠕动紊乱,引起胃部各种疾病。而疾病形成患者特有的心理状态:丧失治疗信心;对特殊检测恐惧;恐癌心理,与疾病互为因果,形成恶性循环。

2. 心理养生主要方法

(1) 劝解疏导:《理瀹骈文·续增略言》说:"七情之病也,看花解闷,听曲消愁。"七情之病,因势利导,抒发不利情绪,开发感兴趣的事情,对治疗疾病有积极的作用。

(2) 转移注意力:《素问·移精变气论》曰:"古之治病,惟其移精变气。"转移注意力,可以有效地缓解患者心理疾患,特别是将注意力转移到美好的事物上,有利于疏解肝郁,舒畅气血。

(3) 适当运动:体育运动可以转移不良的情绪,提高个人的身体和认知系统,以及与消极情绪对抗的能力,还能降低各种应激事件带来的紧张水平。对于慢性胃炎,特别是脑力劳动者,适当运动有利于强健骨骼肌肉,使脾强健,气血充旺,肝气得疏。

(三) 中医外治法养生

1. 特定穴隔姜灸

(1) 取穴:气海、中脘及双侧足三里和内关。

(2) 灸法:患者仰卧位,操作者将艾炷(1.8 克)置于姜片(直径 2.0 厘米,厚度 0.5 厘米)上进行隔姜灸,每次每穴各灸 1 壮,隔日灸 1 壮,每周灸 3 次,共治疗 12 周。

2. 穴位贴敷

(1) 取穴:中脘、神阙、天枢、气海。

（2）具体方药：柴胡 15 克，桂枝 15 克，干姜 20 克，吴茱萸 15 克，半夏 15 克，细辛 5 克，丁香 15 克，肉桂 15 克，川椒 30 克。

（3）方法：诸药研磨细粉，每穴取 0.5 ～ 1 克药粉，贴敷 8 ～ 12 小时。每日 1 次，7 天为 1 个疗程。

第二节　功能性消化不良

一、什么是功能性消化不良

功能性消化不良是指具有上腹痛、上腹胀、早饱、嗳气、食欲缺乏、恶心、呕吐等不适症状，经检查排除引起上述症状的器质性、全身性以及代谢性疾病的一组临床综合征。功能性消化不良同时伴有失眠、焦虑等精神症状，极大地影响了患者的日常生活、学习及工作。随着我国进入老龄化社会，功能性消化不良在老年群体中发病率高达 28%，其中 65 岁以上老年人居多。随着发病率的逐年增高，此病严重影响老年人的日常生活和生存质量，已成为现代社会中老年人重要的医疗保健问题。

西医对该病的发病机制尚未明了，认为多与胃肠运动障碍、幽门螺杆菌感染、精神异常、内脏感觉异常、胃肠激素等多种因素有关，西医治疗也多局限于使用促胃动力药、抑酸药等。中医将老年人功能性消化不良归为"痞满""胃脘痛""嗳气""吐酸"等范畴。从中医学角度对该病进行诊治，疗效较佳。

李东垣《脾胃论·脾胃盛衰论》曰："百病皆由脾胃衰而生也。"脾为阴脏，主运化、升清。胃为阳腑，同处于中焦，互为表里，脾胃为"气血生化之源""后天之本""全身气机升降之枢纽"，均是消化系统中的主要脏器。机体的整个消化运动都有赖于脾胃的生理功能。老年人多脾气不足，脾失健运为此病的主要病理机制。

二、功能性消化不良的分型

临床上，老年人功能性消化不良常见的证型有脾气虚弱型、脾胃虚寒型、脾虚痰湿型、湿热中阻型 4 种类型。

(一) 脾气虚弱型

症状:脘腹满闷,时轻时重,喜温喜按,口淡无味,纳食不化,少气懒言,神疲乏力,语声低微。老年患者脾胃功能减弱,脾失健运,不能够很好地吸收水谷,故常可见其面容枯槁,身形瘦削,甚至痿软不用。舌质淡,苔薄白,脉细弱。

(二) 脾胃虚寒型

症状:胸脘痞闷,不思饮食,饮食稍多即欲呕吐,时发时止,食入难化,面色㿠白,疲倦乏力,四肢不温。老年人机体温煦气化功能减退,虚寒内生,或机体不能制阴祛寒,故阴寒内盛。所以,老年患者常可见到畏寒怕冷,脘腹疼痛喜按,得热则舒,大便溏薄之候。舌质淡,苔薄白,脉濡弱。

(三) 脾虚痰湿型

症状:胃脘痞塞不舒或胀痛不适,多见于体型肥胖的老年人,多因喜食肥甘厚腻,或饮食不规律,或嗜酒等原因引起的胃肠动力不足或运动不协调所致。兼有口淡不渴,小便不利,大便不成形,食少伴身重困倦,或有呕恶。舌多胖大,舌边有齿痕,苔白腻,脉沉滑。

(四) 湿热中阻型

症状:脘腹胀闷不舒,灼热嘈杂,恶心欲吐,口干不欲饮,纳少,大便干结或黏滞不畅。老年患者年老体弱,易感外邪,不论内湿、外湿皆易困遏脾气,不久蕴而化热,或自身偏食辛辣油腻之品,酿生湿热。故老年患者除主症表现外,多有头身困重,肢体乏力,小便黄赤,口苦吐酸,舌红,苔黄腻,脉濡数或滑数。

三、功能性消化不良的中医养生

功能性消化不良虽是脾胃病证,但又是涉及全身、多系统的疾病,对老年人来说,更是如此。老年人功能性消化不良多起病隐匿,无因可寻,加之老年人本身多种疾病并存,故临床表现错综复杂。老年人患病以虚为主,但不可忽视实证的表现,也必须要考虑到老年人自身各器官功能减退的生理病理特征。故老年患者自身需定期体检,胃肠镜的检查必不可少,在排除器质性疾病之后方可进行自我调理。

关于老年人功能性消化不良的中医养生,主要包括饮食养生、运动养生、情志养生、外治法养生四部分。

(一) 饮食养生

1. 饮食有节,定时定量　饮食养生要注意各类食物合理搭配,不单一,不偏食,不挑食。一日三餐,定时定量,食不过饱,每餐以七八分饱为宜,注重多种营养搭配,尤其是晚餐。注意粗粮细粮搭配,饭后吃一些帮助消化的水果。凡进食以能及时消化、腹部舒适为准,绝不贪图口舌享受。特别注意的是,老年人在进餐过程中需细嚼慢咽,不宜囫囵吞枣。不宜吃过烫的食物。

另外,不同体质的老年人,要注意饮食个体化。比如根据胃酸调节所吃的食物,胃酸的分泌过多,常有烧心、吐酸水的人,可以吃碱性馒头、苏打饼干,减轻症状。胃酸分泌过少的人,比如萎缩性胃炎、消化不良,可以吃一些酸味食物,比如番茄、猕猴桃、苹果、山楂、酸牛奶等。

2. 药食同源,搭配药膳　许多食物既是药品又是食品,如补药西洋参、人参、太子参、山药、甘草、扁豆、莲子、砂仁、芡实、大枣、茯苓、白术等。养胃的药物,比如百合、玉竹、沙参、石斛、麦冬、蜂蜜等。胃寒怕冷的患者,可以吃一些温补脾胃的丁香、生姜、干姜、高良姜、肉桂、益智仁等。木瓜、佛手、鸡内金、麦芽、砂仁、香橼、莱菔子、橘皮、木香、白豆蔻、青皮、厚朴、厚朴花、枳壳、枳实等,具有行气消食的功效。

3. 对证药膳

(1) 脾气虚弱型

参芪山药粥:党参 15 克、黄芪 20 克、鲜山药 100 克、粳米 80 克。党参、黄芪煎煮取汁 300 毫升,山药切块与粳米同煮,沸后兑入药汁,文火熬至粥稠。每日晨起空腹温服,连续 15 日。功效:补中益气,健脾养胃。

(2) 脾胃虚寒型

姜枣羊肉汤:羊肉 250 克(焯水)、生姜 30 克(切片)、红枣 10 枚、白胡椒粒 5 克。诸料同入砂锅,加水 1 500 毫升,武火煮沸去浮沫,转文火炖 2 小时,加盐调味。每周 3 次,佐餐食用。功效:温中散寒,暖胃止痛。

（3）脾虚痰湿型

茯苓陈皮薏仁羹：茯苓粉 30 克、陈皮 10 克、薏苡仁 50 克、鸡内金 6 克（研末）。陈皮、薏苡仁煮至软烂，加茯苓粉、鸡内金末搅匀成羹，分早晚 2 次服。功效：健脾化湿，消痰除满。

（4）湿热中阻型

三仁冬瓜汤：薏苡仁 30 克、白蔻仁 10 克、苦杏仁 15 克、冬瓜 200 克（带皮切块）。药材先煎 20 分钟取汁，入冬瓜煮透，加少许盐调味。每日 1 剂，连服 7 日。功效：清热利湿，宣畅气机。

（二）运动养生

运动养生是通过适量的运动来保养生命的方法。传统养生学认为适量的活动（包括日常活动、体力劳动或体育运动等）可以活动筋骨，调节气息，畅达经络，疏通气血，调和脏腑，增强体质而使人健康长寿。

如果人体缺乏必要的体力活动，机体内的气血在经络内的运行就会迟缓而不通畅，脾胃运化食物的功能也会减退，从而导致消化不良，吸收营养成分的功能减弱。由于脾胃功能减弱，使得机体内的气血生成不足，致使正气虚弱，抗病能力下降而出现一系列症状。

运动养生要注意动静结合，形神守一，注意精神的内守和运动自然保持一致。适度运动，不能过劳。要持之以恒，不能三天打鱼两天晒网。要因人制宜，根据自己的体质选择不同的运动方法和运动量。比如太极拳、八卦掌、五禽戏、导引等。

运动养生还非常注重起居有常、顺应阴阳。根据中医理论所言，天人合一乃顺应自然，一年有寒、热、温、凉，自然界有风、寒、暑、湿、燥、火，所以要"动作以避寒，隐居以避暑"，和于四时，顺应自然之气。尤其是年老体弱者，应适宜寒暑，"早卧晚起，必待日光"，即早晨活动不宜过早，以见到阳光为宜。冬季三九天，在室内活动，以免寒气伤阳；夏季三伏天，避暑要及时，但也不宜过凉。

（三）情志养生

中医里提到人的情志共分七种，统称为"七情"，即喜、怒、忧、思、悲、恐、惊。笔者认为，这些情绪变化是生活中难以避免的，但只要生活中加强修养、爱好广泛、宽宏大量、不计得失恩怨、遇事不躁,就能心静志安。情志安宁,气血通畅,人就健康长寿。正如《黄帝内经》所说:"是以志闲而少欲,心安而不惧,形劳而不倦,气从以顺,各从其欲,皆得所愿。故美其食,任其服,乐其俗,高下不相慕。"

老子提出"清净为天下正""致虚极,守静笃""见素抱朴,少私寡欲"的清静无为思想,在《黄帝内经》的养生观中有充分的反映,如《素问·上古天真论》的"志闲而少欲""恬淡虚无,真气从之,精神内守,病安从来"等无不体现宁静之养生原则。另外,《庄子》说:"不能说其志意,养其寿命者,皆非通道者也。"其在养生方面,首先认为人生于天地之间,应顺乎自然。《庄子·天适》也提道:"顺之以天理,行之以五德,应之以自然,然后调理四时,太和万物。四时迭起,万物循生。"

故情志养生需保持心情舒畅,减轻压力。一般可以听音乐、散步,特别要注意戒忧、戒虑、戒怒,才有利于保持脾胃功能的正常。

(四) 中医外治法养生

首届国医大师李振华教授提出:老年人可以以指代针,揉搓百会,轻搓面部,以促进头面部的血液循环,或轻拍涌泉、膻中,以此补肾、强心、健脑,抑或指按听宫、耳门、颅息等穴位,以助听力,轻按迎香、风池,以防感冒。最好常按足三里、内关、中脘、气海,以增强胃肠消化和吸收。

对于老年人而言,自己在家保健,不妨可以试试穴位按揉或按压,不用吃药也不打针。每个穴位都把握分寸、轻重适度,能起到得气的效果就是最好的养生保健方式。同时,按揉穴位时以略为麻胀为准,每穴揉搓按压50~100次。另外,还可以叩齿生津,并吞咽,以促进消化液的分泌。下面介绍几种适合老年人简单的保健方法。

1. 摩腹 睡前平卧床上,右手掌心向下平放于上腹部,左手轻压于右手背上,以轻力向下压并同时向右下腹按摩,经过中下腹、左中腹,最后回至上腹部。一般连续反复30周,更换左右手位置,反方向按摩30周。

2. 按揉中脘穴 以顺时针方向围绕着中脘穴(胸剑联合至脐孔连线的中点)轻轻按揉36周。

3. 按揉足三里穴　以顺时针方向围绕足三里穴(外膝眼下四横指、胫骨边缘)轻轻按揉 36 周。

第三节　老年功能性便秘

一、什么是老年功能性便秘

便秘,是以持续性排便困难或排便不尽感和/或排便次数减少,粪便干结量少为主要特征的一种病症。临床按有无器质性病变分为器质性便秘和功能性便秘。本节主要讨论老年人功能性便秘。

本病多因年老体虚,阴阳失衡,大肠传导失常所致。其病位在大肠,与肺、脾、胃、肝、肾有密切联系。腑气不通,大肠传导失司为主要病机。根据病理性质,可将老年人功能性便秘分为寒、热、虚、实四个方面。

二、老年功能性便秘的分型

根据不同的体质和症状,老年功能性便秘可以分为胃肠实热型、肝脾气滞型、肺脾气虚型、血虚阴亏型、脾肾阳虚型 5 种类型。

(一)胃肠实热型

症状:一般见平时内火重的老年人,常见大便干结,腹胀腹痛,口干口臭,面红心烦或有身热,小便短赤。舌红苔黄燥,脉滑数。

(二)肝脾气滞型

症状:多见于爱操心,情绪时有不畅的老年人,常见大便干结,或不甚干结,欲便不得出,或便而不爽,肠鸣矢气,腹中胀痛,嗳气频作,纳食减少,胸胁痞满。舌苔薄腻,脉弦。

(三)肺脾气虚型

症状:在老年人群中比较普遍,见大便并不干硬,虽有便意,但排便困难,用力努挣则汗出短气,便后乏力,面白神疲,肢倦懒言。舌淡苔白,脉弱。

(四)血虚阴亏型

症状:多见于血虚老年人,如大病、久病后,常见大便干结,面色无华,头晕目眩,心悸气短,健忘,口唇色淡。舌淡苔白,脉细。

（五）脾肾阳虚型

症状：多见于容易怕冷，经常四肢不温的老年人，大便干或不干，排出困难，小便清长，四肢不温，腹中冷痛，或腰膝酸冷。舌淡苔白，脉沉迟。

三、老年功能性便秘的中医养生

老年人便秘原因众多，根本原因是肠道功能减退。用非药物疗法治疗本病更加适合，如调整饮食习惯、排便习惯、情绪、排便生理教育、运动、摩腹等。

（一）饮食养生

一般来说，较短时间内的便秘对老年人的健康影响不大，但若便秘长期存在，导致体内糟粕无法及时排出体外，就会对机体产生不良影响。另外，严重的老年便秘还会诱发和加重心脑血管疾病，如心绞痛、脑出血，以及直肠和肛周疾病，如痔疮、肛裂、直肠癌等。

1. 饮食养生的原则

（1）多摄入有利于肠道排便的食物：增加粗粮、高纤维和脂肪类食物的摄入。粗粮和杂粮消化后残渣多，增加对肠道的刺激，有利于大便运行。同时，要多食含纤维素多的蔬菜，适量多纤维素可维持正常排便，如多食青菜、芹菜等。纤维素不易被消化吸收，残渣量可增加肠道内的容积，提高肠道内压力，增加肠蠕动，有利于排便。对胃肠功能尚佳，血脂正常的患者，可适当进食含脂肪的食物。油脂类食物可润滑大肠，促进肠蠕动。

（2）充足的饮水量：充足的饮水量可增加肠道水分，避免粪便过于干燥。对没有心、肝、肾功能障碍，无水肿的老年人，每天早晨起床先喝一杯温开水，可以在水中加少许盐或蜂蜜，起到润滑肠道的作用。每天总饮水6～8杯，总量2 000～2 500毫升。

（3）辨识体质，合理安排水果的摄入：水果可大致分为寒性、热性和中性，不同体质的患者选择不同性质的水果。

寒性体质者多怕冷、舌苔白滑，可选择热性水果，如樱桃、橘子、大枣等；热性体质常感口渴，舌苔黄、易烦躁，可选择西瓜、甜瓜、木瓜、梨、柚子、橙子、桑葚、荸荠、猕猴桃等；中性体质选择性比较多，应季新鲜水果都可适当选择。

2. 对证药膳

（1）胃肠实热型

凉拌海带丝：海带丝 400 克。温水浸泡后放入锅中，加水煮熟，拌入少许葱、姜及调味品。佐餐当菜，随量服用。有清热软坚，散结通便的作用。

凉拌苦瓜：苦瓜 250 克，芝麻油 20 克。将苦瓜切片，在沸水中焯 1 分钟左右，再酌情调味。每日进食 1 ～ 2 次。有清热泻火解毒，润肠通便的作用。

（2）肝脾气滞型

莱菔子佛手茶：莱菔子 20 克，佛手 10 克放入杯中，用开水泡 30 分钟即可饮用，每天 3 次，见效即止。

玫瑰茉莉花茶：玫瑰花、茉莉花各 6 克，清茶、薄荷各 10 克，开水泡饮，每天 3 次。

（3）肺脾气虚型

参芪蜂蜜汤：黄芪 20 克，党参 15 克，蜂蜜 25 毫升。取党参、黄芪煎汁约 20 毫升，去渣，与蜂蜜混匀，每天 2 次。有补气润肠的作用。

加味补虚正气粥：炙黄芪 30 克，人参 5 克，火麻仁 10 克，白蜜 20 克，粳米 100 克。先将火麻仁、黄芪、人参放入砂锅中煮沸，后改文火煎成浓汁，与粳米同加适量水煮粥，粥熟调入白蜜，稍煮即可，早晚分服。有补气润肠之功。

（4）血虚阴亏型

当归大枣粥：当归 15 克，粳米 30 克，大枣 10 枚，阿胶 10 克。先将当归加水煎取药汁，再加粳米、大枣共煮粥，粥成加入烊化的阿胶共服用，每天 2 次。有养血、润燥、通便的作用。

桑葚蜂蜜饮：新鲜桑葚 1 000 克榨汁后按 1 ：1 与蜂蜜混合调匀后，冰箱冷存备用，每次服用 50 毫升，每天 2 次。有补虚养血、润肠燥的作用，适合老年患者长期服用。

（5）脾肾阳虚型

羊肉肉苁蓉粥：羊肉 40 克，肉苁蓉 18 克，粳米 75 克。将肉苁蓉拣去杂质,加适量清水以文火煎煮 20 ～ 30 分钟,取药汁 80 ～ 100 毫升。羊肉洗净切薄片,与洗净的粳米共入砂锅煮粥,同时兑入药汁,加入适量姜末、胡椒粉及精盐调味。每晚一次。有补肾壮阳,润肠通便的作用。

芝麻核桃粉:生核桃仁 750 克,炒黑芝麻 500 克,磨粉混匀。每次 20 克,每天 2 次。可用适量蜂蜜拌匀温服。有补肾壮阳,润肠通便的作用。

(二) 运动养生

1. 适当运动是治疗便秘的必要方法　对便秘,临床常用促进排便药物或灌肠来治疗。但是很多方法长期使用容易造成依赖,进一步加重肠道功能紊乱,加重便秘。适当的运动如太极拳、八段锦、散步、慢跑、爬楼梯、转腰抬腿、下蹲起立等可增强全身肌肉,促进肠蠕动,加强生理排便功能,从而达到治疗和预防便秘的目的。

对无运动禁忌证的患者,建议每日定时定量进行运动锻炼。

2. 适宜老年便秘患者的运动

(1) 传统功法:研究发现,八段锦能够改善神经体液调节功能,加强血液循环,对脏器有柔和的按摩作用,对心理状态有良好的调节作用。运动时再配合腹式呼吸及脊柱的锻炼能达到调节心理平衡,改善胃肠道血液循环,促进消化道蠕动、消化腺分泌等目的,从而缓解便秘。

练习方法:每日两次,每次 45 分钟。

(2) 局部运动:根据排便的生理规律,对一定部位肌肉进行相应锻炼。有鼓腹运动:吸气,腹部鼓起,呼气,腹部缩紧,反复做 10 分钟左右。提肛运动:平卧或坐位时进行收缩肛门运动,即模仿正常排便时的一收一放动作,以锻炼提肛肌的收缩力,反复 5 ～ 10 分钟。

(3) 平卧运动:对一些运动不方便的患者,可平卧做踏车运动和屈腿运动。踏车运动,取平卧位,模仿骑车姿势轮流伸屈两腿,持续 1 ～ 2 分钟;屈腿运动,同取平卧位,双腿同时举起,大腿要尽量贴近自己的腹部,反复 15 次。

(三) 中医外治法养生

1. 腹部按摩　操作者位于患者左侧,指揉中腹,右手中指置于中脘穴(脐上四指),其余四指顺势贴附于腹部,顺时针揉动 30 次;揉按天枢穴,双手中指分别置于左右天枢穴(脐旁开两指),由内向外按揉50次;按摩脐部,右手掌置于脐部,左手掌按在右手背上,顺时针揉动30次;掌推侧腹,左手自右下向上,右手自左上向下推揉,沿结肠解剖位置从右下腹至左下腹依次推揉30次。

2. 足部按摩　患者取半卧位或者仰卧位,采取全足按摩的方式,按照足底、足内侧、足外侧、足背的顺序进行按摩,手法为来回滑动与绕圈揉按,按摩棒配合指节。重点加强对肛门、乙状结肠、降结肠、横结肠、升结肠以及小肠反射区的按摩,控制好按摩力度,力度要均匀,先轻后重,让患者产生刺痛感,以患者能耐受为宜。每个反射区按摩3～5分钟,每日按摩1次,单足20～30分钟。

第十一章
老年泌尿系统疾病自我调养

第一节　泌尿系统感染

泌尿系统感染又称尿路感染,是尿路上皮对细菌侵入导致的炎症反应,通常伴有菌尿和脓尿。尿路感染根据感染部位分为上尿路感染和下尿路感染;根据两次感染之间的关系可分为孤立或散发性感染和复发性感染,后者又可分为再感染和细菌持续存在。细菌持续存在也称为复发。根据感染发作时的尿路状态又可分为单纯性尿路感染、复杂性尿路感染及尿脓毒血症。尿路感染常多发于女性,尤其多发于性生活活跃期及绝经后的女性。

老年泌尿系感染,属中医学"淋证"范畴,以小便频数短涩、淋沥刺痛、小腹拘急引痛为主要表现。《金匮要略》所言"淋之为病,小便如粟状,小腹弦急,痛引脐中",描述了淋证的主要症状;《中藏经》开创了淋证分类之先例,将淋证分为八类;《集验方》记载"五淋者,石淋、气淋、膏淋、劳淋、热淋也"。"五淋"一词,沿用至今。

老年人的淋证因其所处年龄阶段,各组织器官适应能力降低,抵抗力减退,出现患病率高,病情复杂的现状,具有自己独特的发病特点。《诸病源候论·淋病诸候》载"诸淋者,由肾虚而膀胱热故也",提示淋证病机以肾虚为本,膀胱湿热为标。老年患者年迈,病情反复,迁延不愈,多以脾肾亏虚为其病之本,湿热、瘀血、气滞导致膀胱气化失司为其病之标。肾虚气化不及州都,或二焦决渎无权,通调水道失职,出现小便淋漓不畅、点滴涩痛;或外感湿邪,郁而化热,湿热之邪循经下注,蕴结于肾,移于膀胱,水与热结,则湿热内盛,导致膀胱气机不畅,出现小便短赤、灼热涩痛。

一、泌尿系感染的分型

根据不同的体质和症状,临床上老年人淋证可以分为热淋、石淋、血淋、气淋、膏淋、劳淋6种类型。

(一)热淋

症状:小便频数短涩,灼热刺痛,溺色黄赤,少腹拘急胀痛,或有寒热、口苦、呕恶,或有腰痛拒按,或有大便秘结。苔黄腻,脉滑数。

(二)石淋

症状:尿中夹砂石,排尿涩痛,或排尿时突然中断,尿道窘迫疼痛,少腹拘急,往往突发一侧腰腹绞痛难忍,甚则牵及外阴,尿中带血。舌红,苔薄黄,脉弦或带数。

若病久砂石不去,可伴见面色少华,精神委顿,少气乏力,舌淡,边有齿印,脉细而弱;或腰腹隐痛,手足心热,舌红少苔,脉细带数。老年患者若突然出现一侧腰部剧烈绞痛,并向下腹及会阴部放射,伴有腹胀、恶心、呕吐、程度不同的血尿时,需考虑急性肾结石发作,应及时到医院就诊。

(三)血淋

症状:小便热涩刺痛,尿色深红,或夹有血块,疼痛满急加剧,或见心烦,舌尖红,苔黄,脉滑数。

血淋需与尿血相鉴别,老年患者需警惕尿中带血的情况。若出现全程无痛性肉眼血尿,需排除泌尿系肿瘤的可能,应及时到医院进行相关检查,以免耽误病情。

(四)气淋

症状:郁怒之后,小便涩滞,淋沥不宣,少腹胀满疼痛。苔薄白,脉弦。

(五)膏淋

症状:小便混浊,乳白或如米泔水,上有浮油,置之沉淀,或伴有絮状凝块物,或混有血液、血块。尿道热涩疼痛,尿时阻塞不畅。口干,苔黄腻,舌质红,脉濡数。

(六)劳淋

症状:小便不甚赤涩,溺痛不甚,但淋沥不已,时作时止,遇劳即发,腰膝酸软,神疲乏力,病程缠绵,舌质淡,脉细弱。老年人常肾气亏虚,故此型为老年患者最常见的类型。

二、泌尿系感染的中医养生

(一) 防治未病

1. 预防尿路感染 尿路感染的发病率随年龄增长而增高,这可能与老年人肾血流量不足、肾脏抵抗力降低有关,男性的前列腺增生、女性的盆腔疾病都易引起尿路感染,故应及时发现并予以治疗。经常导尿或留置导尿管也易引起感染,故应尽可能避免使用。

2. 慎用药物 对肾脏有损害的药物,诸如磺胺类、卡那霉素、链霉素等应慎重选用。若需应用上述药物者,要在医生指导下选用。

3. 膳食保健 日常多吃些新鲜蔬菜、水果、核桃、花生米,适当吃牛、羊、兔、鸡肉、鱼及动物肝肾之类,均衡摄入营养。益肾食品甚多,可按个人口味、习惯酌情选用。菜肴宜清淡,不要太咸,每日食盐 5 克左右为宜。日常除一日三餐外,每日饮水应保持在 1 500 ～ 2 500 毫升为宜。夏天或出汗多时,务必增加饮水量。另外,老年患者应禁吸烟,少饮酒。有吸烟嗜好者可控制在每日 6 支烟以下,饮酒不超过 50 克。

4. 定期体检 定期做尿常规检查,定期查肝肾功能,定期查泌尿系彩超等防患于未然。

5. 腰部保暖 寒冷季节,要切实注意腰部的保暖,以免风寒侵袭。在盛夏季节不可贪凉露宿,以保证肾脏有良好的血液循环,维持良好的功能。

(二) 饮食养生

1. 饮食养生的原则 肾脏疾病的饮食原则是忌食高盐、高蛋白食物;慎食辛辣刺激性食物。尿酸指标高的肾病患者忌食高嘌呤食物;忌食草酸钙高的蔬菜和高磷、高钾食物;宜多食新鲜蔬菜、水果;宜饮清淡苦丁茶、夏枯草茶、白茅根茶等。

2. 对证药膳

(1) 热淋

西瓜翠衣茶:鲜西瓜皮 10 克,绿茶适量,加新开水适量沏茶饮用。该方具有清热解毒、利水消肿的功效,可用于热淋,如急性泌尿系感染伴上呼吸道感染,且表现为咽喉红肿疼痛、发热者。

（2）石淋

石韦银花汤:石韦、金银花各60克,水煎取汁500毫升,温服,日一两次。该方具有排石解毒的功效,可用于石淋。但需注意老年人石淋急性发作,需及时就诊,取出碎石,以防危及生命。

（3）血淋

黑木耳红枣花生汤:黑木耳30克,红枣50克,红皮花生30克。共放入锅中小火炖烂,食前可加少许白糖调味。本方具有健脾补血止血的功效,可用于血淋属于脾气虚弱不能摄血者。

（4）气淋

夏枯草茶:夏枯草、绿茶各等量。将夏枯草切成小段,与绿茶混匀,每次取适量泡茶。本方具有清热平肝的功效,可用于气淋属于肝气郁结者。

（5）膏淋

玉米须茶:每日用玉米须100克煎汤代茶饮。本方具有利尿消蛋白之功,可用于各种肾脏病蛋白尿及膏淋的食疗。

（6）劳淋

黄芪茯苓粥:黄芪、茯苓各15克,粳米100克。将黄芪切碎,茯苓亦切成小碎块,与粳米一起熬成粥后食用。本方具有益气健脾利水的功效,可用于劳淋伴水肿属脾气不足者。

（三）运动养生

导引又称"导引术","导"是"导气令和","引"是"引体令柔"。其代表功法有五禽戏、八段锦、易筋经及后世记录的各种功法。吐纳即吐故纳新,通过调整呼吸,吸清呼浊,配合意念,达到养生防病的目的。其代表功法为养生六字诀。导引与吐纳两种功法往往相伴而行而又各有侧重,一动一静,相得益彰。

具体到肾脏养生,例如坚持练习《遵生八笺》的肾脏导引法有利于祛除腰肾之中的风邪积聚。华佗五禽戏之鹿戏有助于运行任、督二脉的经气,沟通上下表里,可以强筋骨、固腰肾,对腰背痛、阳痿、月经不调、痛经等有疗效。八段锦之双手攀足固肾腰可以很好地拉伸督脉和膀胱经,使阳气周流、祛除寒邪,起到固护肾气的作用。以上功法需要长期坚持,久久方能有功。

(四) 情志养生

中医的健康观追求身心和谐。情志养生是让情绪控制在一定的限度内,这样就可以调畅气机、通达脏腑,如自然界的风雨雷电,发而有节就能生化万物。就肾脏养生而言,在戒恐惧与节欲两端。

1. 戒恐戒惧,以养肾气　《黄帝内经》载肾“在志为恐”“恐伤肾”“恐则气下”“恐惧而不解则伤精,精伤则骨酸痿厥,精时自下”。肾主闭藏,其闭藏之性与恐导致气机变化的作用趋向一致,因此适度的恐有助于精气的收聚和闭藏,而长期过度的恐则会损伤肾气。另外,“肾藏志”,肾气充实的人心胸宏大,志量深远,而过度的恐惧会损伤肾志,不利于个体的长远发展。特别是先天肾气不足的人,要避免观看过于恐怖的影视节目和书籍,多与健康向上的人交往,对人对事坚持阳光豁达的态度,有利于提高肾脏功能,维护健康。总之,保养肾脏在情志方面要注意戒恐戒惧,安神定志,则肾气自固,肾精充足,自然长生久视,百病不生。

2. 恬然无欲,肾水自足　肾脏是五脏之根本,心肾水火既济,则心火不致太亢而肾水不致太寒,水火相济则人自无病。若欲念频起,则心火招摇,肾精不固,阴阳失守,则根本动摇,百病遂起。故《寿世传真》云:“心牵于事,火动于中;心火既动,真精必摇。”在养生实践活动中,老年患者要培养广泛的兴趣和高雅的情操,树立远大的志向,达到《黄帝内经》所说的“恬淡虚无、精神内守”的境界,使生活充实、丰富、有意义。

(五) 中医外治法养生

坐浴:苦参、土茯苓、黄柏、蛇床子各 50 克,水煎坐浴,每日 1 次。

第二节　前列腺炎

一、什么是前列腺炎

前列腺炎多因前列腺受到致病菌感染或某些非感染因素刺激而产生,是老年男性最常见的泌尿系统疾病之一。其症状主要表现为前列腺区域或小腹、腰骶处的疼痛与不适,排尿症状异常,性功能下降等。

老年人前列腺炎在中医多属于"精浊""白浊""白淫"范畴,并与"淋证""癃闭"等相关。湿热瘀结下焦是本病形成的基本病机,气滞血瘀则贯穿于始终,肾虚以及正气不足是发病基础。湿热、瘀血、肾虚是老年人前列腺炎发病的三大主因。

《景岳全书》曰:"便浊有赤白之分,有精溺之辨。凡赤者多由于火,白者寒热俱有之。由精而为浊者,其动在心肾;由溺而为浊者,其病在膀胱、肝、脾。"《证治汇补》曰:"精之藏制在肾,脾主之运化,升清降浊,脾失健运,湿浊内蕴,下注于精窍。"湿热等蕴结膀胱,或久病脏腑功能失调,均可引起肾与膀胱气化不利,而致排尿异常,性功能障碍,甚则骨盆区疼痛。

二、前列腺炎的分型

根据不同的体质和症状,老年人的前列腺炎常见湿热下注型、气滞血瘀型、阴虚火旺型、肾阳衰微型四种类型。

(一) 湿热下注型

症状:小便不利,尿频急而痛,或尿血,尿后滴沥,白浊,会阴、睾丸、少腹疼痛,伴阴囊潮湿。舌红,苔黄腻,脉滑数。

(二) 气滞血瘀型

症状:病程较长,以会阴、小腹或阴囊部疼痛为主,或有会阴部外伤史,血尿或血精,腰酸乏力。舌淡红或有紫斑,苔薄白,脉弦紧。

(三) 阴虚火旺型

症状:会阴部坠胀、酸痛、热痛或隐痛,小便短赤,灼热涩痛,尿急,余淋未尽,阳事易举,尿道口常有白色黏性分泌物,头晕眼花,腰膝酸软,失眠,多梦,遗精,咽干口燥,形体消瘦。舌红少苔,脉细数。

(四) 肾阳衰微型

症状:会阴部隐痛或冷痛,夜尿频数,尿等待,小便分叉,余淋未尽,或伴耳鸣,腰膝冷痛,阳痿早泄,滑精,畏寒肢冷。舌淡苔薄白,脉沉细或沉迟。

三、前列腺炎的中医养生

（一）饮食养生

1. 饮食养生原则　本病起因多源于湿热,故应避免过食酿生湿热之品,如肥甘厚味、辛辣刺激之品,并严格禁酒。饮酒吸烟,甚至如《黄帝内经》所言"以酒为浆",则会助湿化热。饮酒,即使少饮也多会导致复发或者加重病情。

此外,过用补剂,则易于化热,蕴结于内而致前列腺炎。前列腺炎老年人应注意日常饮食。各种营养全面均衡摄入,足以保证健康,无须补药。《素问·脏气法时论》指出:"毒药攻邪,五谷为养,五果为助,五畜为益,五菜为充",明确提出只有病时方用药饵,日常所需养助益充,谷果畜菜即可。

2. 对证药膳

（1）湿热下注型

蒲公英银花粥:蒲公英 60 克,金银花 30 克,大米 100 克,砂糖适量。先将蒲公英、金银花同放砂锅内,加适量清水煎汁,然后去渣取药汁,再加入已洗净的大米,煮成稀粥。粥成后加入适量砂糖。每日 2 次,待温食用。

冬瓜海带薏米汤:冬瓜 250 克,生薏苡仁 50 克,海带 100 克。先将冬瓜洗净,切成块,生薏苡仁洗净去霉粒,海带洗净盐分及杂质,切成细片状,然后将以上三物同放砂锅内,加适量清水煮汤,佐餐饮用。也可同时食用冬瓜、薏苡仁、海带。

（2）气滞血瘀型

车前草糖水:车前草 100 克(或鲜品 400 克),竹叶心 10 克(或鲜品 30 克),生甘草 10 克,黄片糖适量。先将车前草、竹叶心、生甘草同放砂锅内,加进适量清水,用中火煮 40 分钟左右,放黄片糖,稍煮片刻,停火待温,每天代茶饮用。

（3）阴虚火旺型

芪茅饮:生黄芪 30 克,白茅根 30 克(或鲜品 60 克),肉苁蓉 20 克,西瓜皮 60 克(或鲜品 200 克),白砂糖适量。先将黄芪、白茅根切段,肉苁蓉、西瓜皮切块。然后将以上四物同放砂锅内,加适量清水,用中火煎煮,出锅前加白糖,待温后饮用,每日饮 2 ～ 3 次。

白玉兰猪瘦肉汤:鲜白玉兰(又称白兰花)30克,鲜猪瘦肉150克。先将猪瘦肉血污洗净,切成块状。白玉兰用清水冲洗,然后将以上两物同放砂锅内,加进适量清水,用中火煲汤。汤成后,以食盐少许调味,饮汤食肉。

(4) 肾阳衰微型

苁蓉炖羊肾:肉苁蓉30克,羊肾1对。将肉苁蓉切片,与羊肾一起放入砂锅内,加入适量清水,文火炖熟。将炖熟的羊肾倒入碗中,调味即可。每日1剂,分2次服食。

栗子炖乌鸡:将乌鸡去肠、杂毛,切块,与栗子仁、海马及盐、姜同放锅内,加水适量蒸熟。分2～3次吃完即可。

(二) 运动养生

老年前列腺炎患者的生活要有规律,适当参加文娱体育活动,保持豁达胸怀,避免频繁的性冲动,合理安排性生活,对前列腺炎的治疗有促进作用。

1. 顺应自然变化,起居有常 中医学认为:一年四季之中阳气有其相应的自然规律,一日之中亦有变化规律,人们在生活中顺应这些规律的变化,不宜过度逆之而动。《素问·四气调神大论》云:"夫四时阴阳者,万物之根本也。所以圣人春夏养阳,秋冬养阴,以从其根。"是以,夏季过度使用空调降温常导致阳气受损,冬季过度追求高温引发燥热之证,此与前列腺炎息息相关,应保持夏季微有汗出,冬季略有寒意。此外,每日应保持良好的作息规律,顺应一日之中阳气变化规律,白天阳气盛,适宜活动;日落至夜晚,阳气渐入体内,适宜休息。

2. 掌握相关知识,交合适度 我国古代房中家认为:适度的性生活,可以使人生活美满,精神振作,利于保持愉悦的心境,对促进健康有益。但如性交无度,日行数次,则可致使阴精耗伤,日久阴损及阳,导致阳事不举,或举而不坚,或坚举时短,精神萎靡,情绪低落,还可导致气血与湿热之邪蕴结,发生前列腺疾病。老年前列腺炎患者应当根据个人情况进行适度性生活,并注意性生活的方式方法,交合适度。

(三) 情志养生

老年前列腺炎患者需了解,本病病情容易反复,病程较长,与男性不育、性传播疾病等并无直接关系,不必过于紧张担忧,减轻精神压力,缓解紧张情绪,有利于疾病的好转。

1. 七情适度,保持情志愉悦　中医学认为,喜、怒、忧、思、悲、恐、惊等情绪变化过度是导致疾病的重要原因。怒则伤肝,肝主疏泄,疏泄失常,气机逆乱则可导致前列腺炎等;忧思伤脾,脾为后天之本,先天之精需要后天之精的充养,方能司其职,过于忧虑可导致脾虚肾失所养;惊恐伤肾,精却气下,表现出性功能障碍;喜过则伤心,心为五脏六腑之首,心不安则五脏六腑皆摇,也能导致诸多男科疾病的发生。因此,老年前列腺炎患者应尽量做到情志舒畅,心情愉悦,多参加一些户外活动,如散步、广场舞等,不要终日顾虑重重,沉溺于不良情志状态不能自拔,争取做到七情适度,保持良好的心理状态。

2. 节制欲望,防止精气耗损　《素问·上古天真论》指出“恬淡虚无,真气从之,精神内守,病安从来”,明确提出了中医防病养生的重要原则之一,即排除各种欲望,使精气固守于内,减少消耗。老年前列腺患者应适度节制自己的欲望,期望值应符合自己的实际情况,防止因欲望过度,期望值过高,心身过劳而耗损精气,带来损害。

(四)中医外治法养生

1. 敷脐疗法　丁香 9 克,肉桂 30 克,研为细末,制成膏药,敷于脐上。隔天 1 次,每次敷贴 24 小时。适用于非细菌性慢性前列腺炎。

2. 艾灸　取气海、中极、太溪、阴陵泉、三阴交等穴,14 日为 1 个疗程,每日 1 次,每穴 15 ～ 30 分钟,3 次后隔天 1 次。

3. 推拿

(1)点按八髎穴:以双手拇指点按八髎穴 3 ～ 5 分钟,有酸痛感为宜,然后以掌指或虚拳叩击该部 1 分钟。

(2)按揉关元穴:仰卧,单掌或双掌相叠置关元穴上按揉,摩动至耻骨处,反复 3 ～ 5 分钟。

(3)指按揉阴陵泉、三阴交穴:以拇指按揉法在诸穴按揉,有酸痛感为宜,每个穴位约 3 分钟。

第三节　前列腺增生

一、什么是前列腺增生

前列腺增生,又称良性前列腺增生或前列腺肥大,是引起老年男性排尿障碍最为常见的一种良性疾病。主要表现为组织学上的前列腺间质和腺体成分的增生、解剖学上的前列腺增大、下尿路症状为主的临床症状以及尿动力学上的膀胱出口梗阻。其最初症状表现为夜尿增多、尿频、尿急、尿涩、尿分叉、尿末滴沥,继而出现排尿无力、尿流缓慢,最终可导致尿潴留、肾积水、肾功能受损,给患者健康和生命带来严重危害。

老年人前列腺增生属于中医学"癃闭""精癃"范畴,与"关格""淋证"等相关,主要引起排尿困难。对于老年人来说,最典型症状是夜尿次数增多,多见尿频、尿急、尿末滴沥,排尿无力、尿流缓慢等。如出现无尿、小腹胀满疼痛等症状应及时就医。

癃闭之名,首见于《黄帝内经》。《素问·五常政大论》说:"其病癃闭,邪伤肾也。"由于癃闭的病因不同,故其病理性质有虚实之分。尿癃闭的预后及转归取决于病情的轻重和是否进行及时有效的治疗。老年人正气衰惫,邪气壅盛者,则可由"癃"至"闭",变证迭生。尿闭不通,水气内停,上凌心肺,并发喘证、心悸。水液潴留体内,溢于肌肤则伴发水肿。湿浊上逆犯胃,则成呕吐。脾肾衰败,气化不利,湿浊内壅,则可导致关格,其预后多差。

二、前列腺增生的中医辨证分型

根据个人体质及致病因素不同,老年人前列腺增生可分为湿热下注型、肺热壅盛型、尿路瘀阻型、中气不足型、肾阴亏损型、肾阳虚衰型、肝郁气滞型7种类型。

(一)湿热下注型

症状:平素即有排尿不畅史,近期尿频、尿急、尿灼热等症状加重,小腹部或会阴部发胀,口干口苦或口黏,尿量少,大便黏腻不爽或大便易黏马桶,水冲不净。舌质红,苔黄腻,脉数。

(二) 肺热壅盛型

症状:此类老年男性患者多有慢性肺部疾病,或受凉感冒后出现排尿困难,症状急迫,胸腹胀满,兼见咳嗽气喘,胸闷,痰白或黄,口干咽燥,小便黄大便干。舌质红,苔黄腻,脉滑数。

(三) 尿路瘀阻型

症状:有病程较长的排尿困难史,小便点滴而下,或时续时断,尿细如线,尿分叉,尿后余沥不尽,小腹及会阴部胀痛或刺痛。舌质暗或有瘀点、瘀斑,脉涩。

(四) 中气不足型

症状:此类患者多中气不足,神疲乏力,稍有活动即感劳累,小便费力,尿细,排尿时间延长,尿后尿意未尽,伴会阴、肛门或小腹部有坠胀感,全身疲乏,四肢乏力,短气,劳则加重,甚至伴有疝气脱肛等。舌淡,苔白,脉细。

(五) 肾阴亏损型

症状:此类患者多形体消瘦,面色潮红,小便频数,夜尿尤甚,尿灼热感,滴沥不畅,经久不愈,腰膝酸软,口干,心烦潮热,大便干结。舌红,少苔,脉细数。

(六) 肾阳虚衰型

症状:患者多畏寒怕冷,穿衣较多,喜暖,面色偏白,四肢末梢肤温较低,小便不利或频数,夜尿频多,量少色清,尿末滴沥不尽,或排尿无力,或遗尿不能自禁,精神萎靡,会阴部或腰部冷痛,伴有阳痿、遗精、便溏。舌质淡,苔白或白腻,脉沉细。

(七) 肝郁气滞型

症状:患者小便不通或通而不畅,多情绪急躁或情志抑郁,烦躁易怒,情绪易激惹,胁腹胀或痛,会阴部隐痛不舒。舌质红,苔薄黄,脉弦。

三、前列腺增生的中医养生

老年人前列腺增生病理特点为本虚标实,肺、脾、肾虚为本,痰瘀阻结为标,痰瘀常贯穿本病的始终。本病进展缓慢,平时可口服药物处理,急性发作时可能小便点滴不出,少腹胀满疼痛,甚至少量尿液持续从尿道口漏出,严重时需急诊导尿处理;如口服药物疗效不佳,必要时需手术处理。

慢性前列腺增生患者的日常养生,一般包括饮食养生、生活起居、情志养生、外治法养生等几个方面。

(一)饮食养生

前列腺增生患者为老年男性,代谢水平较青壮年明显下降,故饮食需低盐低脂,需积极控制热量摄入,多进食新鲜果蔬补充维生素、纤维素,平衡饮食保持身体健康。

1. 饮食养生的原则

(1)禁烟酒辛辣饮食:辛辣食品不是前列腺疾病的直接病因,但酒类、辣椒等食品对前列腺有刺激作用,会引起血管扩张促使前列腺和膀胱颈充血,容易诱发或加重前列腺疾病。

(2)适当补锌:体内缺锌会导致前列腺肥大。目前学术界认为每天补充 50 毫克的锌将有助于维护前列腺的健康。在所有食物中,动物性食品普遍含锌量比较高,其中瘦肉、猪肝、鱼类、蛋黄等含锌量较高。

(3)积极补充果蔬:番茄红素是植物中所含的一种天然色素,是目前为止自然界中被发现的最强抗氧化剂之一。它主要存在于茄科植物西红柿的成熟果实中。有研究证明,人体内的单线态氧和氧自由基是侵害人体自身免疫系统的罪魁祸首。番茄红素清除人体自由基的作用远远高于其他类胡萝卜素和维生素 E,可以有效地防治因衰老、免疫力下降所引起的各种疾病,减缓甚至终止早期前列腺细胞的增殖的功能。另外,番茄红素属脂溶性物质,因此,老年人在食用这类食物时适当搭配少量含脂食物更利于机体吸收。

(4)补充豆制品:目前常用豆制品主要为大豆来源。大豆制品突出的特点是含有人体必需的八种氨基酸,其中赖氨酸是日常谷类中没有的。尤其是大豆中的大豆异黄酮具有抗前列腺癌作用。这些作用主要表现在大豆异黄酮诱导前列腺癌细胞凋亡,抑制细胞增殖、血管生成、癌细胞转移及对类固醇受体的抑制及抗氧化和 DNA 损伤修复等。

(5)补充维生素:维生素 C 主要来源于新鲜蔬菜和水果,有抗氧化的功能,适当补充维生素 C 能降低或协同治疗前列腺的炎症。维生素 D 来源于海鱼、动物肝、蛋黄、奶油相对较多,以鱼肝油中含量高。研究发现维生素 D 受体在前列腺上皮细胞中有表达,并且前列腺增生的发病率与维生素 D 缺乏程度有关,故需补充维生素 D。

2. 对证药膳

(1) 湿热下注型

冬瓜薏米汤:冬瓜 350 克,薏苡仁 50 克,白糖适量。制法:将冬瓜切成块,与薏苡仁同煮,用糖调味。功效:清热利湿。用法:以汤代茶饮(内有白糖,糖尿病患者食用时去糖)。

茅根瘦肉汤:鲜茅根 150 克,猪瘦肉 250 克。制法:将猪肉切成细丝,与茅根一起加水适量煮熟,酌加调料。功效:清热,利湿,通淋。用法:分次喝汤吃肉,可常服。

(2) 肺热壅盛型

杏梨石韦饮:苦杏仁 10 克,石韦 12 克,车前草 15 克,大鸭梨 1 个,冰糖少许。制法:将杏仁去皮捣碎,鸭梨去核切块,与石韦、车前草加水同煮,熟后加冰糖。功效:泻肺火,利水道。用法:代茶频饮(糖尿病患者禁用)。

三鲜饮:鲜茅根、鲜藕各 120 克,小蓟根 60 克。制法:茅根、小蓟根、鲜藕切碎,水煎取汁。代茶饮。功效:滋阴清热,化瘀止血。

(3) 尿路瘀阻型

桃仁田七煲墨鱼汤:桃仁 10 克,田七 5 克(打碎),墨鱼 1 条(约 250 克)。制法:墨鱼洗净切块,连骨与桃仁、田七煲汤,调味饮汤食肉。功效:活血祛瘀。

水蛭散:生水蛭 30 克,生山药 250 克。水蛭晒干研粉,山药轧细粉末。每次山药末 20 克,冷水调匀,煮稀糊,加红糖适量调溶,送水蛭粉 1 ~ 2 克,每日 2 次。功效:破血逐瘀。注意:内有红糖,糖尿病患者食用时去红糖。

(4) 中气不足型

参芪冬瓜汤:党参 15 克,黄芪 20 克,冬瓜 50 克,味精、香油、盐适量。制法:将党参、黄芪置于砂锅内加水煎 15 分钟,去渣留汁,乘热加入冬瓜煮至熟,再加调料即成。功效:健脾益气,升阳利尿。用法:佐餐食用。

薏米药粥:党参、大枣各10克,黄芪、生姜各12克,薏苡仁120克。制法:将党参、黄芪用布包,大枣以冷水泡透,与薏苡仁一起置锅内,加水适量,用武火煎沸,放入拍破的生姜,改用文火煨熬,至薏苡仁熟烂,去药包,即成。功效:健脾,益气,升阳。用法:趁热空腹食粥。

(5) 肾阴亏损型

知地麻鸭:生地黄30克,知母20克,牛膝20克,麻鸭1只(约1 000克)。制法:鸭子去毛、内脏、头、足,药物用纱布包好放入鸭腹内,置砂锅内,加水适量,用文火炖熟,调味。功效:滋阴清热。用法:吃鸭肉,饮汤。

枸杞粥:鲜枸杞叶60克,粳米60克。制法:先将枸杞叶加水煎煮两次,取汁去渣,再加粳米一起煎煮成粥。功效:养阴清热,益气和。用法:早晚食用。

(6) 肾阳虚衰型

苁蓉羊肉粥:肉苁蓉10克,精羊肉60克,粳米60克,葱白2根,生姜3片。制法:把羊肉和肉苁蓉分别洗净、切细。先煎肉苁蓉取汁、去渣,再用肉苁蓉汁与羊肉、粳米一同煎煮,粥成时调味即可。功效:温补肾阳。用法:空腹服食。

羊脊骨羹:羊脊骨1具,肉苁蓉50克,荜茇10克。制法:将羊脊骨槌碎,肉苁蓉洗净切片,与荜茇共煮,去渣取汁,加葱、姜、料酒、盐等调味,勾芡成羹。功效:补肾益气。用法:早晚分次食用。

(7) 肝郁气滞型

玫瑰花灯心茶:玫瑰花瓣6 ~ 10克,灯心草2 ~ 3克。制法:煎灯心草取汁,去渣,趁热冲泡玫瑰花,加盖片刻。代茶饮。功效:疏肝理气。适用于肝郁气滞之小便涩滞,小腹胀满。

香附川芎茶:川芎60克,香附子(炒)120克。制法:炒香附、川芎共研末,混匀。每服取茶叶6克,置保温瓶中,冲入沸水闷泡10分钟,取清汁趁热兑入药末6 ~ 12克,再闷盖15分钟,摇匀后,频频代茶饮。每日1 ~ 2剂。功效:理气解郁止痛。

(二) 生活起居养生

1. 避免久坐,适度运动 《素问·阴阳应象大论》曰:"年四十而阴气自半,起居衰矣。"中老年人年老气衰,运动耐力较青壮年下降。多因长期久坐,血液循环变慢,尤其是会阴部,致前列腺慢性充血,局部代谢产物堆积,前列腺腺管阻塞,腺液排泄不畅,导致前列腺疾病的发生。每天坚持慢跑、走路至少半小时,不仅对大腿、臀部、腹部是一种锻炼,而且对前列腺也是一种按摩,可以促进前列腺的血液循环和淋巴循环,有利于局部炎症的改善和消散。

2. 避免憋尿,避免纵欲　长期憋尿使膀胱过度充盈胀大,膀胱容量增大并伴膀胱壁变薄,膀胱压力增大和供血不畅,膀胱收缩无力,压迫前列腺,出现排尿困难。性生活是伴随人一生的基本需要,人不会因年老而丧失性欲。性生活不仅缓解中老年人的性紧张,满足他们的生理需求,而且还有精神上相互慰藉的作用。但过度纵欲,不仅会劳肾伤身,还会造成前列腺频繁充血水肿,同时合并雄性激素作用导致前列腺增生肥大,影响排尿。

3. 心理调摄　目前许多前列腺增生患者被下尿路症状所困扰,这已成为严重影响中老年男性健康及生活质量的疾病之一。前列腺增生患者由于经常性的尿频、尿急等,对生活质量造成不良的影响,而又因不愿意与家人或朋友有效沟通和交流,常会出现精神焦虑或抑郁的现象,易产生消极的心理。《灵枢·本神》曰:"是故怵惕思虑者则伤神,神伤则恐惧,流淫而不止。因悲哀动中者,竭绝而失生。……愁忧者,气闭塞而不行。"这些消极的感觉,严重影响了患者的身心健康和家庭幸福。

因此,此类患者需多与家人、朋友交流,适度运动,培养其他兴趣爱好转移注意力,减轻心理压力,愉悦心情,对疾病控制也有好处。

(三) 中医外治法养生

1. 中药坐浴　大黄 20 克,肉桂 30 克,黄柏 30 克,车前子 30 克,三棱 30 克,莪术 30 克,红花 20 克,荔枝核 20 克,水蛭 30 克,白花蛇舌草 30 克。先用冷水 3 000 ～ 5 000 毫升浸泡后再煎煮,水沸后再煮 15 ～ 20 分钟,置于专用的盆内,然后将芒硝 50 克、云南白药 2 支溶入中药中。先熏后泡,配合做收肛提肛动作 30 次,每次浸泡 30 分钟,每日 1 次。

2. 足底按摩　双下肢热水浸泡后,将云南白药调甘油做成的按摩膏涂于足底,再进行全足底穴位按摩,重点加强肾上腺、肾、输尿管、膀胱、尿道、前列腺、睾丸、生殖腺及上下身淋巴腺等反射区的按压;最后两手掌互相搓热后,以右手掌搓左脚心,再以左手掌搓右脚心各 50 次。按摩时间选择饭后一小时,力度应平稳、柔和,以患者能耐受为准。

3. 药物外敷

(1) 独头蒜 1 个,栀子 3 枚,盐少许,捣烂,摊纸贴脐部,以通为度。

(2) 葱白 500 克,捣烂,人工麝香少许,拌匀,分两包,先置脐上 1 包,热熨 15 分钟,再换 1 包,用冰熨 15 分钟,交替使用,以通为度。

(3) 艾叶 60 克,石菖蒲 30 克,炒热,以布包,热熨脐部(神阙),冷则去之。

4. 中药灌肠

(1) 癃闭为主者,用通关法。方药:大黄 20 克,肉桂 30 克,黄柏 30 克,知母 30 克,车前子 30 克,水蛭 30 克,冰片 1 克。煎取 500 毫升,每次 50 毫升灌肠,每日 1 次。

(2) 前列腺肿大而硬,不易消散者,用散结消肿法。方药:大黄 30 克,肉桂 30 克,三棱 30 克,莪术 30 克,皂角刺 30 克,水蛭 30 克,冰片 1 克。煎取 500 毫升,每次 50 毫升灌肠,每日 1 次。

第四节　尿失禁

一、什么是尿失禁

尿失禁,据国际尿控协会定义,属于一种经尿道漏尿现象,不受患者主观控制,极大地影响了患者的生活。据调查,社区老年人尿失禁患病率较高,尤其是高龄和失能老年人,患病率约为 11.3%。随着我国老龄化加重,尿失禁已经成为当前社会重要的卫生问题。

老年人尿失禁属于中医"遗溺""小便不禁""小便失禁""膀胱咳"范畴。顾名思义,这个病的主要症状是排尿不受患者意志控制,尿液不自主漏出。其发病率随着年龄的增加呈增长趋势,患者以老年女性居多,最常见的为压力性尿失禁。

老年人长期尿失禁会导致泌尿系统严重病变,如引发盆腔炎、膀胱炎、阴道炎、性生活障碍,甚至膀胱癌及尿毒症等危及生命的重大疾病。因而,当发现尿失禁症状时,一定要及时就诊。

肾、三焦以及膀胱影响着尿液生成以及排泄,《灵枢·本输》曾有"虚则遗溺"的记录,表明虚损为其病因。老年人年过半百,肾气渐衰。肾如果无法正常地发挥其封藏、固摄功能,患者就会出现小便失禁的情况;其次肾负责膀胱开合,膀胱与肾气蒸化作用有着紧密关系。

二、尿失禁的分型

中医认为,老年尿失禁多由年老体衰,肾气失约,宗气下陷,固摄无力所致。根据不同的体质和症状,老年人的尿失禁常见肺脾两虚型、肾阳衰惫型、湿热下注型3种类型。

(一) 肺脾两虚型

症状:小便自遗,点滴不尽,精神疲乏,食欲缺乏,气短懒言,或语声低微。舌质淡胖,苔薄白,脉细弱。

(二) 肾阳衰惫型

症状:尿自遗不禁,面色㿠白,神气怯弱,畏寒,腰膝冷而酸软无力。舌质淡,苔白,脉沉细无力。

(三) 湿热下注型

症状:有小便频数,尿热,时有自遗不禁,溲赤而臭,或有腰骶酸痛,或尿滴涩淋沥不止。舌红苔腻,脉滑数。

三、尿失禁的中医养生

尿失禁虽不会直接导致死亡,却能引发相应的并发症,影响老年患者的生存质量和心理健康。相较于其他年龄段的尿失禁患者,老年人更容易认为尿失禁是因器官老化而引起的"正常现象",一般不会主动求医问药,故患老年尿失禁患者的诊断和治疗常因此延误。患病老年人对自身的漏尿症状感到羞愧、沮丧和压抑,因担心他人闻到自身异味而不敢参加社交活动,进而加重老年人的孤独、抑郁情绪。因而当发现老年人尿失禁时,一定要及时去医院就诊。

尿失禁老年人的日常养生,一般包括饮食养生、运动疗法、情志养生三部分。

(一) 饮食养生

养成良好的饮食习惯,摒弃不良习惯,将防治疾病融于生活,是老年病养生的重要部分。

1. 饮食养生的原则

(1) 避免酒精,戒烟,减少摄入柑橘、西红柿等高酸食物,以免刺激膀胱。

(2) 要避免咖啡因。咖啡因也是一种利尿剂。

(3) 要克制水分摄取,尤其是睡前。

2. 对证药膳

(1) 肺脾两虚型

黄芪桑螵蛸炖羊肉:黄芪 30 克,桑螵蛸 15 克,羊肉 250 克。先将羊肉洗净,切块,与黄芪片、桑螵蛸同入锅中,加水适量,葱、姜、料酒、精盐、五香粉各少许,炖至羊肉熟烂时捞去黄芪片、桑螵蛸,加酱油、味精,稍炖片刻即成。佐餐当菜,随意服食。

白参荔枝肉炖猪脬:白参 15 克,荔枝肉 30 克,糯米 30 克,猪脬(猪膀胱) 1 只。先将猪脬清洗干净,入沸水锅中余透,捞出洗净尿臊味,切丝,与洗净的荔枝肉、淘净的糯米同入锅中,加水适量炖煮至猪脬熟烂即成。每晚温服。

(2) 肾阳衰惫型

益智仁炖猪腰:益智仁 20 克,猪腰 1 个。先将猪腰剖开,去除臊腺,洗净,切片,与益智仁同入锅中,加水适量,炖煮 30 分钟,加适量葱、姜、精盐、味精等调料,再炖片刻即成。吃猪腰、饮汤,一次服完。

补骨脂芡实粉:补骨脂 200 克,芡实 100 克。将补骨脂与芡实洗净,晒干或烘干,研成细粉,瓶装备用。每天 2 次,每次 5 克,以淡盐温开水送服。2 个月为 1 个疗程。

(3) 湿热下注型

大黄绿豆蜜饮:熟大黄 5 克,绿豆 60 克,蜂蜜 20 克。先将绿豆加水煮烂,约两小碗。生大黄另煎,约 2 分钟,取汁 100 毫升。将大黄汁与蜂蜜兑入绿豆汤中,拌匀,备用。分 2 次服食,吃豆喝汤,当日吃完。

蒲公英粥:鲜蒲公英 100 克(干品 50 克),粳米 100 克。在春、夏季蒲公英开花前或刚开花时连根挖取,洗净,切碎,与淘净的粳米同入锅中,加水适量,用小火煨炖至稠粥。每日 1 剂,分 2 次服食,上下午分服。

(二) 运动疗法

1. 膀胱收缩训练 膀胱收缩训练是指在医师或保健师指导下,患者有意识地延长排尿间隔时间,最后达到排尿间隔至 2 ~ 3 小时 1 次,使排尿情况得到改善。通过使用一定的方法来控制排尿冲动进行膀胱抑制,如有排尿冲动时保持身体僵直、深呼吸,从精神上控制排尿冲动、分散注意力、收缩盆底肌肉,抑制逼尿肌收缩,直至排尿冲动结束。虽然有不同的治疗方法及技术,但所有的方法及技术均要求患者自己重新获得对膀胱及括约肌的控制。

2. 盆底肌训练 盆底肌训练的治疗原理:运用物理方法,通过患者主动或被动收缩或刺激盆底肌,使尿道关闭功能增加,达到治疗尿失禁的作用。盆底康复的目的:一是提高盆底肌收缩力和张力,使其有能力支持膀胱颈和盆腔内脏器;二是增强尿道括约肌的力量,使尿道伸长,增加尿道阻力,从而提高控制尿液的张力。

3. 运动疗法的注意事项 最好在专业医师的指导下进行,量力而行,适可而止。

(三) 情志养生

对于尿失禁患者,疾病所带来的身体素质下降,疾病再发作风险持续存在,社会、生活、家庭、经济等方面的影响,容易带来明显的负面情绪,加上步入老年,心力渐衰,容易产生情绪波动。正如《备急千金要方·养性序》谓:"德行不克,纵服玉液金丹,未能延年。"因而,老年人平时要注意情志养生,方能延年益寿。

1. 戒骄戒躁,怡畅情志 《天隐子·安处》曰:"内以安其心,外以安其目,心目皆安,则身安矣。"老年人在养身的同时要顾及养心,思想指导一切,如果单方面去养身而不去养心,那么身体也不会养好。

在与周围人相处中,老年患者要戒骄戒躁,调畅情志,在遇到麻烦的事情时,不要自己憋在心里。"一笑解百愁",经常听听音乐,逛逛公园,看看喜剧片,找亲朋好友诉说衷肠,以分散、忘却愁事。

2. 调整心态,改变思维　随着生活节奏的加快,生活压力也变得越来越大,老年人作为弱势群体,或许时常有跟不上时代步伐的感受,而这时就需要调整心态,改变思维模式,提升情绪管理的能力,以平静、放松、包容、愉快的心来面对生活。

3. 恬淡虚无,静养保神　《老子》指出:"致虚极,守静笃。"《庄子·在宥》说:"必静必清,无劳汝形,无摇汝精,乃可以长生。"通过维持心态的平和,保持内守常态,精气足,人才不会生病。顺应四时寒暑,调养喜怒哀乐,通过生活态度的转变,使人达到健康的状态。

(四) 中医外治法养生

1. 推拿

(1) 按揉中极法:取中极,用拇指按揉法按揉,每次 2 分钟左右。

(2) 按揉关元法:取关元,用拇指按揉法按揉,每次 2 分钟左右。

(3) 推搓足部涌泉、照海、太冲、大敦、地机:搓动约 2 分钟,以微微温热感为宜。

(4) 按揉脾俞、三焦俞、肾俞、膀胱俞、命门、腰阳关法:请专业医师或技师操作。操作者以拇指按揉法在诸穴按揉,有酸痛感为宜,每个穴位约 3 分钟。

2. 药物外敷　将黄芪、桑螵蛸、山茱萸、菟丝子等用麻油浸泡,加生姜汁适量,浓煎熬制成膏状备用,贴于神阙、关元、中极、气海、足三里、三阴交处。每两天更换 1 次,隔天再贴,3 次为 1 个疗程。

第五节　慢性肾功能不全

一、什么是慢性肾功能不全

慢性肾功能不全是由各种原因引起慢性进行性肾实质损害,肾脏正常结构消失或明显萎缩,基本功能得不到维持,出现以代谢产物和毒素潴留、酸碱平衡失调、水电解质紊乱、内分泌功能失调等为主要表现的临床综合征。随着人类寿命的延长,人口老龄化越来越严重,慢性肾病的患病率呈明显上升趋势,老年人慢性肾衰竭的诊治问题日益突出。

老年慢性肾功能不全在中医被称为"溺毒""癃闭""关格""肾劳"等。顾名思义,这个病的主要症状是肾脏相关区域的不适及肾功能的异常。对于老年人来说,如出现面部水肿、尿液泡沫增多、颜色加深、肾区疼痛、小便不适等症状,应及时找肾病专科医师咨询。

《奉时旨要·癃闭》提道:"水道不通,则上侵脾胃而为胀,外侵肌肉而为肿,泛及中焦则为呕,及上焦则为喘。"基本病理是脾肾衰败,湿浊内盛。关键在于肾失开合,水毒内盛。脾肾衰败,阳虚失运而水湿内停,阳虚及阴、肝失涵养而肝阳偏亢,化火生风。湿浊内盛,干犯脾胃,则气机升降逆乱;郁久生痰化热,伤及心肺,阻滞气血,则气血瘀阻;流注下焦、气化不通,则膀胱癃闭。

二、慢性肾功能不全的分型

根据不同的体质和症状,老年慢性肾功能不全常见脾肾气虚型、脾肾阳虚型、肝肾阴虚型、瘀阻肾络型4种类型。

(一) 脾肾气虚型

症状:老年人脾气虚弱,健运失司,故见面色无华,少气乏力,腹胀纳差,大便稀溏,口淡不渴,或渴不欲饮,或饮亦不多;肾气虚则腰膝酸软,夜尿频多。舌淡胖有齿痕,脉象沉弱。

(二) 脾肾阳虚型

症状:老年人年过半百,肾气减半,此类型会有肢体面目水肿,腰腹冷痛,畏寒肢冷,食欲缺乏,消化不良,面色㿠白。舌质淡胖,苔白滑,脉沉迟。

(三) 肝肾阴虚型

症状:多见于体型偏瘦的老年人,主要表现为口苦口干,喜热饮但饮不多,目睛干涩,大便干结,腰膝酸痛,头痛眩晕,耳鸣,手足心热,失眠多梦。舌淡红偏瘦,少苔或苔薄黄,脉细弱。

(四) 瘀阻肾络型

症状:老年人常表现为倦怠乏力,喜暖恶寒,腰部刺痛,肢体水肿,肌肤甲错,在秋冬气温骤降或感受风寒后容易发病加重,脸色苍黄或灰暗。舌质淡紫或瘀斑,苔薄白,脉沉细或结代。

三、慢性肾功能不全的中医养生

慢性肾功能不全患者,一般情况下发病初期不会有比较明显的症状出现,被确诊的时候很多已经错过了治疗的最佳时机,病情发展迅速,治疗起来比较困难,最终导致患者出现肾功能不全。合理饮食对于患者病情恢复有好处,应改掉不良的饮食习惯;对患者进行心理疏导,可以开导患者、鼓励患者,让患者保持心情愉快,树立战胜疾病的信心,提高治疗的依从性;对患者进行运动指导,可以让患者定期进行运动锻炼,促进身体的新陈代谢,有利于病情的好转。慢性肾功能不全老年人的日常养生,一般包括饮食养生、运动养生、情志养生、外治法养生四部分。

(一) 饮食养生

老年慢性肾功能不全患者需要补充足够热量,控制蛋白质的比例,同时低磷,少盐,补充维生素,不要过量饮食,尽量少食多餐。

1. 饮食养生的原则

(1) 补充足够的热量:热量摄入不足引起蛋白质合成减少和肌肉蛋白分解,故每天需摄入足够的热量,应保证每天每千克体重 125.58 ～ 146.51 千焦的热量供应。特别是主食,应食用高热量、低蛋白食物。饮食中的谷物全部或部分由麦淀粉食品代替,因麦淀粉含蛋白质少(100 克含 0.4 ～ 0.6 克),而热量高(100 克麦淀粉能提供 1 464 千焦热量)。伴高血脂者,应限制食物中胆固醇的摄入,避免食用蛋黄、肥肉等。

(2) 控制蛋白摄入,选择优质蛋白:限制蛋白质摄入可以减少氮质代谢产物在体内的堆积,保护残余肾单位,延缓病情进展。因此,适宜的蛋白质摄入在慢性肾衰的营养治疗中具有决定性作用。一般是根据内生肌酐清除率和血尿素氮含量来考虑膳食中蛋白质的供应量。最低供给量为每天每千克体重 0.26 ～ 0.6 克,其中 50% 以上应为优质蛋白质。

(3) 低盐、低磷、充足维生素:患者若无明显的水肿和高血压,则不必严格限制食盐,以防止低钠血症的发生;若出现水肿和高血压,应采用低盐饮食(每天 3 ～ 6 克);若有严重的水肿和高血压时,则采用无盐或少钠膳食。慢性肾衰竭时高磷血症很常见,而高磷血症可加重肾功能恶化,并使血清钙降低,应采用低磷饮食(如粉皮、粉条、水发海参、芋头、西瓜、淀粉、冰糖、植物油、苹果、水萝卜、白兰瓜、藕粉等)。慢性肾衰竭患者由于进食减少,很容易出现水溶性维生素缺乏,应予以适当补充。但由于大剂量维生素 C 可能增加血液中草酸盐浓度,导致草酸盐在软组织内沉积,加重肾功能损害,因此对于维生素 C 的补充以适量为宜。

(4) 利于肾脏健康,适合老年人的食物举隅:①宜用食物多选用麦淀粉、藕粉、凉粉、粉丝、土豆、地瓜、山药、芋头、南瓜等;适量选用米、面、蜂蜜、蔗糖、鸡蛋、牛奶、鱼、虾、畜禽瘦肉等;根据血钾情况选择蔬菜水果的种类及数量。②忌用或少用食物,限用豆类及其制品、硬果类等含非必需氨基酸丰富的食物;少用谷类、深绿色蔬菜、巧克力等食物;伴有高钾血症的患者应禁用香蕉、黄豆、水果干等含镁丰富的食品;限盐,禁用咸菜、腌制品、松花蛋等含钠丰富的食品。

2. 对证药膳

(1) 脾肾气虚型

山药粥:山药 30 克,大枣 10 克,赤小豆 15 克,大米 100 克。将山药、大枣、赤小豆和大米同煮成粥。每日 1 剂,分 2 次服食。

参芪炖鸡:鸡肉 200 克,红枣 5 克,党参 10 克,当归 8 克,黄芪 10 克。将药材与鸡肉加水煮至熟透。每日 1 剂,分 2 次服食。

(2) 脾肾阳虚型

琼花虾仁汤:燕皮 100 克,猪肉 200 克,虾仁 200 克,鸡蛋 2 只,青菜 250 克,红萝卜少许,上汤一碗。将燕皮泡软,猪肉剁末,虾仁处理干净,蛋煎成丝,菜切段,上汤烧开,所有材料入锅煮 8 分钟,调味即可。每日 1 剂,分 2 次服食。

附片羊肉汤:羊肉 150 克,制附片 30 克,生姜 30 克。加入葱、料酒等辅料中火半小时,再转文火炖至肉软熟为度。每日 1 剂,分 2 次服食。

(3) 肝肾阴虚型

雪耳炖雪梨:雪梨 2 只,雪耳 15 克,冰糖 60 克,清水 3 杯。加入炖盅内,隔沸水炖 1 小时即成。每日 1 剂,分 2 次服食。

枸杞芝麻粥:枸杞 15 克,黑芝麻 30 克,糯米 20 克,大米 80 克,冰糖 1 勺。同煮成粥。每日 1 剂,分 2 次服食。

(4) 瘀阻肾络型

丹参茯苓饮:丹参 30 克,茯苓 10 克,陈皮 6 克,红糖 20 克。将丹参、陈皮和茯苓加水煎煮,去渣取汁,加入红糖搅溶。每日 1 剂,分 2 次服。

毛冬青煲猪蹄:毛冬青 100 克,猪蹄 1 只。将毛冬青与猪蹄加水煮至熟透。每日 1 剂,分 2 次服食。

(二) 运动养生

1. 动静结合,运动适度　传统运动养生强调掌握运动量的大小。运动量太小达不到锻炼目的,起不到健身作用;太大则超过了机体耐受的限度,反而会使身体因过劳而受损。孙思邈在《备急千金要方·养性》中指出:“养性之道,常欲小劳,但莫大疲及强所不能堪耳。”看似缓慢轻柔的运动,因其持续时间长,且每个动作、姿势都有严格的身法、步法等要求,所以消耗的能量并不小。老年慢性肾功能不全患者,尤其要注意不可过量。

2. 疏通气血,改善功能　八段锦是我国传统的养生功法。据文献记载,北宋期间八段锦流传于世。八段锦功法以脏腑分纲,具有较好调整脏腑功能的效果。在锻炼过程中首先要对动作的线路、姿势、虚实、松紧等分辨清楚,做到姿势端正,方法准确。经过一段时间的练习,力求动作准确熟练、连贯,动作的虚实变化和姿势的转换衔接无停顿断续,如行云流水,连绵不断。逐步做到动作、呼吸、意念的有机结合,使意息相随,达到“形—气—神”三位一体的境界和状态。适当的有氧运动可发挥降压作用,延缓肾功能恶化,推迟进入透析和移植的时间。

(三) 情志养生

对于慢性肾功能不全患者,疾病所带来的身体素质下降,疾病再发作风险持续存在,容易带来明显的负面情绪,加上步入老年,心力渐衰,容易产生情绪波动。正如《千金翼方》所云:“人年五十以上,阳气日衰……心无聊赖,健忘嗔怒,情性变异……”因此,平时要注意情志养生。

1. 调和喜怒,怡畅情志　《灵枢·百病始生》云:“喜怒不节,则伤脏,脏伤则病起。"喜乐太过,容易使心气涣散,影响心神正常功能;怒气太过,可使气机紊乱而致气血失调,经络阻塞,形成疾病。

在家人、邻里、同事之间,应该和睦相处,尽量避免冲突,遇到矛盾理智解决。在有不畅的情绪时,学会向家人、朋友敞开心扉,交流心情,不要生闷气,保持明亮、开朗的情绪。

2. 减少思虑,清心寡欲　过多的脑力劳动容易耗伤心神。平时注意不要经常冥思苦想,看书学习、思考问题时,注意适度有节,劳逸结合。清心寡欲,减少杂念,培养高尚的道德情操。"恬淡虚无""高下不相慕""嗜欲不能劳其目""淫邪不能祸其心",心健神安,自然祛病延年。

3. 调解忧愁,闲情逸致　情绪低落,意志消沉,必然耗神伤气,加速衰老。因此,老年人要善于排忧养性,树立积极向上的人生观,坚强的意志和乐观的情绪,学会摆脱忧伤,使心情愉悦。闲情逸致,即用高雅的兴趣来陶冶情操,创造良好的心境。正如《寿世保元》中提到"诗书悦心,山林逸兴,可以延年",琴棋书画,古玩禽鸟,游历山川,阅古赏今,充实老年生活,乐以忘忧,促进疾病的康复。

4. 调畅情志,避免惊恐　"惊则气乱,恐则气下",过度悲伤消耗人体元气,可导致人体功能失调,免疫力、代谢力下降,导致疾病的发生。人到老年,体质下降,生病逐渐频繁;退休后逐渐脱离社会;同龄人出现生病、死亡等情况,都容易让老年人产生悲伤情绪。因此,人生中遇到悲伤的事,应当节制悲哀,及时调整,坚强面对。正确认识疾病的发生发展,消除恐惧心理。尽量避免观看激烈、恐怖的小说、电视等。注重思想修养,与人为善,保持正直、光明、善良的道德情操。

(四) 中医外治法养生

1. 推拿　用两手掌紧按腰部,用力上下推动或按摩,直至发热,每日早晚各 1 次。

2. 足浴

(1) 桂枝 50 克,川芎 100 克,毛冬青 100 克,加水煎煮后,泡双足,适用于慢性肾功能不全反复下肢水肿的患者。

(2) 麻黄、桂枝、川芎、大黄、生黄芪、丹参、枸杞子、山药、连翘、白花蛇舌草、苦参各 20 克,入纱布袋,热水浸泡后浸足。

3. 中药保留灌肠

（1）生大黄 15～30 克,赤芍 12 克,槐花 15 克,生甘草 10 克,绿豆 30 克。两次煎汤混合后过滤,浓缩至 200 毫升。将药液放至 37～38℃,进行灌肠。

（2）生大黄 15～30 克,土茯苓 20 克,六月雪 15 克,徐长卿 15 克,生牡蛎 20 克,皂角子 15 克。两次煎汤混合后过滤,浓缩至 200 毫升。将药液放至 37～38℃,进行灌肠。

第十二章
老年内分泌与代谢系统疾病自我调养

第一节　糖尿病

一、什么是糖尿病

　　糖尿病是一种由遗传、免疫缺陷等导致体内胰岛素不足,引起糖、脂肪、蛋白质等代谢紊乱的慢性疾病。长期高血糖会引起大血管、微血管受损并危及心、脑、肾、周围神经、眼睛、足等病变。据报道,糖尿病患病率在世界范围内呈上升趋势。我国 20 ～ 79 岁人群中,糖尿病患病人数约占全球糖尿病患者总数的 1/4。超过 90% 的老年糖尿病患者属于 2 型糖尿病。据世界卫生组织预测,至 2025 年全球老年糖尿病患者总数将突破 3 亿,老年糖尿病已成为全球日益严重的卫生问题。

　　中医学将老年糖尿病称为"消渴",即有消谷善饥,大渴引饮之意,以多尿、多饮、多食、乏力、消瘦,或尿有甜味为典型临床表现。

　　如果生活中出现多饮、多尿、多食和消瘦、疲乏无力等症状,请尽快至医院就诊,检查血糖。若有典型糖尿病症状者,且查空腹血糖 ≥ 7.0mmol/L 或餐后 2 小时血糖 ≥ 11.1mmol/L 即可诊断为糖尿病;若无症状者需空腹血糖 ≥ 7.0mmol/L 和餐后 2 小时血糖 ≥ 11.1mmol/L 才达到诊断标准。

　　中医学认为老年消渴病病机主要在于阴津亏损,燥热偏盛,以阴虚为本,燥热为标,两者互为因果。《证治准绳·消瘅》提出:"渴而多饮为上消,消谷善饥为中消,渴而便数有膏为下消。"其病变的脏腑主要在肺、胃、肾,尤以肾为关键。《医学心悟·三消》提出:"治上消者,宜润其肺,兼清其胃""治中消者,宜清其胃,兼滋其肾""治下消者,宜滋其肾,兼补其肺",

故清热润燥、养阴生津为本病治疗大法。

二、糖尿病的分型

根据不同的体质和症状,老年糖尿病常见肺热津伤型、胃热炽盛型、肾阴亏虚型、阴阳两虚型4种类型。

(一)肺热津伤型

症状:烦渴多饮,口干舌燥,尿频量多。舌边尖红,舌薄黄,脉洪数。

(二)胃热炽盛型

症状:多食易饥,口渴,尿多,形体消瘦,大便干燥。苔黄,脉滑实有力。

(三)肾阴亏虚型

症状:尿频量多,混浊如脂膏,或尿甜,腰膝酸软,乏力,头晕耳鸣,口干唇燥,皮肤干燥,瘙痒。舌红苔,脉细数。

(四)阴阳两虚型

症状:小便频数,混浊如膏,甚至饮一溲一,面容憔悴,耳轮干枯,腰膝酸软,四肢欠温,畏寒肢冷,阳痿或月经不调。舌淡白而干,脉沉细无力。

三、糖尿病的中医养生

糖尿病发病后10年左右,将有30%～40%的老年患者至少会发生一种并发症。并发症一旦产生,药物治疗很难逆转,因此强调尽早预防糖尿病并发症。糖尿病的治疗关键在养,其次才是治,即所谓"正气存内,邪不可干"。随着生活方式的转变,现代糖尿病是食、郁、痰、湿、热、瘀交织为患,病机演变基本按照郁、热、虚、损四个阶段发展。发病初期以六郁为主,郁久则化热,热证较多见,后期燥热耗气伤阴,阴损及阳,最终气血阴阳俱损,出现虚热或虚寒证。所以,可根据糖尿病患者的不同体质,通过饮食有节、顺应四时、起居有常、适当运动和情志调养等方法进行养生调摄,对糖尿病的发生和发展有积极的防治作用,并可提高患者的生活质量。

(一)饮食养生

1. 饮食养生的原则

(1)中医糖尿病饮食疗法的原则:比例平衡、性味辨证、食量有度。

①糖尿病患者要低糖饮食,可多吃蔬菜、吃高纤维食物,促进机体的糖代谢,降血糖同时又养生。如冬瓜、南瓜、青菜、青椒、西红柿,还有玉米、小麦、白菜、韭菜、豆类制品。②糖尿病患者要重视补充维生素,尤其是 B 族维生素和维生素 C,以减缓糖尿病并发症的进程,因此,可以适当吃些鱼、奶、荠菜、青椒等。③糖尿病患者要注意多吃含钙、硒的饮食。缺钙会加重糖尿病病情,而硒有与胰岛素相同的调节糖代谢的生理活性,糖尿病患者要注意补钙、硒。因此,糖尿病患者可以多吃虾皮、海带、香菇、芝麻,降低血糖,改善糖尿病症状。

(2) 糖尿病的禁忌饮食:①糖尿病患者切忌高糖饮食,如白糖、红糖、冰糖、葡萄糖、麦芽糖、蜂蜜等都不适合食用,以避免血糖迅速升高。②糖尿病患者切忌饮酒。长期饮酒对肝脏不利,易引起血清三酰甘油升高,而且少数服磺脲类降糖药的患者,饮酒后易出现心慌、气短等反应。③糖尿病患者还应注意控制血脂,避免诱发并发症。因此,糖尿病患者禁忌易使血脂升高的饮食,如牛油、羊油、猪油、黄油等。

2. 对证药膳

(1) 肺热津伤型

生芦根粥:鲜芦根 30 克,粳米 50 克。以水 1 500 毫升煎芦根,取汁 1 000 毫升,纳米于汁中,煮粥食之。

五汁饮:取梨汁、荸荠汁、鲜苇根汁、麦冬汁、藕汁,临时斟酌多少,和匀凉服,不甚喜凉者,重汤炖温服。

西瓜嫩皮煎:西瓜皮适量,煎水喝。

(2) 胃热炽盛型

玉女煎粥:生石膏 30 克(先煎)、知母 15 克、麦冬 20 克、粳米 60 克。石膏、知母煎煮 40 分钟取汁,入麦冬、粳米煮粥,加少许蜂蜜调味。每日 1 剂,连服 7 日。

芦根竹茹粥:鲜芦根 50 克、竹茹 10 克、天花粉 15 克、粳米 60 克。上三药煎煮取汁,入粳米煮粥,早晚空腹服。

(3) 肾阴亏虚型

猪肤汤:猪皮 500 克,白面粉 250 克。熬香,和令相得,温分六次服。

一甲煎：生牡蛎 60 克，碾细，用 600 毫升水煮，煮至 200 毫升为止，温服。

山萸肉煎：取山萸肉 60 克，浓煎食用。

(4) 阴阳两虚型

炖猪腰：猪腰 2 个，杜仲或核桃肉 30 克，一同炖熟食之。

菟丝散：取菟丝子 150 克，茯苓 100 克，石莲肉 60 克，共研为末，加酒，糊调为丸，每服 30 ～ 50 丸。

枸杞子蒸鸡：枸杞子 15 克，子母鸡 1 只，加料酒、姜、葱、调料，共煮熟食枸杞子、鸡肉并饮汤。

(二) 运动养生

运动养生贵在坚持、重在适度，需循序渐进、持之以恒。研究表明，糖尿病患者坚持适当的运动可以增强末梢组织对胰岛素的敏感性，降低血糖；改善脂质代谢和减轻体质量；使高血压、高血脂、动脉粥样硬化、肥胖等得到改善，预防或控制并发症的发生和发展。

1. 运动形式的选择　常见的有步行、慢跑、太极拳、游泳等。

(1) 步行：适合年纪较大、身体较弱的患者，可分为快速、中速、慢速步行。快速步行指每分钟 90 ～ 100 米的步行，中速步行指每分钟 70 ～ 90 米的步行，慢速步行指每分钟 40 ～ 70 米的步行。对糖尿病患者，建议从慢速步行开始，逐渐提高步行速度，时间可从 10 分钟逐渐延长至 30 分钟，距离可自 500 米逐渐延长至 1 000 ～ 1 500 米，中间可穿插一些爬坡或登台阶。

(2) 慢跑：较为轻松，适合较年轻、身体条件较好、有一定锻炼基础的糖尿病患者。运动效果明显，运动量容易控制；不受时间、地点或器械限制。速度建议为每 100 米 30 ～ 40 秒。

(3) 太极拳：有助于缓解压力、改善平衡能力和提高身体灵活性。有研究发现，糖尿病患者每周参加两次太极拳训练班，每次练习 1 小时，每周再在家练习 3 次，每次 20 分钟，可以使血糖水平明显降低，提高生活质量。

(4) 游泳：强度较低的有氧运动有助于消耗热量和改善身体灵活性，减少对关节冲击。

2. 运动时间段的选择 尽量避免长时间空腹或者降糖药物及胰岛素作用高峰时间进行运动。进行运动最好的时间是从您开始吃第一口饭算起的半小时至 1 个小时以后,因为这时候血糖开始升高,运动时不容易发生低血糖,而且降糖效果又好。

3. 运动频度 老年人最好每天有计划地坚持运动,建议每次运动持续 30 ～ 60 分钟。从每天运动半小时开始逐渐加大运动量。每周锻炼 3 ～ 4 次为最适宜,运动锻炼不要间断,若运动间断 3 ～ 4 天,则效果将减弱。

4. 运动时适宜的强度及运动量 判断适度的运动强度最简单的方法,就是在运动结束时立即数脉搏,适度运动脉搏数 =170 - 年龄。如果您是 60 岁以上的患者,适度运动脉搏数是每分钟 90 ～ 100 次。当感觉到微微出汗、轻松、心跳轻度增快,可以适当休息一下,就能够恢复体力,第二天精力更加充沛。如果感觉到疲惫,要立即减小运动量。

5. 运动的注意事项 运动先热身,糖尿病患者在运动前要有 5 分钟的准备活动,如活动上下肢、腰部和腹部。跑步要从快速步行逐渐转入小跑。划船或游泳前,应做上肢、肩部和颈部的准备活动。

(三)中医外治法养生

1. 推拿

(1)腹部推拿:腹部推拿可以通过神经—体液调节作用,调整人体内分泌紊乱,提高静息代谢率,加大体内能量的消耗,增加体内储存脂肪的氧化利用。

(2)足部推拿:通过推拿足部内分泌腺反射区,能调整内分泌腺的功能。

(3)推拿捏脊:为松解僵挛组织,滑利椎间关节,减少对脊神经前根的刺激,从而改善胰腺神经的功能,使血糖降低,临床症状得到改善。

2. 针灸

(1)肺热津伤之消渴:针刺金津、玉液、肺俞、意舍、承浆等穴位。

(2)胃热炽盛之消渴:针刺脾俞、胃俞、肺俞、足三里等穴。

（3）脾胃气虚之消渴：针刺三阴交、阴陵泉等穴。

（4）肾阴亏虚之消渴：针刺肝俞、肾俞、厥阴俞、三阴交、关元、复溜等穴。

附：老年糖尿病足的中医养护

老年糖尿病足属中医学"脱疽"范畴，其发生以脾肾亏虚为本，寒湿外伤为标，而气血凝滞、经脉阻塞为主要病机，具有"本虚标实、毒浸迅速、腐肉难去、新肌难生"的特点。老年糖尿病足是糖尿病严重和治疗费用高的慢性并发症之一，情况重者可导致截肢。

1. 老年糖尿病足未破溃者的中医养护

（1）情志调节：保持乐观情绪，加强患者的自信心，改善不良的生活习惯。

（2）饮食方面：饮食要更细致化。胃阴虚型患者可选用清泻胃热、滋水通便的食物；肾阴虚型患者可多选用枸杞子、猪胰等滋阴补肾的食物，伴多尿者可选百合、生地黄、何首乌等；肺阴虚型患者可予天冬、麦冬、鲜芦根；阴阳两虚患者，则指导其选用益智仁、金樱子、枸杞子等。

（3）熏洗疗法：基础方由黄芪、桂枝、当归、桃仁、红花、苏木、川乌头、草乌头、地龙、川牛膝、鸡血藤、丝瓜络组成。热毒炽盛者，加蒲公英、紫花地丁；寒凝经脉者，加附子、独活；疼痛明显者，加乳香、没药。用上药煎汁进行熏洗，每次 30 ～ 40 分钟，3 周为 1 个疗程。

（4）穴位贴敷、艾灸：单孔艾灸盒对足三里、三阴交、涌泉（双）穴位进行交替艾灸，每穴施灸时间 15 ～ 25 分钟，每天 1 次，8 ～ 10 天为 1 个疗程。

（5）穴位推拿：足部穴位按摩（选用胃、十二指肠、肾上腺、胰腺、脾等反射区），连续治疗 6 个月。

2. 老年糖尿病足破溃者的中医养护

（1）中药湿敷：在基础治疗上加用黄柏、苍术、蒲公英、血竭（加味二妙散）中药煎煮成汤剂，将消毒纱布放入药液中浸透，敷在溃疡面上，持续敷

30 分钟。连续治疗 2 周。

（2）穴位按摩：糖尿病足患者溃疡周围以及足阳明胃经和足少阴肾经穴位（如足三里、上巨虚、下巨虚、涌泉、太溪等）。

（3）穴位艾灸：对血海、三阴交、足三里、肾俞、照海、申脉、冲阳、太溪、至阴、复溜等穴位进行温和灸。

第二节　高脂血症

一、什么是高脂血症

高脂血症是一种全身性疾病，是指脂肪代谢或者运转异常使人体血液中的血脂含量超出正常范围的疾病，表现为血中胆固醇和 / 或三酰甘油过高或高密度脂蛋白胆固醇过低。随着生活方式改变，高脂血症患者呈上升趋势，且逐渐趋于年轻化，患者血管脂质慢性堆积，久之便会引发动脉粥样硬化、代谢紊乱等多种并发症，对患者的生活质量产生严重的负面影响，同时威胁老年患者生命健康。

中医学文献中并无高脂血症病名的明确记载，根据其病因病机，高脂血症可属中医"痰湿""血瘀""肥胖""眩晕"等范畴。如《黄帝内经》中的"膏人""肥人"指的是血脂过高的肥胖之人。

老年高脂血症的形成，其内因主要为肝、脾、肾三脏功能失调，外因是饮食不节，嗜食肥甘厚味、过逸少劳以及情志失调等因素直接或间接影响脏腑，导致气血津液运行失调，脂肪代谢紊乱，形成痰凝、湿浊、瘀血等，阻碍水湿代谢。

老年高脂血症为本虚标实之证。病变涉及脾、肾、肝三脏，以正虚为本、痰瘀为标。《世补斋医书》云："夫逸之病，脾病也，脾为太阴，为阴中之至阴。"脾运失健是高脂血症（痰湿证）最关键的病理基础。肝郁气滞，血脉瘀阻，肝失疏泄，气机不利，血行不畅，津液内聚，酿生痰瘀。脾欲发挥正常的运化功能，离不开肾阳的温煦，故肾精不足、肾阳亏虚，必然导致脾失健运。痰瘀互结是高脂血症的重要病理产物，痰浊、瘀血既是病理产物，又是病理因素,既可单独致病,又可相互为患。

二、高脂血症的分型

根据不同的体质和症状,老年人高脂血症分为痰浊阻遏型、气滞血瘀型、脾肾阳虚型、肝肾阴虚型4种类型。

(一)痰浊阻遏型

症状:形体肥胖,头重如裹,胸闷,呕恶痰涎,肢麻沉重,心悸,失眠,口淡,食少。舌胖,苔滑腻,脉弦滑。

(二)气滞血瘀型

症状:胸胁胀闷,走窜疼痛,心前区刺痛,心烦不安。舌尖边有瘀点或瘀斑,脉沉涩。

(三)脾肾阳虚型

症状:畏寒肢冷,眩晕,倦怠乏力,便溏,脘腹作胀,面肢水肿,食少。舌淡质嫩,苔白,脉沉细。

(四)肝肾阴虚型

症状:眩晕耳鸣,腰酸膝软,五心烦热,口干,健忘,失眠。舌质红,少苔,脉细数。

三、高脂血症的中医养生

现代医学认为老年人高脂血症的治疗,除药物治疗外,还应包括一般治疗、饮食疗法及体育锻炼等,这与中医养生理论积极倡导的"起居有常,饮食有节"养生原则相一致。而且,西医治疗高脂血症的药物主要有他汀类、烟酸类、氯贝丁酯类等,虽有一定的效果,但若长期服用,则损害肝肾功能,且存在肌毒性等不良反应,所以中医养生理论在老年人高脂血症防治中发挥着积极作用。

(一)饮食疗法

1. 饮食养生的原则 饮食疗法是防治血脂异常重要的措施,原则是限制总热量,限制肥甘厚味。根据不同体质可以适量用一些药膳进行调理。

2. 对证药膳

（1）一般人群

萝卜粥：取白萝卜适量加入大米煮粥服用。

薏米粥：取薏苡仁 50 克加入粳米煮粥服用。

（2）痰浊阻遏型

茯苓陈皮薏米粥：茯苓 20 克、陈皮 10 克、薏苡仁 50 克、粳米 60 克。茯苓、陈皮煎煮 30 分钟取汁，入薏苡仁、粳米煮至粥稠，每日晨起空腹食用。

（3）气滞血瘀型

玫瑰佛手粥：玫瑰花 10 克、佛手 15 克、粳米 60 克。佛手煎汁，与粳米同煮至熟，撒入玫瑰花稍焖。晚餐时食用。

（4）脾肾阳虚型

肉桂杜仲羊肉汤：羊肉 300 克(焯水)、肉桂 5 克、杜仲 15 克、生姜 5 片。诸料同炖 1.5 小时，加盐调味。每周 3 次。

（5）肝肾阴虚型

桑杞黑芝麻糊：桑葚 20 克、枸杞子 15 克、黑芝麻 30 克(炒香)、粳米 50克。所有材料打粉，沸水冲调成糊。每日下午加餐服用。

（二）运动养生

1. 运动方式

（1）耐力性运动：走、慢跑、走跑交替、骑自行车、上下楼梯、爬山、游泳等需要持续一定时间的健身性运动，都属于耐力性运动。耐力性运动可以使血脂发生有益性改变，运动者锻炼后总胆固醇水平平均下降 0.26mmol/L，低密度脂蛋白胆固醇水平平均下降 0.13mmol/L，高密度脂蛋白胆固醇水平平均升高 0.03mmol/L。

（2）增强肌肉力量的运动：中老年人可以采用哑铃、沙袋等进行力量练习。力量练习的原则是负荷重量宜小不宜大，采用的负荷重量应该能完成 8 ～ 15 次练习。力量练习中，举起负荷时呼气，放下负荷时吸气，练习中要避免憋气。

2. 如何运动

（1）坚持步行：先进行慢速行走，每分钟 70～100 步，待适应后改为中速行走，每分钟 100～120 步，出现跛行后再坚持行走 100 步。跛行患者的运动量应达到接近最大疼痛时停止最好。

（2）Buerger 运动：患者仰卧，患肢抬高 60 度，保持 3 分钟；然后坐起，使小腿下垂于床边，持续 5 分钟；再仰卧，下肢平放于床上 5 分钟。每次练习 10 次，每天练习 3～5 次。

3. 运动注意事项　运动强度应保持运动时每分钟心率 100～110 次，运动时心率比安静时心率快，不超过 30 次；运动时间每次 30～60 分钟；运动频率每天两次。

（三）中医外治法养生

1. 推拿

（1）自我推拿法：揉内关，先左后右；揉屋翳、渊腋、辄筋各穴，重点揉左侧，每穴揉 30 次；摩肾堂、运膏肓各 50 次。

（2）肾虚者：加揉三阴交、涌泉穴。

（3）失眠、便秘者：仰卧，做顺时针方向摩腹。

（4）气血两虚者：摩中脘、天枢、气海穴，按脾俞、胃俞、足三里穴。

（5）痰浊者：天突、膻中穴，每日 2～3 次。

2. 针灸

（1）体针：取穴原则是健脾益肾，利湿化痰。取穴：内关、郄门、间使、神门、通里、合谷、曲池、乳根、足三里、丰隆、阳陵泉、肺俞、厥阴俞、心俞、督俞、三阴交、太白、公孙、太冲。

（2）耳针：取穴为饥点、口、脾、内分泌、肾、直肠下等穴，或取敏感点。手法：用短毫针刺或用王不留行籽或白芥子取穴。2 天换药 1 次，休息 2 天为 1 周期，7 个周期为 1 个疗程。

附:老年肥胖日常调养

老年肥胖指 60 岁以上老年人存在的单纯性肥胖。随着年龄增长,老年人体内脂肪的含量增加,因不良的饮食习惯和日益减少的体力活动促使老年人发生肥胖。体重指数是确定肥胖的最常用指标,采用体重(kg)/ 高度(m^2)的比值是比较简易而科学的测量方法。24% ～ 30% 为超重的范围,> 30% 提示肥胖。一般认为,腰围男性大于 103cm、女性大于 85cm;腰围 / 臀围比男性大于 1、女性大于 0.85 即为中心性肥胖。

针对老年人肥胖治疗应着眼于减少各种并发症的发生,纠正代谢异常,无须强求体重迅速减至正常范围,外观的改善不是治疗的目标。适当的减肥目标是老年人体重管理计划的关键部分。对于体重指数大于 27 千克 $/m^2$ 的患者,首先应将减肥目标定在减少 10% ～ 20% 的体重上,然后加以保持。不适当的或不切实际的减肥目标很容易失败。在正常情况下,一个人每天可减的能量为 500 ～ 700 千卡,每周体重下降 0.5 ～ 1 千克为宜。可通过以下方法进行。

1. 情志调节　保持情绪的舒畅,尽量别给自己太多压力,情绪好了,自然有助于健康。

2. 饮食调整　适当减少能量、低脂肪(脂肪产生能量低于 30%)和高纤维素膳食,保持蛋白质、液体和其他营养素摄入。注意补充足够的矿物质和多种维生素。同时应注意三餐规律,晚餐早吃、少吃,延长咀嚼时间,不吃高脂零食,杜绝暴饮暴食,控制糖果、糕点、花生、啤酒等食物,宜多吃黄瓜、冬瓜、黄豆、山楂、洋葱、白萝卜和海带等。每天至少饮水 1 200 毫升。

3. 运动疗法　提倡低强度、长时间运动。老年人每日开展 30 分钟中等强度的体力活动,可将这些体力活动一日分为几次,共计 30 分钟。鼓励开展散步、跳舞、养花、种草等活动。可采用耐力器进行耐力运动,循序渐进的耐力训练可增加肌肉的力量,每周开展两三次即可。

4. 中医疗法

(1) 中药内服:多种中药具有减肥降脂的功效,如祛痰利湿的苍术、泽泻、荷叶、薏苡仁等,活血化瘀祛脂的丹参、益母草、生山楂、鸡血藤、川芎等,滋阴降脂的女贞子、墨旱莲、生地黄、何首乌、枸杞子等,益气健脾的黄芪、人参、白术等。

（2）中医外治

泡浴法:采用具有芳香温通类的药物,如藿香、佩兰、桂枝、紫苏叶等加入热水中泡浴。

熏蒸法:熏蒸分为干蒸和湿蒸。熏蒸时可以加入中药,以温通化湿类为主,以促进体内水湿排出。

敷贴法:选取宣肺通便、利水化瘀、行气的腧穴,如神阙(肚脐)、大椎、肺俞、中脘、天枢等,用温热类药物,如白芥子、细辛、杏仁等,研磨后敷贴,或打粉后与油类、脂类混合。

（3）针灸

体针:取穴以腹部的脾经、胃经以及任脉的穴位为主,配穴则需按照辨证取穴的原则,随证取穴。其穴位主要包含:大横、天枢、气海、中脘、下脘、关元、足三里、三阴交、丰隆等。

王不留行籽贴压法:先根据患者的情况选取相应的穴位,用王不留行籽贴压。一般两耳交替进行,2～3天更换1次,10次为1个疗程,需要2～4个疗程。患者每天三餐前30分钟按压耳穴2分钟,以耳部出现热、胀、痛的感觉为佳。

（4）推拿:按摩推拿可以帮助患者疏通经络,促进患者的气血运行,使患者各个器官功能有所改善。可取脾经、胃经、肾经、带脉穴位等进行推拿,以按、摩、推、拿等方式刺激,进而通过患者的相关经脉,达到恢复人体相关组织或器官的功能,达到燃烧脂肪的目的。

第三节　痛风

一、什么是痛风

痛风是由于体内嘌呤代谢紊乱所导致的内分泌疾病,临床常以高尿酸血症以及由高尿酸引起的急性痛风性关节炎为主要表现。该病常反复发作、病程日久、容易形成痛风石沉积、痛风性关节炎,严重者会出现关节畸形改变,并常常累及肾脏,引起慢性弥漫性间质性肾炎和尿酸性肾结石形成。无论是发达国家还是发展中国家,随着人们生活水平的提高,痛风和高尿酸血症的发生率在逐年增加。

家族有痛风病史的老年患者,因劳累、暴饮暴食、食用高嘌呤食物、饮酒等后,出现多以单个跖趾关节,猝然红肿热痛,逐渐痛剧如虎咬,昼轻夜甚,反复发作,可伴发热、头痛等症状,尽快至医院查血尿酸、尿尿酸及血常规,必要时做肾 B 超、肾功能检查等。如果尿酸及血白细胞增高,则考虑痛风。

老年痛风在中医文献记载中归属于"痹证""历节风"等范畴。朱丹溪所著的《格致余论》中曾专门列痛风专篇,并描述道:"痛风者,大率因血受热已自沸腾,其后或涉水或立湿地……寒凉外搏,热血得寒,汗浊凝滞,所以作痛,夜则痛甚,行于阳也。"痹证是由于风、寒、湿、热、痰、瘀等邪气闭阻经络,影响气血运行,导致肢体、筋骨、关节、肌肉等处发生疼痛、重着、酸楚麻木,或关节屈伸不利、僵硬、肿大、变形等症状的一种疾病。病理性质属虚实相兼。治疗应以祛邪通络为基本原则。分别予以祛风、散寒、胜湿、清热、祛痰、化瘀。久痹正虚者,补肝肾、益气血。

二、痛风的分型

根据不同的体质和症状,老年人痛风分为风寒湿痹型、风湿热痹型、痰瘀痹阻型、肝肾阴虚型 4 种类型。

(一)风寒湿痹型

症状:肢体关节疼痛剧烈,肿大畸形,局部无红热,得温痛减,遇寒痛剧,形寒畏冷,小便清。舌质暗淡,苔白腻,脉沉弦。

(二)风湿热痹型

症状:游走性关节疼痛,可涉及一个或多个关节,活动受限,局部灼热红肿,痛不可触,得冷则舒,烦躁口干,小便黄。舌红,苔白腻兼黄,脉偏数。

(三)痰瘀痹阻型

症状:关节疼痛反复发作,日久不愈,时轻时重,呈刺痛,固定不移,或关节肿大,甚至强直畸形,屈伸不利,皮下结节,或关节肌肤紫暗、肿胀,按之较硬,肢体顽麻或重着。舌紫暗或有瘀斑,苔白腻,脉弦或沉涩。

(四)肝肾阴虚型

症状:关节疼痛日久不愈,关节屈伸不利,肌肉瘦削,腰膝酸软或足跟疼痛,或畏寒肢冷,阳痿,遗精,或骨蒸劳热,心烦口干。舌淡,苔白或少津,脉沉细或细数。

三、痛风的中医养生

老年痛风有原发性和继发性两类。原发性痛风除极少数由于体内酶缺陷引起以外,大多数病因不明确,临床常同时伴有高血压、高血脂、糖尿病、肥胖、代谢综合征、冠心病和各种动脉硬化性疾病等,属遗传性疾病。继发性痛风大多由于肾脏疾病、血液系统疾病及药物等引起。痛风为非根治性疾病,需长期终身服药。中医养生法干预对痛风患者生活质量有明显改善作用。

(一)饮食养生

1. 饮食养生的原则　痛风患者要注意"三高"。痛风患者严禁食用高嘌呤食物,如猪肝、猪脑、鸭胗、鸡胗等;一些高糖、高脂肪的食物也要减少摄入。痛风患者可以用饮食疗法来缓解病情。常见食物嘌呤含量分类,据《成人高尿酸血症与痛风食养指南(2024年版)》整理如表12-1所示。

(1)多喝水少喝汤。多喝水可以促进尿酸排出,适当减少患者疼痛。

(2)多吃蔬菜瓜果,如茄子、土豆、竹笋、萝卜、胡萝卜、黄瓜、丝瓜等常见的碱性强的蔬菜。推荐给痛风患者的菜系:黄瓜炒蛋、土豆泥、蒜泥茄子,炒丝瓜。多吃含水分多的蔬菜,稀释尿酸浓度,从而缓解病痛。

(3)每日饮用牛奶。牛奶含有优质蛋白,基本不含嘌呤,适合痛风患者。

表12-1　常见食物嘌呤含量分类

分组	嘌呤含量 (每100克食物)	食物举例
嘌呤含量极高	150～1 000毫克	动物内脏(肝、脑、肾、牛肚、小肠)、紫菜(干)、黄豆、黑豆、绿豆、鲭鱼、贻贝、生蚝、干贝、小鱼干、酵母粉、鸭肝、浓肉汤、凤尾鱼、沙丁鱼、白带鱼、鲢鱼、白鲳鱼、牡蛎、肉精等

续表

分组	嘌呤含量 （每 100 克食物）	食物举例
嘌呤含量较多	75 ～ 150 毫克	牛肉、猪肉、羊肉、草鱼、鲤鱼、干虾仁、鳗鱼、基围虾、鸭胸肉、鹅肉、蛤蜊、兔肉、龙虾、花生、干豌豆、扁豆、麦麸面包、大比目鱼、鲈鱼、贝壳类水产、熏火腿、牛舌、小牛肉、野鸡、鸽子、鹌鹑、鹿肉、火鸡、鳝鱼、淡肉汤、淡肝汤、淡鸡汤、黑鲳鱼、虾等
嘌呤含量较少	30 ～ 75 毫克	燕麦、糙米、豆角、鲜香菇、芦笋、菜花、菠菜、鲜百合、金针菇、鲜木耳、空心菜、青椒、豌豆、豆腐（加工后）、青豆、菜豆、麦片、青鱼、鲱鱼、鲑鱼、金枪鱼、白鱼、螃蟹、火腿、淡牛肉汤、栗子、花豆、豆干、米糠、鱼丸、黑芝麻、红豆、茼蒿、枸杞、杏仁等
嘌呤含量极少	＜ 30 毫克	牛奶、奶酪、鸡蛋、白菜、黄瓜、马铃薯、苹果、大米、冬瓜、番茄、南瓜、胡萝卜、葡萄、草莓、白萝卜、西蓝花、樱桃、酸奶、海参、豆浆、可可、咖啡、茶、果汁饮料、糖果、蜂蜜、精制谷类（富强粉、精米、玉米）、蔬菜（紫菜头、卷心菜、芹菜、茄子、山芋、莴苣、葱头、南瓜）、果酱、瓜子等

2. 对证药膳

（1）风寒湿痹型

牛膝粥：牛膝 20 克，粳米 100 克。牛膝加水 200 毫升，煎至 100 毫升，去渣留汁，入粳米 100 克，再加水约 500 毫升，煮成稀粥。每日早晚温热顿服，10 日为 1 个疗程。

（2）风湿热痹型

防风薏米粥：防风 10 克，薏苡仁 30 克，加水煮至熟，每日 1 剂，连服 1 周。

茯苓粥：茯苓粉 15 克，粳米 30 克。粳米加水煮粥，待粥将成时，调入茯苓粉稍煮，早晚食用。

（3）痰瘀痹阻型

牛膝菊花茶：川牛膝、杭白菊各 5 克。将川牛膝洗净后切片，与杭白菊一同入杯，沸水冲泡后加盖闷 5 ～ 10 分钟即可，每日 1 剂，可连续冲泡，代茶频饮。

寄生桑枝茶:桑寄生 5 克,冬桑枝 3 克。将桑寄生、冬桑枝洗净后切成碎片,沸水冲泡后加盖闷 10 分钟即成。代茶频饮,一般可连续冲泡多次,每日 1 剂。

(4) 肝肾阴虚型

葡萄粥:鲜葡萄 30 克,粳米 50 克。粳米加水,如常法煮粥,粥半熟未稠时,把洗净的葡萄粒加入,再煮至粥稠即可,早晚分食。

首乌粥:何首乌 25 克,粳米 50 克,白糖适量。先将粳米加水煮粥,粥半熟时调入首乌粉,边煮边搅拌,至黏稠时即可,加白糖,早晚分食。

(二)运动养生

对于痛风患者来说,适量的运动能够调节患者体内代谢,加速尿酸排出,但是痛风患者运动时需把握好尺度,一般不参加剧烈运动或长时间体力劳动,例如打球、跳跃、跑步、爬山、长途步行、旅游等。

这些剧烈、持续时间长的运动可使患者出汗增加,血容量、肾血流量减少,尿酸、肌酸等排泄减少,出现高尿酸血症。因此,痛风患者要避免剧烈运动和长时间的体力活动。

痛风发作时应停止体育锻炼,即使是轻微的关节炎发作也应暂时中止锻炼,直到恢复后再考虑重新锻炼。

(三)中医外治法养生

1. 刺血疗法 通过放出症状较明显的关节肿胀处的血液,使内部压力明显改善,旧血去新血生,不但可以改善局部循环,还能促进炎性渗出物的排出,有利于淤积尿酸的代谢。

以疼痛部位局部取穴为主,配合阴陵泉、曲池等穴位,健脾利湿、泄热化浊,外加疼痛部位所属经脉的井穴,用三棱针点刺放血,每次选取 2～3 个穴位,挤出少量血。每日 1 次,连续治疗 7 天。

2. 针灸

(1) 针刺:取穴阴陵泉、足三里、大都、太白、内庭、血海、丰隆等。

(2) 电针:取穴足三里、三阴交、阴陵泉、阿是穴,施以电针。

(3) 火针:取穴陷谷、太冲、行间、地五会、内庭等,配以局部阿是穴。

(4) 梅花针:取穴曲池、阳陵泉、丘墟、阳池等穴进行局部针刺。

3. 灸疗法　刺血配合灸疗,即选取红肿热痛最明显的关节,刺络放血后配合艾灸,每天灸 1 次,每 15 ~ 20 分钟,以局部皮肤潮红为度,共治疗 10 天。

4. 中药贴敷疗法　应用清热解毒、除湿定痛及促进透皮吸收之剂组成痛风膏,视患处部位大小将膏药平摊于患部,定期换药。

第四节　骨质疏松症

一、什么是骨质疏松症

老年性骨质疏松症是由于年龄的增加而引起的成骨细胞介导的骨组织退行性改变、骨质中的钙逐渐流失、骨量减少等变化而导致的骨质疏松,是生理衰老在骨骼方面的一种特殊表现。随着我国社会老龄化进程的加速,骨质疏松症的发病率不断上升,严重影响着老年人的身体健康和生活质量。

中医学将原发性骨质疏松症归属于"骨痿""骨痹""骨枯"等范畴,主要是由于肾精不足、骨失滋养导致的全身骨骼慢性退行性疾病。

疼痛、脊柱变形和脆性骨折是老年人骨质疏松症典型的临床表现。但许多骨质疏松症患者早期往往无明显的自觉症状,常常在骨折后 X 线或骨密度检查时才发现已有骨质疏松改变。有过脆性骨折的患者即可诊断为骨质疏松症。

老年人的骨质疏松症病机主要在肾精亏虚,中医提出"肾藏精""肾主骨"理论,病性有虚有实,然总归于精亏髓减,骨失所养。各种原因导致肾精不足、肾阳亏虚、肝肾阴虚、脾胃虚弱、脾肾阳虚、肾虚血瘀及血瘀气滞等,则均可导致该病的发生与发展。

二、骨质疏松症的分型

根据不同的体质和症状,老年人骨质疏松症临床常见肾阳虚型、肝肾阴虚型、脾肾阳虚型、肾虚血瘀型、脾胃虚弱型、血瘀气滞型 6 种类型。

(一)肾阳虚型

症状:腰背冷痛,酸软乏力,驼背弯腰,活动受限,畏寒喜暖,遇冷加重,尤以下肢为甚,小便频多。舌淡苔白,脉弱等。

(二) 肝肾阴虚型

症状:腰膝酸痛,手足心热,下肢抽筋,驼背弯腰,两目干涩,形体消瘦,眩晕耳鸣,潮热盗汗,失眠多梦。舌红少苔,脉细数等。

(三) 脾肾阳虚型

症状:腰膝冷痛酸软,双膝行走无力,弯腰驼背,畏寒喜暖,面色㿠白,腹胀,食少便溏。舌淡胖,苔白滑,脉沉迟无力等。

(四) 肾虚血瘀型

症状:腰脊刺痛,腰膝酸软,下肢痿弱,步履艰难,耳鸣。舌质淡紫,脉细涩等。

(五) 脾胃虚弱型

症状:形体瘦弱,肌软无力,食少纳呆,神疲倦怠,大便溏泄,面色萎黄。舌质淡,苔白,脉细弱等。

(六) 血瘀气滞型

症状:骨节刺痛,痛有定处,痛处拒按,筋肉挛缩,骨折,多有骨折史。舌质紫暗,有瘀点或瘀斑,脉涩或弦等。

三、骨质疏松症的中医养生

老年人骨质疏松症,因其发病缓慢、症状不明显,多不能引起人们的足够重视。若出现骨折,可严重影响健康,甚至致残、致死。因此,预防是关键所在。"治未病"理论最早在《黄帝内经》诸多篇幅中体现,其"未病先防、既病防变、瘥后防复"的思想在预防骨质疏松症中充分发挥了中医学的特色和优势。

(一) 饮食养生

1. 饮食养生的原则

(1) 均衡膳食,增加营养:应适量补充蛋白质、钙质,同时补充维生素A、维生素 D、维生素 C 等。适当吃一些维生素 C 含量丰富的蔬菜和水果。多样化饮食,戒除烟酒。

(2) 防止蛋白质及矿物质成分被破坏:尽量选择清淡易消化的食物;烹

调方法上尽量采用水煮、蒸、焖等方法；少使用煎、炸、烤的方法。戒烟、戒酒、戒浓茶、少喝含咖啡因类饮料,减少食盐摄入,以保存体内钙质。饮食中需要保证适当磷的摄入,每天 1 ～ 1.5 克。维持食物正常的钙磷比值,当比值＜1∶2 时,会使骨骼中的钙溶解和脱出增加。

2. 对证药膳

(1) 肾阳虚型

仙茅炖肉:仙茅、金樱子各 15 克,肉适量(不宜用牛肉)。将两药洗净捣碎布包,与肉同炖 1 ～ 2 小时。食肉喝汤,每日 2 次。

猪脊骨羹:取猪脊骨 1 具,洗净剁碎;枸杞子 6 克,甘草 10 克,两味中药以纱布包扎,与猪脊骨一同放入锅中,加水适量,小火炖煮 4 小时即可。服法:分顿食用,食用量适中。

(2) 肝肾阴虚型

枸杞苡米粥:枸杞子 10 克,骨碎补 15 克,续断 10 克,薏苡仁 50 克。加水共煮食用。

猪肉枸杞汤:枸杞子 15 克,猪肉适量。分别洗净,猪肉切片,加水共煮汤食用。

(3) 脾肾阳虚型

羊脚杜仲汤:羊脚 250 克,杜仲 20 克,生姜 1 块,红枣 5 个(去核)。杜仲洗干净,羊脚洗干净后切块焯水,再用姜块、油爆炒后,加红枣和水煲两小时,煲好后放油、盐调味食用。

(4) 肾虚血瘀型

当归生姜羊肉汤:当归 20 克,生姜 12 克,羊肉 300 克。加水共煮汤食用。

(5) 脾胃虚弱型

茯苓牡蛎饼:取茯苓细粉、米粉、羊骨细粉、生牡蛎细粉,加水适量,和成面团,擀成薄片,在面片上刷上油、盐;卷好,揪成小剂子,做成小饼,烙熟即可。

(6) 血瘀气滞型

当归炖牛排:当归 10 克,骨碎补 15 克,续断 10 克,新鲜牛腩或者新鲜牛排 250 克,加水共煮汤食用。

当归炖土鸡:当归 10 克,骨碎补 15 克,老母鸡 1 只,加水小火炖熟。

(二) 运动养生

适量运动可以降低中老年人的骨丢失速度,并通过增加骨负荷的方式刺激骨形成、维持成年骨骼的骨量。中老年人的运动要尽量在户外进行,因为晒太阳时可增加对体内钙的吸收及体内合成维生素。每天 1～2 小时的日光照射是产生足量维生素 D 的有效保证。运动要坚持适当、持续的原则,避免运动过量造成肌肉、骨骼损伤,以促进食欲、有益于睡眠为原则。可选择的运动如慢跑、散步、八段锦、太极拳等,也可以进行园艺劳动、爬楼梯、跳舞、广播操等柔韧性的训练,使得骨细胞活动得到刺激。运动强度应适宜,避免剧烈运动,出现劳累、出汗等需立即中止。

(三) 中医外治法养生

1. 推拿　点按肾俞、足三里、三阴交、关元、中脘、胃俞、脾俞、太溪、志室等穴位,并配合掌推腰背部等其他推拿治疗手法予以治疗,每天 1 次,治疗持续 5 周。

2. 针灸　取脾俞、肾俞、关元、足三里、命门以及痛处阿是穴,得气后留针 15 分钟。

3. 灸法　予以大杼、命门、脾俞、肾俞、悬钟、足三里、太溪针刺,并以 2 厘米艾条插于针灸针柄部施以艾灸,3 壮艾灸为 1 次,隔日 1 次,治疗时间持续 3 个月。

附:一分钟自我检测骨质疏松

您是潜在的骨质疏松症患者吗? 下面的 1 分钟自我测试是国际骨质疏松基金会推荐的,请回答"是"或"否"。

1. 您的父母双亲中有没有轻微碰撞或者跌倒就会发生髋部骨折的情况?

2. 您是否曾经因为轻微的碰撞或者跌倒就会伤到自己的骨骼?

3. 经常连续 3 个月以上服用可的松、泼尼松等激素类药品吗?

4. 您的身高是否降低了 3 厘米？

5. 您经常过度饮酒吗（超过安全限度）？

6. 您每天吸烟超过 20 支吗？

7. 您经常患痢疾腹泻吗（由于腹腔疾病或者肠炎而引起）？

8. 您是否在 45 岁之前就绝经了？

9. 您是否有过连续 12 个月以上没有月经（除了怀孕期间）？

如果您的答案有部分或者全部为"是"，说明您可能存在骨质疏松的危险，但这并不证明您就患了骨质疏松症。是否患有这种病症需要专业医师进行骨密度测试来得出结论，而且这种病是容易诊断和治疗的。

第五节　甲状腺功能减退症

一、什么是甲状腺功能减退症

甲状腺功能减退症，简称"甲减"，是由于各种原因导致甲状腺激素合成和分泌减少，或组织作用减弱导致的全身代谢减低综合征。本病好发于女性、年龄超过 60 岁的老年人，以及有家族史或自身免疫性疾病史的人群。其患病率因诊断标准、年龄、性别、种族、地域碘含量的变化而不同。

老年人甲减在中医多属于"虚劳""水肿"的范畴。虚劳即脏腑功能衰退，气血阴阳亏损。老年人甲减起病隐匿，仅少部分患者有特殊临床表现和体征——疲劳、迟钝、抑郁、肌痛、便秘和皮肤干燥等，但有时即使有上述表现，也常被误以为是衰老的表现，而不被注意和重视，以致漏诊。

老年人甲减的致病因素不一，但总体来看，主要以先天之本不足及后天调养顾护失宜为主。《圣济总录》指出石、泥得之以山水饮食，忧、劳、气得之以七情。老年人年过半百，肾气渐衰。肾阳虚衰则不能鼓动五脏之阳，中焦阳气不足、脾气亏虚。因此，本病以本虚标实为主，其本责之于虚损，多见脾肾阳虚之证，常波及心、肝等脏，可见心肾阳虚、肝气郁滞等，其标则多责之于痰饮、气滞、血瘀等病理产物。结合现代流行病学调查，甲减与饮食、情志、地域因素存在很大的关联。同时，甲状腺手术、碘 -131 治疗、部分药物等医源性破坏可致老年人阴阳受损、脏腑失养而见本病。

二、甲状腺功能减退症的分型

根据不同的体质和症状,老年人的甲减常见肾阳虚型、脾肾阳虚型、心肾阳虚型、阳虚湿盛型、气血两虚型、水邪凌心型、血瘀痰阻型7种类型。

(一)肾阳虚型

症状:畏寒,面色㿠白,腰膝酸冷,小便清长或遗尿,水肿,腰以下为甚。舌淡苔白,尺脉沉细或沉迟。

(二)脾肾阳虚型

症状:形寒肢冷,面色㿠白,消瘦神疲,少腹冷痛,小便频数,余沥不尽,或小便不利,面浮肢肿,阳痿。舌质淡胖边有齿痕,脉沉迟而弱。

(三)心肾阳虚型

症状:形寒肢冷,心悸怔忡,尿少身肿,身倦欲寐,唇甲青紫。舌质暗淡,苔白滑,脉微沉。

(四)阳虚湿盛型

症状:除具有脾肾阳虚之证候外,兼见周身水肿,以双下肢为甚,小便量少,胸腹满闷,周身沉重,酸软无力。舌体胖大而淡嫩,苔白腻,脉沉迟无力。

(五)气血两虚型

症状:神疲乏力,气短懒言,反应迟钝,面色萎黄,纳呆,便溏,手足欠温。舌淡,苔薄,脉细弱。

(六)水邪凌心型

症状:除阳虚证候外,伴胸闷憋气,心悸怔忡,咳嗽气喘,动则加重,双下肢肿甚,小便短少。舌淡苔白,脉沉迟、细弱。

(七)血瘀痰阻型

症状:除具有阳虚证候外,兼见皮肤粗糙,肢体麻木。舌质紫暗或有瘀斑,脉沉、迟、涩。

三、甲状腺功能减退症的中医养生

老年人甲减为本虚标实之病,病程进展缓慢,部分患有甲减的老年人缺乏典型症状,存在一定程度的漏诊或误诊。此病可导致心脑血管系统、消化系统、血液系统等病变,甚至发生甲减危象。老年人在日常养生中,一定要了解该病的标本,急则救标,缓则调本。平时养成良好的生活习惯,治疗相关的原发疾病,如自身免疫性疾病、恶性贫血、既往甲状腺疾病或功能异常等。因此,老年人要定期体检,当无故感到疲倦或任何其他甲减的症状,如颜面水肿、皮肤干燥、便秘、精神异常等影响正常的生活,应及时就医,进行全面的评估和诊断。

甲状腺功能减退症老年人的日常养生,一般包括饮食养生、起居养生、情志养生、外治养生四部分。

(一) 饮食养生

1. 饮食养生的原则

(1) 不自行服用含有甲状腺激素的保健品。

(2) 保持适当的碘摄入量,不缺乏、不过量。

(3) 控制脂肪摄入:甲减时,血脂增高程度与血清促甲状腺激素水平呈正相关。患有甲减的老年人常有高脂血症,故饮食中脂肪摄入控制在总热能的 20% 左右,限制摄入五花肉等高脂肪的食物。甲减老年人血浆胆固醇代谢较慢,血浆胆固醇浓度升高,三酰甘油和 β - 脂蛋白均增高,故应限食富含胆固醇的食物,如动物内脏、蛋黄、奶油等。

(4) 补充丰富的维生素和膳食纤维:丰富的维生素对调节机体生理功能有着积极的作用,因此,必须供给充足,特别是 B 族维生素。为纠正便秘,饮食中膳食纤维供给量应充足。粗杂粮、新鲜蔬菜和水果含有丰富的维生素和膳食纤维,可尽量选用。

(5) 供给足量蛋白质:每人每天蛋白质量至少超过 20 克才能维持人体蛋白质平衡,患有甲减的老年人小肠黏膜更新速度减慢,消化液分泌腺体受影响酶活力下降,白蛋白下降,故应补充必需氨基酸供给足量蛋白质,改善病情。

(6) 海带、紫菜:预防或辅助食疗因缺碘引起的甲减。

(7) 动物肝脏:辅助纠正贫血。

2. 对证药膳

(1) 肾阳虚型

当归羊肉汤:精羊肉 90 ～ 120 克,当归 10 ～ 15 克,生姜 3 片。同煮,食肉喝汤,每天 1 次。

(2) 脾肾阳虚型

人参北芪炖乳鸽:红参 10 克,黄芪 30 克,乳鸽 1 只(约 50 克)。将乳鸽宰杀去毛、内脏,切块。黄芪加水煮沸后约 10 分钟,与红参、乳鸽共放入炖盅内,隔水炖 3 小时,调味后吃肉饮汤。

(3) 心肾阳虚型

生脉桂圆粥:龙眼肉 50 克,人参、五味子各 6 克,麦冬 10 克,粳米 100 克。共加水适量熬粥。每日 1 剂,分 2 次服食。

(4) 阳虚湿盛型

淫羊藿茯苓炖鹌鹑:淫羊藿 30 克,茯苓 30 克,鹌鹑 1 只。宰杀鹌鹑去毛,除去内脏,洗净后切块,与药材共同放入炖盅内,隔水炖 3 小时,调味,吃肉饮汤。

(5) 气血两虚型

黄芪当归乌鸡汤:黄芪 30 克、当归 10 克、乌鸡半只(约 500 克)、红枣 6 枚、生姜 3 片。乌鸡洗净焯水,与黄芪、当归、红枣、生姜同炖 1.5 小时,加盐调味,分次食用。

花生红枣汤:花生米 30 克,红枣 10 枚,龙眼肉 5 枚。同煮烂,加入冰糖适量,吃花生米、枣,喝汤,每日 1 次。

(6) 水邪凌心型

茯苓薏仁鲤鱼汤:茯苓 30 克、薏苡仁 50 克、鲤鱼 1 条(约 400 克)、冬瓜 200 克。鲤鱼去鳞洗净,与茯苓、薏苡仁、冬瓜块同煮 1 小时,加葱白少许,饮汤食鱼。

(7) 血瘀痰阻型

山楂荷叶饮:取山楂 15 克,荷叶 12 克,水煎代茶。

(二) 起居养生

起居有时,顺时养阳。中医认为,甲减的主要病机为先天不足和后天失养,造成脾肾阳气不足、脏腑功能衰减。春夏应是阳气增长、旺盛的季节,但甲减的老年人因为黏多糖等在组织和皮肤中堆积,自觉肌肉和关节疼痛、肿胀不适,表现为"懒""胖""弱"等不适;甲状腺激素分泌异常使骨代谢障碍、骨量减少,导致骨转化减慢,进而引起骨质疏松。对此,甲减老年人应于春季早点起床,进行低强度的运动锻炼,同时应尽量多地接受阳光的沐浴。

可酌情选择轻柔舒缓的有氧运动,如甩手、捶背、散步、太极拳等锻炼方法,以缓解"春困""夏乏"不适,预防和改善骨质疏松。春分时节,气温回升很快,但还会出现倒春寒的情况。甲减的老年人比一般的人更容易怕冷受寒感冒,除了及时调整甲状腺激素的替代剂量,更应当注意天气变化。《寿世青编》指出,养生需慎起居,包括居处宜忌和寝室宜忌。他提出养生居处要明暗适度,阴阳调和,心目安适则身体安泰,同时寝室需"凡人卧床常令高,则地气不及,鬼吹不干"。良好的起居环境有利于老年人养生防病、保健延年。

(三) 情志养生

舒缓情志,顺时平衡。患有甲减的老年人需要常年服药,心理压力较大。部分老年人因为未能及时就医,或缺少养生保健指导,常表现情绪低落烦躁、生闷气、焦虑等,最终可引发抑郁症,甚至损害大脑功能,严重者可出现痴呆,甚至昏睡等。因此,家属应该多关心,使其感到温暖和关怀,增强老年患者战胜疾病的信心。部分甲减患者可出现严重的焦虑症状甚至人格改变。家属可以多了解其心理状态及变化,预防自伤甚至自杀发生。

(四) 中医外治法养生

1. 推拿

(1) 按揉足底甲状腺反射区:甲状腺的足底反射区位于双足足底跗趾与第 2 趾蹼处沿第 1 跖骨头向内呈"L"形带状区。甲状腺足底反射区的按摩方法:一手握足,另一手以拇指固定,示指弯曲呈镰刀状,以示指内侧缘施力,由下向上按摩,力度以反射区产生酸痛为宜。每次按摩 3 分钟左右,一天 3 ～ 5 次。

(2) 按揉大椎、肺俞、膈俞、脾俞、肾俞法:请专业医师或技师操作。操作者以拇指按揉法在诸穴按揉,有酸痛感为宜,每个穴位约 3 分钟。

2. 针灸治疗

(1) 体针疗法:主穴取合谷、内关、关元、三阴交、足三里,均要取双侧。

以上穴位可分为关元、内关、三阴交与气海、合谷、足三里两组,交替使用,每日或隔日1次。配穴取命门、肾俞、脾俞、阳陵泉、胃俞、风池,留针时间15～20分钟,行针2～3次。

（2）耳针疗法:取交感、神门、内分泌、肾上腺、皮质下、肾,均取双侧。以上穴位可以分为两组,交替使用,留针30分钟,每隔10分钟行针1次。

3. 药物贴敷　蛇床子300克,吴茱萸、甘松各100克,怀牛膝150克,肉桂、半夏各100克,淫羊藿、肉苁蓉各150克,白术200克,川椒、附子、干姜、木香、木瓜各100克等。制备:混合上述中草药,将其研磨成细末,然后使用100目筛过滤,添加适量蜂蜜、生姜汁,搅拌后调制成糊状,最后制作成大小相同的药饼,直径约1厘米大小。

①贴敷穴位:第11胸椎棘突下旁开1.5寸的双侧脾俞穴、位于第2腰椎棘突下旁开1.5寸的双侧肾俞穴、第2腰椎棘突下凹陷中的命门穴;②贴敷法:将药贴分别贴敷于上述5个穴位,贴敷时间一般为6～8小时,每日1次。

第十三章
老年神经、精神疾病自我调养

第一节　脑梗死

一、什么是脑梗死

脑梗死，又称"缺血性卒中"，系由各种原因所致的局部脑组织区域血液供应障碍，导致脑组织缺血缺氧性病变坏死，进而产生临床上对应的神经功能障碍表现。

脑梗死具有较高的发病率、病死率、致残率和复发率，是老年人常见病及多发病。其常合并有动脉硬化、高血压、高脂血症或糖尿病等危险因素或对应的全身性非特异性症状。脑梗死的前驱症状无特殊性，部分患者可能有头昏、一时性肢体麻木、无力等短暂性脑缺血发作的表现。而这些症状往往由于持续时间较短和程度轻微而被患者及家属忽略。脑梗死发病起病急，多在休息或睡眠中发病，其临床症状在发病后数小时或 1～2 天达到高峰。

老年人脑梗死在中医被称为"卒中""中风"等。《素问玄机原病式·六气为病》提道："暴病暴死，火性疾速故也，斯由平日衣服饮食，安处动止，精魂神志，性情好恶，不循其宜，而失其常，久则气变兴衰而为病也。或心火暴甚而肾水衰弱，不能制之，热气怫郁，心神昏冒，则筋骨不用，卒倒而无所知，是为僵仆也。甚则水化制火，热甚而生涎，至极则死，微则发过如故，至微者，但眩瞑而已，俗云暗风。由火甚制金，不能平木，故风木自甚也。"中风的发生，主要因素在于患者平素气血亏虚，与心、肝、肾三脏阴阳失调，加之忧思恼怒，或饮酒饱食，或房室劳累，或外邪侵袭等诱因，以致气血运行受阻，肌肤筋脉失于濡养，或阴亏于下，肝阳暴涨，阳化风动，血随气逆，挟痰挟火,横窜经隧,蒙蔽清窍,而形成上实下虚,阴阳互不维系的危急证候。

二、脑梗死的分型

根据不同的体质和症状,老年人脑梗死分为中经络和中脏腑两种。中经络又可分为肝阳暴亢、风火上扰型,风痰瘀血、痹阻脉络型,痰热腑实、风痰上扰型,气虚血瘀型,阴虚风动型 5 种类型;中脏腑又可分为风火上扰型、痰湿蒙窍型、痰热内闭型、元气败脱型 4 种类型。

(一) 中经络

1. 肝阳暴亢,风火上扰型 症状:半身不遂,偏身麻木,舌强言謇,或口舌㖞斜,眩晕头痛,面红目赤,口苦咽干,心烦易怒,尿赤便干。舌质红或绛,苔薄黄,脉弦有力。

2. 风痰瘀血,痹阻脉络型 症状:半身不遂,舌强言謇或不语,口舌㖞斜,偏身麻木,头晕目眩。舌质暗淡,苔薄白或白腻,脉弦滑。

3. 痰热腑实,风痰上扰型 症状:半身不遂,偏身麻木,舌强言謇或不语,口舌㖞斜,腹胀,便干便秘,甚至几日不解,头晕目眩,咳痰或痰多。舌质暗红或暗淡,苔黄腻,脉弦滑或偏瘫侧弦滑而大。

4. 气虚血瘀型 症状:半身不遂,舌强言謇或不语,口舌㖞斜,偏身麻木,面色㿠白,气短乏力,口流涎,汗自出,心悸,便溏,手足肿胀。舌质暗淡,舌苔薄白或白腻,脉沉细,细缓或细弦。

5. 阴虚风动型 症状:半身不遂,舌强言謇或不语,口舌㖞斜,偏身麻木,烦躁失眠,眩晕耳鸣,手足心热。舌质红绛或暗红,少苔或无苔,脉细弦或细弦数。

(二) 中脏腑

1. 风火上扰型 症状:神识恍惚、迷蒙,半身不遂,平时多有眩晕、麻木之症,肢体强痉拘急,颜面潮红,便干便秘。舌质红绛,苔黄腻而干,脉弦滑而数。

2. 痰湿蒙窍型 症状:神昏,半身不遂,肢体松懈瘫软不温,甚则四肢逆冷,面白唇暗,痰涎壅盛。舌质暗淡,舌苔白腻,脉沉滑或沉缓。

3. 痰热内闭型 症状:神昏或昏愦,半身不遂,起病急骤,鼻鼾痰鸣,肢体强痉拘急,项强身热,躁扰不宁,甚则手足厥冷,频繁抽搐,偶见呕血。舌质红绛,舌苔褐黄而干,脉弦滑数。

4. 元气脱败型 症状:突然神昏或昏愦,肢体瘫软,手撒肢冷汗多,重则周身湿冷,二便自遗,舌卷囊缩,目合口开,气息低微。舌质紫暗,苔白腻,脉沉缓或沉微或脉微欲绝。

三、脑梗死的中医养生

脑梗死是在人体气血内虚的基础上,多因劳倦内伤、忧思恼怒、嗜食厚味及烟酒等诱发,以脏腑阴阳失调,气血逆乱,直冲犯脑,形成脑脉痹阻或血溢脑脉之外,临床上以突然昏仆,半身不遂,口舌喝斜,不语或语言謇涩,偏身麻木为主症,并具有起病急、变化快的特点。

脑梗死老年人的日常养生,一般包括饮食养生、运动养生、情志养生三部分。

(一) 饮食养生

过食肥甘醇酒,脾失健运,聚湿生痰,痰郁化热,引动肝风,夹痰上扰,可导致脑梗死的发生。

1. 饮食养生的原则

(1) 低盐低脂低嘌呤饮食:脑梗死主要是脑血管动脉硬化引起的,因而低盐、低脂、低嘌呤饮食有助于控制病情的进展。譬如全脂乳制品、奶油、肥猪肉、动物肝脏等都含有丰富的油脂,而且不易被人体消耗,反而会逐渐在体内蓄积,产生血管狭窄、硬化的表现,最终导致脑梗死。因而对于脑梗死患者,应予以清淡、低脂、适量蛋白质、高维生素、高纤维食物,少食多餐,不可食用动物内脏、动物油类,每日食盐量不超过 6 克,多吃蔬菜、水果。

(2) 告别不良饮食习惯:吸烟、饮酒都是导致脑梗死发生的危险因素。研究发现,尼古丁可以引起血管收缩,使血压增高,血液黏稠度增加,促使血管狭窄、硬化,导致脑梗死发生。大量饮酒可引起血液中三酰甘油、胆固醇、低密度脂蛋白升高,造成血液黏稠。因此,戒掉吸烟、饮酒等不良嗜好非常重要。

(3) 有利于血管健康,适合老年人的食物举隅:①海带和紫菜去盐化后,可以提供丰富的不饱和脂肪酸,对脑梗死的预防是非常有帮助的。②黑木耳能够减少血液凝块,减轻动脉粥样硬化,从而有利于预防和治疗冠心病等相关疾病。③猕猴桃富含精氨酸,可有效改善血液流动,阻止血栓形成。④柑橘含有大量的抗氧化剂成分,经常食用有利于预防血栓形成,也可进一步预防心脑血管等方面的相关疾病。⑤山楂可起到促进血液循环、软化血管及降低血压、血脂等作用。山楂吃法多样,包括泡茶、熬汤、煮粥等几种方式。

2. 对证药膳

中经络分型药膳

(1) 肝阳暴亢,风火上扰型

天麻钩藤炖鱼头:天麻 15 克、钩藤 10 克(后下)、鳙鱼头 1 个(约 500 克)、豆腐 200 克、生姜 5 片。鱼头煎至微黄,与天麻、生姜同煮 1 小时,最后 5 分钟加入钩藤、豆腐,调味后饮汤食肉。

(2) 风痰瘀血,痹阻脉络型

白芥子陈皮鲫鱼汤:白芥子 10 克(包煎)、陈皮 15 克、鲫鱼 1 条(约 400 克)、白萝卜 200 克。鲫鱼煎后与诸药同煮 40 分钟,去白芥子包,食鱼饮汤。

(3) 痰热腑实,风痰上扰型

瓜蒌决明子粥:全瓜蒌 20 克、决明子 15 克、莱菔子 10 克、粳米 100 克。三药煎煮取汁,与粳米同煮成粥,每日 1 剂,分 2 次空腹服。

(4) 气虚血瘀型

黄芪三七炖乌鸡:黄芪 30 克、三七粉 5 克(冲服)、乌鸡半只(约 500 克)、红枣 6 枚。乌鸡焯水与黄芪、红枣炖 1.5 小时,兑入三七粉搅匀,加盐调味。

(5) 阴虚风动型

百合龟板炖瘦肉:龟板胶 10 克(烊化)、百合 30 克、生地黄 20 克、猪瘦肉 150 克。瘦肉与百合、生地黄炖 1 小时,熄火前加入龟板胶融化,分次食用。

中脏腑分型药膳

(1) 风火上扰型

羚羊角竹沥饮:羚羊角粉 1 克(冲服)、鲜竹沥 50ml、梨汁 100ml。竹沥与梨汁混合加热,冲服羚羊角粉,每日 1 剂,分 2 次服。

（2）痰湿蒙窍型

石菖蒲茯苓薏仁羹:石菖蒲 10 克、茯苓粉 30 克、薏苡仁 50 克、生姜汁 5ml。石菖蒲煎汁,与薏苡仁煮至软烂,加茯苓粉、生姜汁搅匀成羹,鼻饲或少量频服。

（3）痰热内闭型

安宫牛黄蒸梨:人工牛黄粉 0.3 克(冲服)、雪梨 1 个(挖核)、川贝母粉 5 克。川贝母粉填入梨中蒸熟,食用时冲服牛黄粉,每日 1 次(急性期辅助用)。

（4）元气脱败型

参附回阳汤:红参 10 克(另煎)、熟附子 6 克(先煎 1 小时)、干姜 5 克、粳米 50 克。附子、干姜煎煮 1 小时后入红参汁、粳米煮稀粥,鼻饲或少量温服。

（二）运动养生

1. 持之以恒,循序渐进　老年人运动养生一定要从低强度的轻柔运动开始。脑梗死严重的老年人,病情重,恢复慢,在平时的运动养生中,一定要循序渐进。在脑梗死急性期的患者,应尽量减少活动,将患者置于功能位,定期翻身,做被动运动。病情相对较轻的患者,可以从语言训练开始。应当鼓励患者多讲话,按照语言发育顺序依次耐心练习,如先进行漱口等锻炼,再进行"啊""喔"等元音练习,而后逐渐成词,最后成句。在肢体训练方面,定时完成每天规定的动作和次数。一定要注意动作的规范程度,并且合理地使用各类助行工具。唇角流涎者应每日坚持鼓腮、示齿等动作,并自己按摩患侧面颊。

持之以恒是所有运动遵循的原则,运动间断可使人气血运行不畅,增加脑梗死的危害。

2. 加强体育锻炼,强壮正气　太极拳讲究心、手、呼吸协调统一,"以心行气,务令沉着……以气运身,务令顺随……发劲须沉着松静,专注一方。立身须中正安舒,支撑八面。"要求练习者心境平和,松静自然,呼吸深长,动作跟随手转,步随身换。长期练习,对情志、阴阳平衡、气血经络运行都有积极作用。老年人在步行无不适的基础上适当增加太极拳练习,每次先步行 5 ～ 10 分钟,再开始学习简易太极拳,过程中依然监测血压、脉搏的变化,逐渐进步。

3. 运动养生的注意事项　对于老年人来说,运动养生要注意量力而行,适可而止,将安全放在第一位。除了运动过程中动作轻柔和缓,还应注意不要出大汗,不要在天气不好时出门锻炼,适当增减衣物,防止外感。

老年人脏腑薄脆,精气匮乏,容易感受外邪侵袭,因此,每日运动前要热身,调动阳气,运动后要避风寒,喝温热水,避免竞技比赛运动。

(三) 情志养生

对脑梗死患者,情志调和能够有效地提高患者的幸福感,对疾病的康复有积极的作用。

1. 调畅气机,保持心情舒畅　刘完素在《素问玄机原病式》中认为"心火暴甚"是中风的根本。因此,在脑梗死患者的康复过程中,保持患者情绪稳定,气机调畅尤为重要。老年人心情烦闷时,应当通过适当的方式发泄,达到气机舒畅,情志稳定。

2. 减少暴怒,劳逸适度　过度的生气暴怒会导致肝阳上亢引发肝风内动,平时注意不要因为一些小事生气着急,早睡早起保持良好的作息。注意适度有节,劳逸结合。

3. 培养兴趣,闲情逸致　情绪不佳,心情低沉会导致身体免疫力下降,对人的身体健康造成消极影响。因此,老年人要善于排遣忧伤,树立积极的生活理念,当遇到烦恼的事情时,可以通过移情转志的方法,参加一些老年人适宜的活动,譬如打太极、插花等。这些活动对体力要求不大,也能舒展情志,促进疾病的康复。

(四) 中医外治法养生

1. 推拿　推拿适用于中风急性期或恢复期的半身不遂,尤其是半身不遂的重证。其手法为推、按、捻、搓、拿、擦。取穴有风池、肩井、天宗、肩髃、曲池、手三里、合谷、环跳、阳陵泉、委中、承山。以患侧颜面、背、四肢为重点。

2. 药物外用

方 1:九藤饮加减。鸡血藤 15 克,络石藤 10 克,海风藤 10 克,石南藤

10 克,三棱 6 克,莪术 10 克,防己 10 克,透骨草 15 克,桑枝 30 克,草红花 10 克。煎汤,外洗患肢,每日 1 ～ 2 次。

方 2 :复元通络液。鸡血藤 15 克,当归 10 克,川芎 10 克,桑枝 30 克。用水浸 30 分钟,煎煮 40 分钟,将患肢浸泡药液中外洗,每日 1 ～ 2 次。

第二节　脑出血

一、什么是脑出血

脑出血系指非外伤性脑实质内血管破裂引起的出血。血液从破裂的血管直接进入脑组织。绝大多数老年人脑出血是高血压伴发的脑小动脉病变在血压骤升时破裂所致,以深部穿通支小动脉出血最常见。老年人脑出血在脑卒中各亚型中发病率仅次于脑梗死,居第二位。急性期病死率为 30% ～ 40%,是急性脑血管病中病死率最高的疾病。

老年人脑出血属于"中风"范畴,与"大厥""仆击"等相关。《素问·生气通天论》云:"阳气者,大怒则形气绝,血菀于上,使人薄厥。"《素问·调经论》云:"血之与气,并走于上,则为大厥,厥则暴死,气复返则生,不返则死。"对于老年人来说,高血压属于脑出血的高危因素,急性起病,通常在活动和情绪激动时突然发病,多无预兆。临床症状常在数分钟至数小时达到高峰,少数可在安静状态下发病。临床症状、体征因出血部位和出血量不同而异。

中医理论认为,肝肾阴虚是老年人脑出血发病的基础。肝肾之阴虚于下,则肝阳易亢于上,复加劳倦内伤、情志过极、饮酒饱食、用力过度、气候骤变等,致阳化风动,血随气逆,痰随风动,导致血溢脑脉之外,引起昏仆不遂,发为本病。气血逆乱、上犯于脑、血溢脉外为基本病机。

二、脑出血的分型

根据不同的体质和症状,老年人脑出血可分为急性期和恢复期。急性期又有中经络和中脏腑。中经络有风痰入络型、风阳上扰型、阴虚动风型 3 种类型,中脏腑有闭证(痰热腑实型、痰火瘀闭型、痰浊瘀闭型)和脱证(阴竭阳亡型);恢复期有风痰瘀阻型、气虚络瘀型、肝肾亏虚型 3 种类型。

(一) 中经络

1. 风痰入络型　症状:老年患者肌肤感觉异常,手足麻木,突然发生口眼喎斜,语言不清,口角流涎,甚至半身不遂,或兼见手足拘挛强直,关节酸痛等症。舌苔薄白,脉浮数。

2. 风阳上扰型　症状:老年患者平素面色醉红,伴头晕头痛,耳鸣目眩,突然发生口眼喎斜,言语不清或失语,或手足沉重,甚则半身不遂等症。舌质红苔黄,脉弦。

3. 阴虚风动型　症状:老年患者多身体消瘦,平素头晕耳鸣,腰酸,突然发生口眼喎斜,言语不清,手指抽动,甚或偏瘫。舌质红,苔腻,脉弦细数。

(二) 中腑脏

1. 闭证　闭证的主要症状是突然昏迷,神志不清,牙关紧闭,口噤不开,两手紧握,大小便不通,肢体强直痉挛。

(1) 痰热腑实型:老年患者素有头痛眩晕,情绪易激惹,突然发病,偏瘫,口舌喎斜,言语不清或失语,神识不清,肢体强直,伴黏痰较多,伴腹胀、便秘。舌质暗红,或有瘀点瘀斑,苔黄腻,脉弦滑或弦涩。

(2) 痰火瘀闭型:除上述闭证的症状外,还有面红发热,呼吸急促伴口臭,烦躁不安。苔黄腻,脉弦滑而数。

(3) 痰浊瘀闭型:除上述闭证的症状外,还有面色苍白,昏迷不醒,四肢冰冷,口中痰涎较多,并可闻及痰鸣音。苔白腻,脉沉滑缓。

2. 脱证(阴竭阳亡型)　症状:突然昏倒,神志不清,张口呼吸,呼吸轻浅,四肢软瘫厥冷,自汗,大小便失禁,舌体萎软。脉细弱或脉微欲绝。

(三) 恢复期

1. 风痰瘀阻型　症状:老年患者度过急性期后多遗留口眼喎斜,言语不清或失语,部分合并吞咽困难及饮水呛咳,半身不遂,肢体麻木或感觉异常,甚至偏瘫。苔滑腻,舌暗紫,脉弦滑。

2. 气虚络瘀型　症状:老年患者度过急性期后遗留肢体偏瘫,患肢软瘫无力,言语不清或失语,伴吞咽困难饮水呛咳,面色萎黄。舌质淡紫或有瘀斑,苔薄白,脉细涩或细弱。

3. 肝肾亏虚型　症状:老年患者急性期后多伴半身不遂,患肢僵硬,拘挛变形,部分伴言语不清或失语,吞咽困难饮水呛咳,肢体肌肉萎缩。舌红脉细,或舌淡红,脉沉细。

三、脑出血的中医养生

老年人脑出血预防的关键在于积极防治高血压。平素有高血压的老年人,若突发半身不遂、口眼㖞斜、言语謇涩,伴有剧烈头痛、呕吐者,应重视有脑出血的可能。未病之时,应改变不健康的生活方式;日常生活中注意调情志、慎起居、节饮食,以防止卒中和复中。既病之后,应加强护理,遇中脏腑昏迷时,须密切观察病情变化,注意面色、呼吸、汗出等变化,以防由闭向脱转化;加强口腔护理;恢复期要加强偏瘫肢体的功能锻炼;长期卧床者,防止发生压疮。

脑出血老年人的日常养生,一般包括饮食养生、康复调养、情志养生三部分。

(一) 饮食养生

1. 饮食养生的原则　发生脑出血疾病的老年人大多数存在高血压、高脂血症、糖尿病、动脉硬化等基础疾病,平素饮食控制欠佳,部分老年男性伴有烟酒嗜好,嗜食高脂高盐饮食。如《素问·通评虚实论》曾经明确指出:"……仆击,偏枯……肥贵人则膏粱之疾也。"这些论述验之于临床,基本是正确的。因此建议平衡饮食。

(1) 适当控制饮食的总热量:脑血管病患者一般体型多肥胖,因此饮食要有节制,每餐饭菜量不宜吃得过多过饱,以七八成饱为宜,保持热量摄入平衡。

(2) 限制脂肪、胆固醇及食盐的摄入:脑血管病患者多数血脂偏高,对脂肪的摄入尤其是饱和脂肪的摄入应严格限制,如肥肉、动物油脂、内脏、奶油、以及含胆固醇高的食品,以免加重病情。植物油每日的用量仍需控制在 25 克左右;食盐摄入过多容易影响血压,每人每日食盐摄入量在 6 克左右。

(3) 食物要多样化:注意荤素搭配、粗细混吃。目前蛋白质分为动物蛋白和植物蛋白。①植物蛋白以大豆类蛋白为主。大豆所含的蛋白质中人体"必需氨基酸"含量充足、组分齐全,属于"优质蛋白质"。而且大豆不含胆固醇,所含大豆异黄酮有预防心血管疾病、防止妇女骨质疏松的作用,对糖尿病及肾病均有防治作用。②动物蛋白分为肉类、禽蛋和奶等。肉类又有红肉和白肉之分,红肉主要包括常见的猪、羊、牛肉,含饱和脂肪酸比较多,建议控制摄入量;白肉主要包括禽类、鱼类及甲壳(虾蟹等)、双壳类(牡蛎、蛤蜊等),脂肪含量较低,可适当多吃一些。禽蛋也是人体蛋白质重要来源之一。其中蛋黄含有卵磷脂对大脑有营养作用,但蛋黄中含有大量的胆固醇,可能会使血脂升高。牛奶及其制品除含有蛋白质外,也含有钙、磷等矿物质以及维生素 A、维生素 D 及维生素 B_2 等,对部分骨质疏松的患者也有好处。但是乳制品中含有乳糖,对乳糖不耐受的患者尽量避免食用,以免诱发胃肠道不适症状,如腹痛、腹泻等。

(4) 多吃蔬菜水果:蔬菜水果中含有丰富的维生素,特别是维生素 C 可以减少氧化应激对血管的损伤;果蔬中的矿物质,如钙、磷、钾、镁等对心肌电活动均有稳定作用;果蔬中的膳食纤维,能刺激肠道蠕动,促进排便,改善便秘等症状。

(5) 戒烟酒:烟草内的一氧化碳会影响血红蛋白氧合,导致组织缺氧;尼古丁作用于心血管系统,使动脉内膜发生脂肪性病损,使血压一过性升高。饮酒后,酒精在体内循环形成乙醛。有研究发现乙醛及乙醇均可促进血管内皮细胞的凋亡。

2. 对证药膳

(1) 风痰入络型

竹沥姜汁粥:鲜竹沥 50 毫升,鲜姜汁 10 滴,大米 50 克。大米洗净,用砂锅煮粥,待粥熟烂后,加入竹沥和生姜汁,调匀后,少量多次温热食用。该药膳有清热化痰作用,对痰热内盛、喉间痰鸣的中风患者较为适宜。

天麻钩藤白蜜饮:天麻 20 克,钩藤 30 克,全蝎 10 克,白蜜适量。天麻、全蝎加水 500 毫升,煎取 300 毫升,入钩藤煎 10 分钟,去渣,加白蜜混匀,每服 10 毫升,每日 3 次。该药膳有息风止痉、通络止痛作用。因组方中有白蜜,糖尿病患者食用时可不取用。

(2) 风阳上扰型

天麻鲍鱼汤:天麻 24 克,枸杞子 30 克,鲜鲍鱼(连壳)250 克,生姜 1 片。将鲍鱼壳(即石决明)洗净打碎。取鲍鱼肉、天麻、枸杞子、生姜洗净,与鲍鱼壳一齐放入瓦锅内,加适量清水,武火煮沸后,文火煮 1 小时(天麻不宜久煎),调味即可,分次饮用。该药膳有息风潜阳、降血压作用。

干菊花粥:干菊花瓣 15 克,大米 50 克。将干菊花瓣放进打粉机内打成粉末备用。大米洗净用瓦锅煮粥,待粥将成时,放入菊花末再煮 1 ～ 2 分钟即可。分次服食。该药膳有清肝火、降压作用,对肝火内盛、血压偏高的中风患者较为适宜。

(3) 阴虚风动型

天麻炖猪脑:天麻 10 克,猪脑 1 具。天麻浸软切片,同猪脑加水共煮 1 小时,食盐适量,吃肉喝汤。该药膳有祛风止痛、滋补肝肾的作用。

天麻鸭子:天麻 15 克,生地黄 30 克,麻鸭 1 只。宰鸭,拔毛,去内脏,与生地黄、天麻共炖至烂熟,食肉喝汤。该药膳有滋阴潜阳、平肝息风的作用。

(4) 痰热腑实型

桃仁饮:桃仁 10 克,决明子 30 克,鲜香芹 250 克,白蜜适量。先将香芹洗净,用榨汁机榨取鲜汁 30 毫升备用。桃仁和决明子均打碎,放入砂锅内加清水煎药汁,煎好后加入鲜香芹汁和白蜜拌匀,饮服。该药膳有平肝清热、活血通便的作用。因组方内有白蜜,糖尿病患者食用时建议不取用。

(5) 痰火瘀闭型

猪胆绿豆粉:猪胆汁 120 克,绿豆粉 80 克,拌匀晾干研末,每服 6 克,日 2 次。

天麻竹沥粥:竹沥 30 克,天麻 10 克,粳米 100 克,白糖适量。天麻切片,与粳米同煮,调入竹沥、白糖。该药膳有清热化痰、平肝息风的作用。因组方内有白糖,糖尿病患者食用时建议不取用。

(6) 痰浊瘀闭型

贝母粥:贝母粉 15 克,粳米 50 克,冰糖适量。将粳米、冰糖如常法煮粥,煮至半开,汤未稠时,加入贝母粉,改用文火稍煮片刻,视粥稠时停火,每日早晚温服。因组方内有冰糖,糖尿病患者食用时勿加冰糖。

冬瓜子饮:冬瓜子30克,红糖适量,捣烂,开水冲服。因组方内有红糖,糖尿病患者食用时勿加红糖。

(7) 阴竭阳亡型

独参汤:红参15克,急煎后,顿服。

人参汤:人参10克,橘皮10克,紫苏叶15克,砂糖150克,加水30毫升,煎水代茶饮。该药膳有滋阴、益气、固脱的功效。因组方内有砂糖,糖尿病患者食用时勿加砂糖。

(8) 气虚络瘀型

地龙桃花饼:干地龙30克(以酒浸除其腥味,烘干研粉),红花20克,赤芍20克,当归50克,川芎10克,黄芪100克,桃仁10克,面粉100克,玉米100克,白糖适量。将干地龙以酒浸去其气味,烘干研粉待用;将红花、赤芍、当归、黄芪、川芎煎浓汁去渣待用。将玉米面和面粉混合,加地龙粉、白糖,以药汁调匀制饼20个,以桃仁去皮尖略炒,均布饼上,入笼蒸熟(或烘箱烤熟),每次食1~2个,每日2次。该药膳有活血通络、大补元气的作用。因组方内有白糖,糖尿病患者食用时应去白糖。

(9) 肝肾亏虚型

地黄粥:取生地黄汁100毫升,先将粳米煮熟,粥成入地黄汁,搅匀食用。

枸杞归芪大枣瘦肉汤:枸杞子15克,当归10克,黄芪30克,大枣10枚,猪瘦肉100克。将以上各味共炖汤,加食盐适量调味,食肉喝汤。该药膳有益肾通络的作用。因组方内有大枣,糖尿病患者食用时需去大枣。

(二)康复调养

脑出血患者大部分都会遗留后遗症,偏瘫、失语、肢体活动不利、吞咽困难、饮水呛咳、继发性癫痫等,甚至严重时进入植物状态长期卧床,需家属长期陪护,避免营养不良、压疮、感染、栓塞等情况发生。中医传统功法训练可显著提高患者肌力、平衡性及协调性;推拿有助于促进脑卒中痉挛状态患者的运动功能恢复,对提高上下肢运动能力与日常生活能力效果良好;中药涂擦常用在手法等治疗结束后,以巩固疗效。为便于居家康复操作和出于医疗安全考虑,老年患者可选取传统功法训练。中医传统功法有易筋经、太极拳、五禽戏等,训练中"动静结合,以静为主",可使局部气血通畅、筋肉舒展、肌力增强。

1. 患肢药浴　赤芍 10 克,川芎 15 克,当归尾 20 克,红花 15 克,伸筋草 20 克,透骨草 20 克,川牛膝 20 克,桑寄生 15 克,杜仲 15 克,鸡血藤 10 克,木瓜 10 克,桑枝 10 克,路路通 20 克,羌活、独活各 10 克,桃仁 15 克,乳香 15 克,没药 15 克,1 剂,煎取药液 400 毫升,放入药浴仪恒温水箱,充分暴露患肢,缓慢接触药液,适应后缓慢浸入,直至最大程度没入药液。浴液温度维持在 40 ～ 42℃。药浴时间为 30 分钟,每日 1 次,每周药浴 6 天,休息 1 天,连续治疗 4 周。

2. 棍棒操的操作方法　选择长度为 1 ～ 1.2 米,直径为 3 ～ 3.5 厘米的木质棍棒。步骤如下:

(1) 拿捏上肢健手:从患侧手腕依次向上拿捏,直至患侧肩峰下,拿捏 6 ～ 8 次,力度适中。如此重复 4 遍。

(2) 向前、向上推棒:双手握棒比肩稍窄,双肘屈曲置于前胸(预备式);健手通过棍棒带动患手,两臂缓慢用力向前伸直肘关节,再返回预备姿势;接着健手通过棍棒带动患手,沿着前胸、下颌缓慢向上将棍棒推至头上方,返回预备式。动作重复 4 遍。

(3) 直臂左右摆动:双手握棒比肩稍宽,健手通过棍棒带动患手,向前上方伸直两肘,进行肩关节左右外展和内收的摆动,再回到预备式。动作重复 4 遍。

(4) 肩臂左右后伸:双手握棒比肩稍宽,健手通过棍棒带动患手,使患肩被动后伸,再通过健侧上肢的主动后伸带动患侧上肢,从而使患肩内收。动作重复 4 遍。

(5) 前臂旋前、旋后:双手握棒比肩稍宽,健手通过棍棒带动患手,使患侧前臂做旋前和旋后的动作。动作重复 4 遍。

(6) 肩部内旋、外旋:两手放于背后,先健手在上,患手在下,健手通过棍棒带动患手做搓背的动作,重复 4 遍。再反过来,患手在上,健手在下,通过棍棒做搓背的动作,动作重复 4 遍。

(7) 拍打三阴三阳：患手自然下垂，健手虚掌，从患侧手掌开始依次向上拍打手臂内侧的手三阴经，直至腋窝部，拍打力度适中，拍打4遍；再从患侧手背开始依次向上拍打上臂外侧的手三阳经，直至患侧肩峰下，拍打4遍。

3. 中药涂擦治疗

(1) 操作方法：局部涂抹复方冬青油膏后，用手掌(掌擦法)或大鱼际(鱼际擦法)、小鱼际(侧擦法)着力于一定的部位，进行直线擦动，或上下、或左右，不可歪斜。动作稍快，用力要均匀。每次治疗5分钟。

(2) 动作要领：沉肩，屈肘，腕关节伸直，与前臂平行，手指自然伸直或微屈；上臂发力，以肩关节为支点，带动前臂手掌做前后或上下往返运动；用力平稳着实，均匀连续，一般擦出去时的力量稍大，擦回来时稍小；擦法移动速度较快，频率每分钟100～120次。移动幅度方面，应根据治疗部位的不同调整，移动幅度尽量加大。

(3) 常用治疗部位：项背部督脉和膀胱经区域；足三阳经、足三阴经区域；手三阳经、手三阴经区域；腹部任脉和足三阴经区域。

(4) 禁忌证：局部皮肤感染、破损或有溃疡疮面；对常用的冬青油膏等过敏的患者。

(三) 情志养生

绝大部分脑出血患者均会留有不同程度的后遗症，正如《灵枢·刺节真邪》云："虚邪偏客于身半，其入深，内居营卫，营卫稍衰则真气去，邪气独留，发为偏枯。"同时大部分患者会出现心理问题，如抑郁、焦虑、恐惧、偏执、强迫等情况，正如朱震亨在《丹溪心法》中提出"气血冲和，万病不生。一有怫郁，诸病生焉，故人身诸病多生于郁。"

1. 加强心理疏导 《临证指南医案》说："郁证全在病者能移情易性。"努力解除致病原因，使患者正确认识和对待疾病，增强对治疗疾病的信心，保持心情舒畅，避免不良精神刺激，对促进疾病的好转都有益处。

2. 转移注意力 转移注意力就是把注意力从引起不良情绪的事情转移到其他事情上，让患者参与感兴趣的活动或者培养新兴趣，如下棋、听音乐、看电影、读报纸等，还可以做一些力所能及的家务活，也可以在家人陪伴下外出,尽量使患者从消极情绪中解脱出来。不良情绪严重者可向心理咨询师或精神科专科医师寻求帮助,必要时口服相关药物缓解症状。

第三节 阿尔茨海默病

一、什么是阿尔茨海默病

阿尔茨海默病是一种起病隐匿、进行性发展的神经系统退行性疾病。与年龄密切相关。本病发病率,老年女性比男性发病比例高。

阿尔茨海默病属于中医"呆病""健忘""善忘"范畴。对于老年人来说,常见的症状有记忆力减退、遇事易忘,难以胜任熟悉的任务,语言不利、表达不清,判断力差,时间和地点定向障碍,甚者可出现情绪或行为改变、人格改变。

王清任在《医林改错》中提道:"小儿无记性者,髓海未满;高年无记性者,髓海渐空。"中医学认为,精神情志活动的物质基础是气、血、精。老年人脏腑功能衰退,年迈体虚,肾虚髓空,痰瘀阻窍,神机失用,导致了阿尔茨海默病的发生。

本病起病缓慢,病程长,临床表现复杂。老年患者如果出现记忆下降或其他认知障碍进行性加重,而自身没有能致记忆和认知功能障碍的系统性疾病或脑部疾病,或家族中有类似病例者,一定要及早诊治,做到早识别、早干预。

二、阿尔茨海默病的分型

根据患者日常生活中的不同表现,阿尔茨海默病常见髓海不足型、气血不足型、痰浊阻窍型、瘀血内阻型4种分型。

(一)髓海不足型

症状:老年人经常健忘,不能判断地点或方向,思维能力下降,或计算不能,或理解障碍,反应迟钝,说话不利索或词不达意;时常感觉身体劳累无力,腰膝酸软,头昏目眩,听力减退,头发干枯,牙齿掉落,尿频,甚者二便失禁。舌质淡,脉沉细弱。

（二）气血不足型

症状：健忘，注意力难集中，反应迟钝，判断力差，同时伴有头晕眼花，心慌失眠，时常感觉精神疲惫，说话无力，饭量减少，经常喃喃自语，精神恍惚，悲伤喜哭，面色没有光泽，指甲色淡。舌质淡，舌两侧有齿印，苔薄白或白腻，脉细无力。

（三）痰浊阻窍型

症状：老年人除了记忆力减退，反应迟钝，常感觉头沉，喜安静，不想说话，伴有口水多、痰多的表现，时常感觉胃中胀满，不思饮食，身体倦怠，睡眠增多。舌胖大，苔白腻，脉多滑。

（四）瘀血内阻型

症状：记忆力减退，定向障碍，判断力差。由于血虚血瘀，肌肤指甲不得营养，出现肌肤甲错，肢体麻木，面唇紫暗。舌质暗，边有瘀斑，舌下脉络紫色，脉沉细涩。

三、阿尔茨海默病的中医养生

中医认为，阿尔茨海默病与心、肝、脾、肾等脏腑功能失调关系密切。本病特征以虚为本，以实为标，临床多见虚实夹杂证。老年人在日常生活中，要正确认识和对待该病，除药物预防外，还应积极参加社会活动、培养兴趣爱好，从事力所能及的脑力劳动。特别是退休后的老年人，要尽可能地多与子女生活在一起，不脱离家庭，不脱离社会。

在日常养生中，老年人应注意以下方面。

（一）合理饮食

日常生活中，老年人应该做到不吸烟、少量饮酒，通过加强锻炼身体，积极防治"三高"，保持良好的心态，保证充足的休息时间等来预防阿尔茨海默病。老年人应注意保持饮食清淡，种类多样，保证每餐必须摄入蛋白质。膳食结构中应做到少盐低糖、少吃多餐、不吸烟、少饮酒，保证摄入充足的水。

1. 饮食养生的原则

（1）规范膳食结构：生活中预防阿尔茨海默病，应注重合理规范饮食。

遵循 45% ~ 55% 的糖类、12% ~ 25% 的蔬菜和肉类原则;主食多食用面食、粗粮、杂粮,少食富含蜜糖、蔗糖、葡萄糖的食物;多食用新鲜绿叶蔬菜;三餐饮食摄入量合理分配为 2/5、3/5 及 3/5。同时,老年人应注意少食多餐,选择营养丰富且容易消化的食物,禁止高盐、高脂、高糖或油腻的食物,避免辛辣刺激的食物。

(2) 多吃果蔬:现代医学认为,阿尔茨海默病的发生,与细胞凋亡时产生自由基的过度堆积有关。实现对自由基的清除可能对防治痴呆有重要作用。水果、蔬菜中富含的维生素 E、维生素 C 对自由基有着很好的清除作用,可起到延缓衰老的功效。大部分的新鲜水果蔬菜,都富含维生素 C,例如青菜、柠檬、猕猴桃、酸枣、菜椒、菠菜、西红柿等;富含维生素 E 的食物有山药、甘薯、卷心菜、莴苣、菜花等。保证此类水果蔬菜的摄入量,对预防阿尔茨海默病的发生有着一定的作用。

(3) 多吃富含胆碱的食物:乙酰胆碱与人体神经传递、认知功能密切相关。在阿尔茨海默病发生时,乙酰胆碱合成减少,导致人的学习、记忆与识别功能障碍。因此,在日常生活中,老年人应更注意富含此类物质食物的摄入,例如豆类、蛋黄、花生、动物肝脏等,预防阿尔茨海默病的发生。

2. 对证药膳

(1) 髓海不足型

滋肾健脑粥:龟甲 15 克,鹿角 15 克,楮实子、枸杞子、人参、茯苓各 10 克,大米 100 克。药材及大米洗净入锅,加水适量,同煮成粥。每日早、晚温服。

(2) 气血不足型

参归猪心汤:猪心 1 具,人参 9 克,当归 18 克。将猪心剖开、洗净,人参、当归清水洗净,一并放入锅中,加适量清水,小火炖至猪心熟透,即可食用。空腹食用参、肉,饮汤。

(3) 痰浊阻窍型:可选择山楂、萝卜等煎水,每日代茶饮,也可选用白萝卜炖汤,以达消食导滞、祛除痰湿之功。

(4) 瘀血内阻型

当归炖鸡:鸡肉半只,当归 30 克,红枣 10 枚,生姜 10 克,党参 30 克,枸杞子 15 克。鸡肉洗净、切块,药材洗净,适量水烧开,加生姜和鸡肉煮 5 分钟后,水倒掉,鸡肉捞出;炖锅洗净后加入鸡肉和药材炖约一个半小时。食用参、肉,饮汤。

(二) 积极锻炼

1. 脑力运动　老年人预防阿尔茨海默病的发生,应当在日常生活中多进行脑力的运动锻炼。可通过回忆往事及回顾熟知的技艺来锻炼老年人的短时记忆与长时记忆;也可鼓励老年人学习新事物,培养生活兴趣爱好,防治老年痴呆。

2. 体能运动　科学研究表明,每天快走或慢跑 30 分钟,对预防糖尿病、心脏病、骨质疏松和中风都有良好的效果,同时也可减少痴呆的发病率。因此,建议老年人每日清晨或傍晚在空气清新的环境中快走或慢跑 30 分钟,从而达到预防老年痴呆的效果。

3. 手指运动　手指运动是一种提高记忆力和延缓神经细胞衰老的简单有效的方法。在大脑皮质中,支配手指操作的区域远远大于支配四肢区域的面积。通过控制手指关节运动,可促进手部血液循环,也有助于大脑血流的通畅,从而预防老年痴呆。空闲时间,老年人可通过剪纸、园艺、雕刻、绘画或旋转核桃等方法锻炼手指灵活,从而刺激大脑,锻炼左右脑,防止脑功能下降。

4. 注意事项　老年人在参加运动之前必须经过严格的身体检查,特别是做详细的心血管方面检查,如发现潜在性疾病和危险因素,应引起注意。对于老年人来说,"安全"始终是运动的最终目的。如果已经存在心功能减退、糖尿病、高血压、肥胖等症状的老年人,必须经过医师检查后,依照医师的指示进行适当的锻炼,切不可盲目行事。

(三) 情志调养

阿尔茨海默病是一种威胁老年人健康的慢性进行性神经系统退行性病变,对老年患者的认知情感功能有不可逆转的损害。随着认知功能的下降,患者的生活能力逐渐衰退,生活质量显著降低。《黄帝内经》有言:"恬淡虚无,真气从之,精神内守,病安从来。""精神不进,志意不治,故病不可愈。"加强情志护理,积极的心理可帮助患者远离疾病,促进康复。

1. 乐观积极,知足常乐 《景岳全书·杂证谟》曰:"痴呆证,凡平素无痰,而或以郁结,或以不遂,或以思虑,或以疑贰,或以惊恐,而渐致痴呆……凡此诸证,若以大惊猝恐,一时偶伤心胆,而致失神昏乱者。"情志变化是导致痴呆发病的重要因素,老年人日常生活中应注意保持乐观情绪,节思虑、去忧愁、防惊恐,要宁静无惧,与世不争,知足常乐,清心寡欲。

2. 静志安神,以情胜情 对出现记忆力下降、表情淡漠、兴致缺失的老年人,应采用中医"喜胜忧"措施,通过喜而抑制患者的痴呆症状,引导患者听风趣的故事和舒缓优美的音乐,同时引导患者静志安神,指导老年人每天静坐、静卧或静立 30 分钟,增强其自我控制力,缓解不安情绪。

3. 疏导解郁,以情移情 针对时常出现表情淡漠、注意力不集中等表现的老年人,子女、配偶应对其进行适当的情绪疏导,讲解疾病的相关知识,消除顾虑,引导其宣泄不良的情绪。老年人也可以通过看电影、下象棋、练习书法等活动转移注意力,积极参加社会活动,培养生活兴趣,以安神志。

(四)中医外治法调养

1. 按摩

(1)"梳头":十指如耙,如梳头状从前发际梳到后发根,同时用双手指腹按揉头皮 2 分钟左右。

(2)按压百会穴:用大拇指或中指在百会穴按压 5 分钟,每分钟按压 15 ~ 20 次。

(3)搓大椎穴:先将双手掌心搓热,然后迅速按到大椎穴上大约 1 分钟;接着沿背部正中线以大椎穴为中心上下搓动。

(4)按揉关元穴:以关元穴为圆心,左或右手掌做逆时针及顺时针方向摩动 3 ~ 5 分钟。然后,随呼吸按压关元穴 3 分钟。

(5)搓涌泉穴:端坐于椅子上,先将右脚放在左腿上,以右手握着脚趾,再用左手掌摩擦右脚心的涌泉穴,直至脚心发热。

2. 中药敷脐 选用补养肾精、益精填髓的中药,如白芍、生地黄、黄精、枸杞子、龙眼肉、木香、益智仁、鹿角霜、半夏等制成贴剂敷脐。每周 1 次,8 周为 1 个疗程。以补肾精,助脑力,防痴呆。

3. 足部熏洗 日常用地黄、菟丝子、吴茱萸、枸杞子、川芎、红花、透骨草等中药煎煮,进行足部的熏洗。泡脚对促进身体血液运行有很好的作用,通过使用活血、通脑的药材进行足部熏洗,可以更好地起到活血通络、醒神益智的功效。

4. 耳穴压籽 用王不留行籽,取心、肾、额、皮质下、神门等进行耳穴压豆,每周 1 次,每日 3 次,双耳交替,1 个月为 1 个疗程。可很好地疏通脑部经络,达到防治记忆力下降,预防痴呆的效果。

第四节 帕金森病

一、什么是帕金森病

帕金森病,又称震颤麻痹,是一种常见的慢性、进行性神经系统变性疾病。是目前全球较为高发的神经系统病变,其患病率随着年龄增长而上升,男性患者稍多于女性患者。

老年人帕金森病属于中医学"颤证""振掉""痉病"范畴。该病主要表现为患者肢体或头部不自主震颤,或伴有运动减少、肌张力增强等表现。除运动症状外,精神症状是帕金森病最常见的临床表现之一。随着病情发展,老年人会慢慢出现抑郁、焦虑等表现,这将直接影响老年人的身心健康。

《赤水玄珠》对此病有这样的论述:"此病壮年鲜有,中年以后乃有之,老年尤多,夫年老阴血不足,少水不能制肾火,极为难治。"中医学认为,帕金森病多与肝肾亏虚有关,多属本虚标实、虚实夹杂之证。此病病机复杂,主病在肝在肾,涉及脾、胃、心等。老年人随着年龄增长,五脏真阴逐渐亏少:髓减脑消而致四肢百骸的协调运动失控;肝肾阴亏虚而致头部、四肢颤动不止;脾阴亏虚,肌肉失去濡养而肌肉僵直,动作迟缓。

老年人帕金森病本身不是一种致命性疾病,一般不影响患者寿命。但如果患者没有得到及时的诊断和合理的治疗,很容易导致身体功能下降,严重可致生活不能自理。因此,对帕金森病老年患者要做到早预防,早发现,早治疗。

二、帕金森病的分型

根据不同的体质和症状,老年人帕金森病常见痰热动风型、气血两虚型、肝肾不足型3种类型。

(一) 痰热动风型

症状:多见于形体较胖的老年人。常见头胸前倾,神呆懒动,行动缓慢,头或肢体颤振,尚能自制,伴有胃脘部胀闷感,口干或多汗,头昏或头重,咯黄痰,小便短黄,大便干结难解。舌质红或暗红,舌苔黄或黄腻,脉象细数或弦滑。

(二) 气血两虚型

症状:老年人多表现为神呆懒言,面色苍白或萎黄,肢体颤振或头摇日久,震颤程度较重,伴有项背僵直或肢体拘挛,活动减少,步态不稳,气短乏力,头昏眼花,自汗,动则尤甚。舌体胖,舌边有齿印,苔薄白或白腻,脉细无力或沉细。

(三) 肝肾不足型

症状:老年人常见表情呆板,肢体或头颤振日久,震颤幅度大,或肢体拘挛,动作笨拙,上肢运动不协调,步态拖拉,伴有说话不流利,或智力减退,形体消瘦,头晕耳鸣,失眠多梦,或伴头痛盗汗。急躁时可见颤振加重,伴有腰膝酸软,小便频数,大便秘结。舌体瘦小,舌质暗红,舌苔少或见剥苔,脉象细弦或细数。

三、帕金森病的中医养生

帕金森病是一种慢性进行性疾病,病程进展缓慢、持续,并逐年加重。老年人若不加以预防和治疗,经过一段时间后,可致全身僵直而行动困难,严重影响生活质量,并常会出现精神抑郁等症状。老年人在日常生活中尤其要了解此病、重视此病,注意合理饮食,情绪稳定,还要坚持一定的体力活动。

(一) 饮食养生

老年人多伴有消化系统功能减退,还常合并胃肠蠕动乏力、痉挛、便秘等症,因此饮食多以清淡、易消化、富含优质蛋白和维生素为主,如新鲜蔬菜、水果、瘦肉、牛奶、鱼、蛋类食品,促进胃肠蠕动,防止大便秘结。此外,宜少食多餐,忌食过冷、过热的食物。

1. 饮食养生的原则

(1) 饮食均衡:帕金森病的运动和非运动功能、病程和严重程度与营养状况有关,合理的饮食对于帕金森病的防治有积极的辅助作用。日常生活中,老年人饮食要做到营养均衡,针对身体状态制订营养套餐,每天多食一些水果、蔬菜、五谷、牛奶,保障自身营养需求,如谷物每日摄入量以300～500克为宜,蔬菜摄入量不低于300克,同时保证每日1～2个水果。

(2) 多摄入膳食纤维食物:老年人多伴有便秘现象,帕金森病患者由于肌肉僵硬、运动迟缓导致胃蠕动能力下降,其便秘症状更加明显。多食膳食纤维,有利于老年人排便,更有益于其改善身体营养结构。同时,老年人还要注意多喝水,每天保证8杯水以上,也可缓解便秘。

(3) 多选奶类、豆类食物:奶类、豆类食物营养丰富,同时钙含量丰富。多食此类食物可以补钙,增强老年人的骨骼体质,防治骨质疏松。每天一杯牛奶,可以改善身体缺钙状况。

(4) 适时选用流质食物:帕金森患者经常出现咀嚼吞咽困难,不利于营养健康水平的维持。针对此类人群,日常可选择食用流质饮食或较柔软、易消化且不需咀嚼的食物,避免食用容易出现碎屑、碎渣的酥脆性食物。同时,老年患者还要采取正确的姿势进食,并且在进食前进行一定的吞咽训练;选择合适的食物器具,进食时控制每一口食物量在1～5毫升。

2. 对证药膳

(1) 痰热动风型

天麻炖猪脑:天麻10克,猪脑1个。将二者放入砂锅中,加水适量,用小火炖煮1个小时左右,适当调味后喝汤食猪脑,每日或隔日服。

(2) 气血两虚型

人参鸡汤:乌鸡300克,枸杞子10克,人参3克,大枣3枚。将乌鸡清理干净后切块,人参、枸杞子、大枣洗净,同放砂锅中炖煮。隔日一服,分2次服食。

甘麦大枣汤:淮小麦30克,甘草6克,大枣3枚。将三者洗净,同煎。

每日一服,分2次服用。

(3) 肝肾不足型

桑仁桂圆饮:鲜桑仁60克,鲜龙眼肉30克。将桑仁和龙眼肉洗净后放入锅中,加水适量,捣烂挤汁。每日1剂,分2次服食。

(二) 康复锻炼

增强体质对预防及延缓疾病进展大有裨益,对于老年人来说,肢体经常活动锻炼有助于缓解关节的不灵活。防治帕金森病,除日常饮食外,老年人还应多注意自身躯干锻炼。

1. 侧弯运动 双腿打开,与肩同宽;双膝弯曲,身体向上伸展,同时,手掌向上,躯干向右弯曲,多次重复运动。

2. 腹肌运动 ①身体平躺,双手抱头,做仰卧起坐,多次来回反复运动;②双手抱膝,身体向上,躯干向膝盖靠拢,每次抱持时间在3秒以上,如此反复运动。

3. 注意事项 在锻炼的时候,要依据自身情况,依据年龄及体力等进行相应程度的功能锻炼。切记不可幅度过大,以免对身体造成不好影响。另外,运动幅度也不要过小,否则锻炼难以达到效果。

(三) 情志养生

《灵枢·本神》指出:"怵惕思虑者则伤神,神伤则恐惧流淫而不止;因悲哀动中者,竭绝而失生……忧愁者,气闭塞而不行……忧愁者,气闭塞而不行。"不良的情绪可以引起五体的异常,帕金森病患者的情绪波动易引起症状反复,也成为临床治疗的难点。对帕金森病患者,多存在心肝气虚,以及肝、肺、脾、肾等脏腑的气机紊乱,情绪调整对此病调养具有重要意义。

1. 培养兴趣,安神定志 吴师机有云:"情欲之感,非药能愈,七情之病,当以情治。"老年人在日常生活中,要克服不良情绪,改善心境,以防对身体功能造成损害。可通过培养兴趣爱好,增加生活乐趣,达到良好的安定心志的效果。对于出现身体功能下降、手足颤动的老年人,应避免书法、演奏等可能凸显运动障碍的活动,以防触景生情,产生不良情绪。

在家庭生活中,亲戚朋友应充分理解老年人的不良情绪,体会其苦恼,加强沟通,帮助老年人宣泄情绪,进而帮助老年人改善心境。

2. 以情胜情,缓解情绪 《素问·阴阳应象大论》指出:"怒伤肝,悲胜怒;喜伤心,恐胜喜;思伤脾,怒胜思;忧伤肺,喜胜忧;恐伤肾,思胜恐。"依据此情志制约法则,通过缓解老年人过激情志变化,可减少对脏腑造成损害。日常生活中,出现恐惧、悲哀、忧愁和畏怯等情绪变化,可以通过"以情胜情"法缓解,以预防和改善帕金森病的症状。例如:对情绪低落、悲伤欲哭的老年人,通过诙谐的语言、幽默的表演等促进气血顺畅,情志恢复。

3. 调畅情志,避免焦虑 帕金森病患者病情日久,多伴有抑郁、焦虑情绪,应进行自我情绪疏导,注意调畅情志,保持乐观心情,避免忧思郁怒等不良情绪的刺激。当焦虑情绪产生时,可多听些舒缓性音乐,并练习放松功,通过暗示和改变肌肉紧张度,采用深呼吸、缩肩、耸肩、绷腿等动作,达到自我放松,消除负面情绪的目的。

4. 改善环境,闲情逸致 缓解老年人心情焦虑、苦闷,同时要注意保持良好的生活环境。令室内湿度维持在 50% ~ 65%;温度维持在 23 ~ 25℃,定时通风换气,确保空气清新。可于室内培养绿植花卉等,以陶冶情操,稳定情绪。

(四)中医外治法调养

1. 按摩推拿 点按百会、风池、肝俞、太冲等穴以平肝息风;点按膈俞、血海、阳陵泉以活血补气柔筋;点按肾俞、涌泉、太溪、关元以滋阴补肾;点按内关、印堂以清脑安神;点按腹结、照海以润肠通便。可针对老年人出现的不同症状,通过刺激穴位,缓解病情。

2. 麦粒灸"四花穴" 取俯卧位,定位背部"四花穴"(双侧胆俞、膈俞),酒精消毒后予万花油局部涂抹以增强黏性及防烫伤,予麦粒灸(精艾绒搓至小麦粒状)置穴位上,用燃香点燃,每壮灸至患者感灼热而不至烫伤,每穴灸 7 壮。每日 1 次,2 周为 1 个疗程。

3. 大黄粉穴位贴敷 便秘是帕金森病患者常见的非运动症状,可用大黄粉穴位贴敷缓解症状。生大黄粉 5 克,调蜜备用,清洁神阙穴(脐部)周围皮肤,取适量粉糊贴在神阙穴上,每次 4 小时,每日 2 次,4 周为 1 个疗程。

第五节　老年期抑郁症

一、什么是老年期抑郁症

　　老年期抑郁症首次发病于 60 岁以后,以持久的抑郁心境为主要临床表现的一种精神障碍。是老年人群中患病率相当高的精神障碍。临床特征有情绪低落、孤独感、自卑感突出,更多的焦虑、激惹、认知功能障碍、迟滞、妄想观念和繁多的躯体不适症状,自杀率高等。这种抑郁心境不能归于躯体疾病或脑器质性疾病所致。一般病程较长,具有缓解和复发的倾向,部分病例预后不良,可发展为难治性抑郁症。

　　老年期抑郁症属于中医"郁证""癫病""脏躁""百合病"等范畴,主要表现为思维迟缓、情绪低落、精力减退等。老年期抑郁症简易识别:老年人具有持续 2 周以上的抑郁、悲观、焦虑情绪,并伴有下述 9 项症状中的任何 4 项以上者,都可能是老年期抑郁症:①时常情绪低落、压抑,心烦意乱,坐立不安;②对日常生活丧失兴趣,无愉快感;③精力明显减退,无原因持续疲乏感;④动作明显缓慢,焦虑不安,易发脾气;⑤自我评价过低,自责或有内疚感;⑥思维迟缓或自觉思维能力明显下降;⑦反复出现自杀观念或行为;⑧失眠或睡眠过多;⑨食欲下降和性欲减退。

　　《证治汇补·郁证》提道:"郁病虽多,皆因气不调,法当顺气为先。"抑郁症患者多为先天肾精不足者,合并肝气郁结,形成本虚标实证。虚证为本,气机郁滞为标。老年人日常生活中预防、治疗此病,应注重心理疗法,正确认识和对待此病,畅达情志。

二、老年期抑郁症的分型

　　根据不同的体质和症状,老年期抑郁症常见肝郁火旺型、肝肾阴虚型、心脾两虚型 3 种分型。

(一)肝郁火旺型

　　症状:时常感到焦虑不安,头晕头痛,胸部胀闷,口干口苦,伴有便秘症状;日常生活中往往出现烦躁易怒,健忘等表现。舌质红,舌苔黄厚干燥,脉弦细数。

（二）肝肾阴虚型

症状：时常感到头晕目眩，耳鸣，失眠健忘，面部潮红，伴有心烦易怒，腰膝酸软，手足心热，情绪紧张。舌质红，苔少，脉弦细数。

（三）心脾两虚型

症状：郁闷悲观，表情淡漠，寡言少语，行动迟缓；伴有纳差，身体日益消瘦，喜欢叹气，健忘失眠，甚至有自杀欲念。舌质淡或暗，苔腻，脉沉或弦。

三、老年期抑郁症的中医养生

《素问·四气调神大论》有言："不治已病治未病，不治已乱治未乱。"对老年期抑郁症，要做到未病先防、既病防变，早发现、早治疗，从日常生活中预防和改善老年期抑郁症。老年期抑郁症的防治，一般包括饮食养生、日常生活养生、情志养生及中医外治法调养。

（一）饮食养生

对于老年人来说，预防抑郁期的营养不良关键在于合理饮食。保证营养摄取，可以提高老年人的自身免疫力，对抑制抑郁情绪有重要的作用。

1. 饮食养生的原则

（1）均衡营养，预防营养不良：老年抑郁患者通常伴有厌食、食欲缺乏等现象，从而导致患者严重营养不良，体重急剧下降，严重影响老年患者的生活质量。日常生活中，老年人应注意合理搭配饮食，均衡营养，以少食多餐为原则，合理搭配主食和蔬菜，适量食用抗氧化营养素食物，如富含维生素 A、维生素 C 及维生素 E 的西红柿、山楂及猕猴桃等食物，提高自身免疫力和营养水平；每日食用富含硒的食物，如芝麻、小米及全麦面包等，可以改善抑郁情绪。

（2）荤素搭配，补充营养：研究表明，血清胆固醇低于正常人者，出现抑郁症状的危险性会有所提高。在日常饮食中，老年人应注意荤素搭配。胆固醇富含于肉类、乳类、蛋类等食品中。60 岁以上的老年人只要没有冠心病等需控制胆固醇摄入类的疾病，均可适当摄取此类食物。但由于老年人牙齿松动或脱落，加之消化功能减退，肉类摄入有限，应以乳类、蛋类为主。

每日 1～2 杯牛奶,配以鸡蛋 1～2 个,便可达到提高血清胆固醇含量的目的,也可有效降低抑郁症状的发病率。

(3) 补充维生素 B₁:日常补充维生素 B₁,可预防老年抑郁症。维生素 B_1 含量丰富的食物有粮谷类、豆类、硬壳果类。粮谷类的表皮部分中维生素 B_1 含量更高,故日常食用粮谷类研磨精度不要过度;动物内脏、蛋类及绿叶菜中含量也较高,可多进食芹菜叶、莴笋叶等食物。

(4) 适量饮茶:绿茶中含有对大脑有镇静作用的茶氨酸,可以起到缓解抑郁症的作用。另外,绿茶有清理肠道、缓解便秘的功效。老年患者脾胃功能减弱,饮食上避免油腻厚味的同时,应保持大便通畅,适量饮用绿茶可获良效。

2. 对证药膳

(1) 肝郁火旺型

玫瑰菊花粥:玫瑰花 10 克,菊花 10 克,糯米 50 克,粳米 100 克。将食材洗净,同放入锅中,大火烧沸后,改小火煮至粥成。分早晚 2 次服食。该药膳有理气解郁,疏肝健脾之功。

玫瑰糕:玫瑰酱 2 份,大米粉 5 份,糯米粉 5 份及白糖 2 份,制成糕点食用,每日 2 次。

(2) 肝肾阴虚型

枸杞蒸鸡:枸杞子 15 克,母鸡 1 只,葱、生姜、食盐、料酒、胡椒粉、味精适量。将母鸡洗净切块,放入锅中,沸水氽透,捞出冲洗干净。放入干净盆中,放入枸杞子和其他食材、调味品,上笼蒸 2 小时。适量服食,每日 2 次。

(3) 心脾两虚型

百合粥:百合 50 克,粳米 100 克,白糖 50 克。百合和粳米洗净,同放入锅中,大火烧沸后改小火煮至粥成。每日 1 剂,早晚 2 次服食。

百合酸枣仁粥:百合 50 克,酸枣仁 25 克,粳米 100 克。将百合、酸枣仁洗净,煎汤取汁,加入适量粳米熬粥,以滋阴养血安神。宜睡前服食。

(二) 生活养生

1. 起居有常,调摄寒温　中医学认为,脏气素虚,脏腑阴阳气血失调是老年人抑郁发生的内在因素。起居劳累、气候寒温都可以影响机体的功能状态。日常生活中,老年人应避免劳累过度、长途跋涉、日夜奋斗、多冷过热等不良身体状态,维持机体稳定,预防诱发老年期抑郁症。

2. 积极参加社会活动　很多老年人因为孤独而产生抑郁情绪,往往喜欢闷在家中,不愿与人交流。适当的娱乐活动,例如唱歌、跳舞、下棋等能帮助老年人快速融入群体生活中,建立良好的人际关系,有利于老年人保持良好的精神状态和积极乐观的生活态度。

另外,可鼓励老年人每月进行一次团体活动,例如旅游、爬山等。通过团体活动,加强老年人人际交往能力,改变对自己、社会、生活的错误观念,走出自我封闭的圈子,提高自信心,强化生活的意义感。

3. 劳逸结合,适量运动　老年人还应加强肢体功能锻炼,适当参加力所能及的体育运动,如导引、太极拳、体操等。强化老年人的体育锻炼,能够使老年人心理健康状况得到有效调节,进而促使老年人生活质量提升,缓解生活带来的压力,抑制抑郁情绪的产生。

4. 合理的居住环境　居住环境带来的空间感受是导致抑郁情绪的诱因之一。老年人居住的环境应适当小一点,建议 60 ～ 80 平方米;同时,室内设计应紧凑些,减少空间带来的距离感。噪声也是影响情绪的因素之一,老年人居住环境应避开繁华街道,住在较安静的环境。

(三) 情志养生

中医理论认为"形神相因",即人体生理功能与精神活动互为因果。许多老年人退休后,生活圈子变小,与外界交往减少,生活中往往产生失落感,加上子女的陪伴减少,身边亲友的离世等原因,会加重老年人的悲观情绪,从而产生抑郁情绪。因此,日常生活中要注意精神情志养生,防止老年人产生抑郁情绪。

1. 调整心态,顺其自然　由于精神情志刺激而发抑郁者比比皆是。日常生活中,老年人应尽量满足自己的兴趣爱好,并避免操劳和精神刺激。另外,还要顺应四时调摄情志,如《养老奉亲书·秋时摄养》曰:"秋时,凄风惨雨,草木黄落,高年之人,身虽老弱,心亦如壮,秋时思念往昔亲朋,动多伤感,季秋之后,水冷草枯,多发宿患,此时人子,最宜承奉,晨昏体悉,举止看详,若颜色不乐,便须多方诱说,使役其心神,则忘其秋思。"

2. 修身养性,稳定情绪　保持愉快的心情,是预防老年期抑郁症的重要措施之一。老年人平时应注意修身养性,日常可根据兴趣爱好进行瑜伽、太极的练习,保持稳定的情绪,同时转移不良情绪。要从积极乐观的方面去认识和分析问题,去除不必要的烦恼。

3. 调养心神,照顾情绪　患有抑郁症的老年人,情绪往往敏感,会对日常事情产生反抗、抵抗情绪。出现此种情况时,应在顺其心意的基础上,合理安排事务,照顾到老年人的情绪,尽快帮助老年人调整心情,使其慢慢打开心扉,配合行动。若出现身体疲劳、兴趣减退时,应嘱其马上好好休息。

4. 家庭支持,防治抑郁　孤独、缺少交流和失落往往是造成老年期抑郁症的直接诱因。随着老龄化社会的到来,子女及家人应多花时间陪伴老年人,使得老年人保持愉快的心情,降低抑郁的发生率。

(四) 中医外治法调养

1. 按摩　老年抑郁多与情志不舒有关。中医认为,肝与思维情绪变化等精神活动最为密切,故老年人日常可通过按摩疏通肝气,缓解抑郁情绪:①按摩肝俞、胆俞,疏肝解郁、宽胸理气;②按摩合谷,醒神开窍、安神定志;③按摩太冲,疏肝理气。

2. 穴位磁疗法　可采用贴穴位磁疗法缓解老年抑郁情绪。选用柴胡、郁金、附子、丹参、当归、合欢皮、炒酸枣仁等药材研磨,贴敷在内关、神门、太冲、百会等穴位处。药物通过经络系统传导以达调节脏腑功能之效。

3. 耳穴压豆　对肝气不疏引起抑郁情绪的老年人,可选用耳穴压豆法缓解。可取心、肝、胆、肾、神门等耳穴,用王不留行籽进行压豆,每日 3 次按压刺激,每周 3 次,双耳交替,4 周为 1 个疗程。

第十四章
老年骨关节疾病自我调养

第一节　颈椎病

一、什么是颈椎病

颈椎病是指颈椎间盘退行性变、颈椎骨质增生或颈部受伤等引起脊柱内外平衡失调、刺激或压迫颈神经根、椎动脉、脊髓及交感神经等而产生的一组症状复杂、影响广泛的临床综合征。该病是老年人的常见病、多发病，发病率随着年龄的增长而明显增高。

老年人颈椎病是一组复杂的症候群，主要症状为颈肩臂痛、上肢麻木、头痛头晕、单侧或双侧下肢麻木、麻痹或痉挛，步态不稳或行走困难，重者发生肢体瘫痪。本病可归属于中医学的痹证范畴。关于颈椎病的论述，散见于"痹证""痿证""头痛""眩晕""项强""颈筋急"和"颈肩痛"中。老年人颈椎病呈隐袭发作，早中期易被忽视，晚期有致瘫危险。同时，颈椎病又是引起老年人血压不稳、心脑血管病及慢性五官科疾病的重要原因。

《黄帝内经》中关于痹证的记述："风、寒、湿三气杂至，合而为痹也。"老年人年老体弱，卫外不固，外邪侵袭，会出现腠理失疏，颈项强痛。由于外邪侵袭或者长期劳损引起经脉不畅，气滞血瘀，不通则痛，出现颈肩臂疼痛，肌肉失去气血濡养而发麻、僵硬；耳目失养则头晕眼花。风寒湿邪侵袭，内着于经络关节及筋膜，经脉痹阻，气血凝结，不通则痛，组织失去濡养，血凝有形出现条索状硬物且痛有定处，邪气闭阻周身，则周身疼痛。颈椎病日久，痰瘀交阻，气血不能上荣头面，则头目眩晕，痰瘀交杂，阻滞清阳，阴阳不相维系，故厥逆猝倒。老年人年老体弱，肝肾亏虚，筋骨失养，耳目失濡，脑海失充，神机失用则会出现瘫痪、二便失禁等。

二、颈椎病的分型

按照中医理论体系的整体观念和辨证论治,根据不同的体质和症状,老年人颈椎病常见有气血亏虚型、风寒湿阻络型、气滞血瘀型、肝肾亏虚型、痰浊阻络型 5 种类型。

(一) 气血亏虚型

症状:头昏、眩晕,面色苍白,倦怠乏力,心悸,气短,颈部酸痛,或颈肩部疼痛,视物模糊,纳差等。舌质淡,苔薄白,脉沉细无力。此型多见于椎动脉型颈椎病。

(二) 风寒湿络型

症状:头颈肩背、四肢疼痛,喜热畏寒,颈项强硬,转侧不利,后颈可触及条索样物,有压痛,一侧或两侧肩臂与手指酸麻胀痛,手指屈伸不利,尚伴见头重、胸闷等。舌质暗,舌体胖或有齿痕,苔薄白,脉弦滑或沉迟。

(三) 气滞血瘀型

症状:头颈、肩背及上肢麻木疼痛,多为刺痛,痛有定处,疼痛拒按,夜间加重,手部肌肉萎缩,指端麻木。在秋冬气温骤降或感受风寒后容易发病加重,可兼有面色不华、倦怠少气。舌质紫暗或有瘀斑瘀点,脉多弦细或细涩。

(四) 肝肾亏虚型

症状:颈项疼痛,腰背酸软,头晕眼花、耳聋耳鸣,头脑胀痛或空痛,肢体抬举无力,步履蹒跚,一侧肢体或四肢酸麻胀痛甚至瘫痪,夜尿增多。舌体瘦或质暗红,脉沉细弱或细数或弦细。

(五) 痰浊阻络型

症状:多见于体型肥胖的老年人。颈肩背疼痛重滞,头重头晕,恶心,泛泛欲呕,肢倦乏力,胸脘痞闷,甚则昏厥猝倒。舌淡苔白厚腻,脉濡滑。

三、颈椎病的中医养生

颈椎病多为风、寒、湿三邪入侵或自身正气不足导致的邪壅经脉,气血阻滞,结于颈部而发病,易复发、治疗周期长。日常养生关键在于预防本病的发生及复发。在日常生活中,老年人要注意避免颈部过劳,防止受凉,选择低枕、纠正不良睡姿,加强颈部功能锻炼。发病后应注意休息,积极治疗。

颈椎病老年人的日常养生,一般包括起居养生、运动养生、情志养生以及中医外治法调养。

(一) 饮食养生

古人有言"药食同源",养成良好的饮食习惯,进食有益食物,有助于将疾病的防治融入日常生活中。老年人需增加钙与维生素的摄入,粗细结合,适量饮食搭配适宜强度的运动。

1. 饮食养生的原则　老年人身体功能逐渐衰退,脾胃运化功能弱,故而饮食上要注意避免过饱过饥,进食易消化、营养丰富的食物,避免过食生冷、肥甘厚腻之品。同时饮食上可以选择与治疗相协同的食物,根据食物的性味及功用选取相宜的食物。如气血虚的老年人平时可进食红枣,肝肾不足的老年人平时可长服枸杞。

2. 对证药膳

(1) 气血亏虚型

参枣粥:人参 3 克,粳米 50 克,大枣 15 克。将人参(粉)、杏仁和大米同煮成粥,可加入适量白糖。

参芪龙眼薏米粥:党参、黄芪、龙眼肉、枸杞子各 20 克,薏苡仁、赤豆各 50 克,粳米 150 克。党参、黄芪切碎先煎取汁,加水适量煮沸后,加入龙眼肉、枸杞子、薏苡仁、赤豆和粳米文火煮成粥,可加入适量白糖。

(2) 风寒湿络型

葛根五加粥:葛根、薏苡仁、粳米各 50 克,刺五加 15 克。刺五加先煎取汁,加水适量后与余料同煮,可加入适量冰糖。

川芎白芷炖鱼头:川芎 15 克,白芷 15 克,鳙鱼头 1 个,生姜、葱、盐、料酒各适量。将川芎片、白芷片、适量调料与鳙鱼放入锅中,先用武火烧沸后,改用文火炖熟。

(3) 气滞血瘀型

芎归蚕蛹粥:川芎 10 克,当归、蚕蛹各 15 克,粳米 50 克。先煎川芎、当归,去渣取汁,再加蚕蛹、粳米,武火熬成粥,可加入适量冰糖。

山丹桃仁粥:山楂 30 克,丹参 15 克,桃仁(去皮)6 克,粳米 50 克。丹参先煎,去渣取汁,再放山楂、桃仁和粳米熬成粥。

(4) 肝肾亏虚型

五子羊肉汤:羊肉 250 克,枸杞子、菟丝子、女贞子、五味子、桑椹、当归、生姜各 10 克,肉桂 5 克,生姜、米酒、花生油各适量。当归、菟丝子、女贞子、五味子纱布包。羊肉切片炒炙后,放入砂锅内,加入余料,煮沸文火煎半小时,可加入适量蜂蜜。

壮骨汤:猪骨(最好是猪尾骨)200 ～ 300 克,杜仲、枸杞子各 12 克,龙眼肉 15 克,牛膝 10 克,怀山药 30 克。原料洗净后共入锅内,煮沸后文火煎 40 ～ 60 分钟,加适量花生油、盐、葱、姜等配料。

(5) 痰浊阻络型

木瓜陈皮粥:木瓜、陈皮、丝瓜络、川贝母各 10 克,粳米 50 克。木瓜、陈皮、丝瓜络先煎,去渣取汁,加川贝母(切碎)和粳米煮成粥,可加冰糖适量。

薏米赤豆汤:薏苡仁、赤豆各 50 克,山药 15 克,梨(去皮)200 克。所有原料洗净后,加水适量煮沸后文火煎,可加冰糖适量。

(二) 运动养生

1. 头颈部局部锻炼　老年人脊椎已有不同程度的退行性变存在,不宜进行大运动量的动作,调养以头颈部局部锻炼为主。可做颈部伸屈肌群静力增强训练:选取直立位(体弱者可坐位),两脚与肩同宽。①耸肩缩颈:头正直,两臂垂于体侧,两肩缓慢耸起,同时颈椎向下缩;②夹脊拔颈:头正直,下颌微后收,双手叉腰,两臂用力向后使两肩胛骨尽量向脊柱靠拢,同时头颈向上拔,静止用力(即颌部与手对抗用力时头部不产生位移);③项手争力:头正直,双手十指交叉,掌面置于颈椎后部正中(颈椎生理弧度正常、减小或反弓者)或后枕部(颈椎生理弧度增大者),颈椎与双手同时对抗,静止用力;④颌手争力:头正直,双手掌根部相对,托住下颌部,双手四指相对抱住面颊部,下颌部与双手同时对抗,静止用力。上述动作每个维持 3 ～ 4 秒,放松还原后休息 3 ～ 4 秒为 1 次。每组做 20 次,每日 3 ～ 5 组。

2. 增加颈部协调稳定性　颈部协调性和稳定性的提高,可减少颈椎静力失衡引起的颈部损伤,可通过锻炼肌肉力量和协调性维持颈部平衡,以减轻颈部损伤和结构的退行性改变。对此可做"倒走"运动:腰身挺直或后仰、双手握拳,轻轻地向前后方向摆动,行走过程中注意膝盖不要弯曲。这一方法可以锻炼老年人的脊椎和背肌,调畅气血,同时可很好地减轻腰颈痛。

3. 保持良好体位　颈椎病的发生与不良体位和习惯有一定关系。生活上的不良姿势和长时间同一姿势易形成颈椎慢性劳损,诱发颈椎病,如长期驼背工作或生活,会导致背弓大引起颈腰弓加深,从而伤害颈椎的关节囊和韧带而发病。所以老年人在生活中要注意纠正不良姿势,减少曲颈斜枕、侧卧或斜靠阅读等不良姿势,看电视、书籍、报纸时要注意保持背脊正直。老年人长时间低头或伏案看书报时,可每隔 1～2 小时活动颈部,消除局部疲劳,缓解颈部慢性劳损。

4. 运动养生的注意事项　老年人椎间结构已有改变,各种锻炼时动作要缓慢,以无不适为度,持之以恒、循序渐进、量力而行,做好颈部防护,避免快速大幅度的前俯后仰、左右旋转。

(三) 情志养生

颈椎病病程较长,易反复,加之老年人脏腑气血弱,易出现悲观心理和急躁情绪。良好的情绪有助于疾病的康复,因此需要特别关注老年人情绪。

1. 自我调节　情志乃五脏之气化生而来,脏腑气血与七情密切相关。老年人要注重七情的调和,和喜怒、远思虑、去悲忧、防惊恐,使气血阴阳平和,预防疾病,延缓衰老。"未事不可先迎,遇事不可过忧,既事不可留住,听其自来。应以自然,任其自去,忿愤恐惧,好乐忧患,皆得其正,此养心之法也。"老年人要以乐观、平和的心态面对疾病,尽量避免思虑、悲忧之情,从而气血阴阳调和,达到"精神内守,病安从来"。同时,老年人可以采取积极的自我暗示,认为自己脉络通畅,气血平和,有足够的抗病力。

2. 疏泄转移　老年人对颈椎病的治疗和预防缺乏详细认知,可能会使他们产生不安、焦虑情绪,不利于疾病的康复。此时,我们要多与他们交谈,让老年人在了解疾病的同时疏解内心的不安、焦虑等不良情绪。老年人平时也可以培养一些兴趣爱好转移自己的注意力,如打太极、倒走等,可以修身养性,增强体质,愉悦心情,使得老年人生活充实,内心平和,气血调畅,预防疾病,延缓衰老。

(四)中医外治法调养

1. 推拿

(1)局部按摩:于颈部、大椎穴、风池穴附近寻找压痛点、硬结点或肌肉绷紧处,在其上进行揉按、推捋。

(2)取穴按摩:在手背、足背、小臂前外侧、小腿外侧寻找压痛点,于此上施点穴按摩。

(3)搓脚掌:每日用手搓双脚大蹬趾根部内侧横纹尽头处的人体颈椎反射区。

2. 药枕　用羌活、独活、秦艽、防风、桑枝、葛根、赤芍、桃仁、细辛、补骨脂、川芎、五加皮、荆芥各等量研末,调匀装入枕芯。

3. 足浴

(1)苏芷当桂验方洗剂:苏木15克,白芷12克,当归、桂枝、红花、鸡血藤各10克,仙鹤草9克。将上药共研粗末,装入布袋后放入锅中,加水2 000毫升,煎煮20分钟后离火,药袋(50～60℃)热敷患处,药汁足浴,每次30～40分钟,每日1次,7～10日为1个疗程。

(2)当芎红刘验方洗剂:当归30克,川芎、红花、刘寄奴、路路通各20克,桑枝、白芥子各15克。将上药入锅中,加水2 500毫升,煎煮几沸后去渣取汁,先用毛巾蘸药汁热敷患处,再进行足浴,每次30～40分钟,病愈即止。

第二节　类风湿关节炎

一、什么是类风湿关节炎

类风湿关节炎一种以慢性破坏性关节病变为特征的全身性自身免疫疾病。以近端指尖关节、掌指关节、腕、踝的关节炎为主,可伴有发热、贫血、炎症甚至涉及心肺、皮肤、眼等部位。类风湿关节炎可发生于任何年龄,80%发病于35～50岁,老年女性患者约为男性患者的3倍。老年人类风湿关节炎是致残的主要原因之一,早期诊断、早期治疗至关重要。

老年人类风湿关节炎在中医多属于"痹证"范畴,与"历节病""顽痹""尪痹"等相关。《素问·痹论》曰:"风、寒、湿三气杂至,合而为痹也。其风气胜者,为行痹;寒气胜者,为痛痹;湿气胜者,为着痹也。""其寒者,阳气少,阴气多,与病相益,故寒也。其热者,阳气多,阴气少,病气胜,阳遭阴,故为痹热。"顾名思义,该病的主要症状是一个或几个关节的僵硬、肿胀或疼痛,以手、腕、足小关节多见,也可出现肩、肘、膝、髋等大关节炎症,多呈慢性过程,病情发展逐渐引起关节畸形。此外,患者可伴有发热、疲乏、周身不适、纳差、体重下降、贫血等全身表现。

晨僵是老年人类风湿关节炎的常见表现之一。如果老年人感觉早晨起床后关节及周围僵硬,持续时间超过 1 小时,需注意排查该病,必要时医院就诊。

"不通则痛""不荣则痛"是对本病疼痛症状病理关键的高度概括。经脉气血为邪气所扰,运行不利,痹阻不通,不通则痛;气血亏虚,肝肾不足,筋骨经络失养,不荣则痛。《素问·痹论》说:"五脏皆有合,病久不去者,内舍于其合也。"老年人尤其要重视有无肺、心、肾等五脏痹表现,如有则提示病情重,要密切观察病情变化。

二、类风湿关节炎的分型

根据不同的体质和症状,老年人类风湿关节炎常见寒湿痹阻型、湿热痹阻型、风湿痹阻型、痰瘀互结型、肝肾亏虚型、脾虚湿阻型 6 种类型。

(一)寒湿痹阻型

症状:四肢关节肿胀疼痛,晨僵,屈伸不利,遇寒疼痛加剧,遇热痛缓解,局部畏寒怕冷,皮肤不红,触之不热,纳差,神疲无力。舌淡红,苔白腻,脉弦紧。

(二)湿热痹阻型

症状:关节红肿,疼痛有烧灼感,按压后疼痛加剧,晨僵,活动受限,关节变形,手不能握,足步艰难,肢体重着,遇冷稍缓解,兼有发热,口渴不欲饮,烦闷不安。舌质红,苔黄腻,脉滑数。

(三)风湿痹阻型

症状:关节肌肉酸痛、重着,痛处游走不定,恶风,发热,或头痛汗出,肌肤麻木。舌质淡红,苔薄白或腻,脉浮缓或濡缓。

(四)痰瘀互结型

症状:关节肿大,僵硬变形,屈伸受限,疼痛固定,痛如锥刺,昼轻夜重,关节皮肤紫暗,面色暗黑,关节局部皮下结节,肢体麻痹。舌紫暗,苔白腻,脉细滑。

(五)肝肾亏虚型

症状:病程日久,关节肿胀变形、僵直,屈伸不利,头昏目眩,腰膝酸软,形体消瘦,关节热痛,昼轻夜重,五心烦热,头晕目眩,咽干耳鸣,口干,大便结。舌质红少苔或无苔,脉细数或弦细。

(六)脾虚湿阻型

症状:肢体关节肌肉重着、肿胀、麻木、酸痛,纳呆腹胀,肌肉痿软无力,面色苍黄或水肿,身重肢困,大便稀溏。舌淡胖,边有齿印,苔白腻,脉沉缓。

三、类风湿关节炎的中医养生

类风湿关节炎发生多与气候和生活环境有关,老年人平素应注意防风、防寒、防潮,避免久居潮湿之地。特别是居住于寒冷地区或在气候骤变季节,老年人应注意保暖,免受风寒湿邪侵袭。劳作运动、汗出肌疏之时,切勿吹风贪凉,乘热冷浴。内衣汗湿,应及时更换,垫褥、被子应勤洗勤晒,保持清洁和干燥。平时应注意生活调摄,加强体育锻炼,增强体质,有助于提高机体抵御病邪的能力。疾病初发,应积极治疗,防止病邪传变。病邪入脏,病情较重者应卧床休息。行走不便者,应防止跌仆,以免发生骨折。长期卧床者,需保持肢体的活动,以利于关节功能恢复,防止压疮发生。久病患者,容易产生焦虑心理以及消化功能低下,因此,保持患者的乐观心境,摄入富有营养、易于消化的饮食,也会有利于疾病的康复。

老年人类风湿关节炎的日常养生,一般包括饮食养生、运动养生、情志养生及中医外治法调养。

(一)饮食养生

1. 饮食养生的原则　类风湿关节炎患者的饮食宜少量多餐,食用清淡、营养全面、易消化的食物,忌暴饮暴食,少食用肥甘、辛辣、刺激的食物,戒除烟、酒等不良嗜好。

2. 适合老年人的食物举隅

鹌鹑：鹌鹑肉味鲜美,易消化,营养价值很高,有"动物人参"之称。其蛋白质含量很高,脂肪和胆固醇含量相对较低,有滋补的作用。

羊肉：山羊肉或绵羊肉,营养丰富。较猪肉和牛肉而言,羊肉的脂肪、胆固醇含量较少。冬季食用,既有进补的效果,还可御寒。

米酒：又名酒酿、醪糟、甜酒等。米酒中含有人体必需氨基酸,其中赖氨酸的含量比其他营养酒高数倍,因而获得"液体蛋糕"的美誉。(注:因米酒易导致血糖波动,糖尿病患者不建议食用。)

3. 对证药膳

(1) 寒湿痹阻型

附片姜枣羊肉汤：制附片 10 克(先煎 1 小时)、生姜 30 克、红枣 10 枚、羊肉 500 克。羊肉焯水后与附片、生姜、红枣同炖 2 小时,加盐调味,分次食用。该膳食有温阳散寒、祛湿通络之功。

(2) 湿热痹阻型

四妙薏仁鸭肉汤：苍术 15 克、黄柏 10 克、牛膝 20 克、薏苡仁 50 克、鸭肉 300 克。鸭肉焯水,与诸药同煮 1 小时,去药渣饮汤食肉。该膳食有清热利湿、消肿止痛之功。

(3) 风湿痹阻型

羌活防风鳝鱼羹：羌活 10 克、防风 15 克、鳝鱼 200 克(去骨切段)、薏苡仁 30 克。羌活、防风煎汁,与鳝鱼、薏苡仁同煮成羹,加姜丝调味。该膳食有祛风除湿、通痹止痛之功。

(4) 痰瘀互结型

桃仁贝母甲鱼汤：桃仁 15 克、浙贝母 20 克、甲鱼 1 只(约 500 克)、三七粉 3 克(冲服)。甲鱼处理干净后与桃仁、浙贝母炖 2 小时,兑入三七粉,饮汤食肉。该膳食有化痰逐瘀、散结通络之功。

(5) 肝肾亏虚型

桑寄生杜仲乌鸡汤：桑寄生 30 克、杜仲 15 克、乌鸡半只(约 500 克)、枸杞子 20 克。乌鸡焯水后与诸药同炖 1.5 小时,加盐调味,每周 3 次。该膳食有滋补肝肾、强筋健骨之功。

（6）脾虚湿阻型

茯苓山药鲫鱼汤：茯苓 30 克、鲜山药 100 克、鲫鱼 1 条（约 400 克）、陈皮 10 克。鲫鱼煎至微黄，与茯苓、山药、陈皮同煮 40 分钟，食鱼饮汤。该膳食有健脾益气、化湿通痹之功。

（二）运动养生

功能锻炼与关节操运动是一种积极而有效的治疗方法。它是以正确的运动模式活动病变关节，同时配合关节保护、行为教育和心理康复指导，针对患者制订个体化方案，并循序渐进地实施功能训练，现已成为管理类风湿关节炎的重要组成部分。运动疗法不仅可缓解疼痛，有效地提高肌肉的肌力和耐力，还能增加关节活动度，促进静脉和淋巴回流，从而有利于消除关节肿胀，减轻患者的焦虑、抑郁与紧张情绪，对心理状态起到正向作用。运动干预主要包括有氧运动、力量训练、有氧运动与力量训练的结合、关节体操及太极、八段锦等。大部分类风湿关节炎患者最先累及手腕关节，进行关节功能锻炼，可使各关节维持自身的灵活度，手、腕部关节功能操对类风湿关节炎患者康复起到了很重要的作用。此外，电针、中药穴位敷贴、熏蒸、外洗、蜡疗等对类风湿关节炎均有一定的疗效。

运动养生注意事项：防关节变形，增强肌肉力量。一些类风湿关节炎患者为防止关节畸形盲目增加关节运动量，忍痛强迫关节进行过度的活动，而有些人却绝对地卧床休息。这两种方法或者加重了病情或者导致关节肌肉萎缩，都是不可取的。正确的处理方法：在疾病急性活动阶段，患者需优先保证充分休息，维持受累关节于适宜的功能位置以避免进一步损伤，同时注重均衡营养摄入以支持机体修复。当病情进入稳定缓解期后，应系统开展渐进式康复训练。初期可选择卧位状态下进行下肢多关节的屈伸训练等低负荷运动，并配合物理疗法促进局部循环。训练强度需遵循递进原则，从短时低频次起步，依据个体耐受度逐步提升活动时长与幅度，切忌盲目追求强度增加。当然，这样的功能锻炼还可以渗透到日常起居，通过针对性设计更衣、进餐等生活场景训练方案，同步开展职业技能适应性练习，从而系统提升患者综合生活能力与工作效能。

（三）情志养生

建议老年患者养性调神,提高自身对不良情绪的调节能力,从而达到预防疾病的目的。老年类风湿关节炎患者往往因疼痛产生焦虑或紧张情绪,可咨询专业医师正确应用辅助工具,避免活动期受损关节的过度使用。可以做适当的关节功能锻炼,多进食高蛋白、高维生素、高钙等营养丰富的食物。低乳制品如牛奶、酸奶和乳酪都含有钙和维生素D,增加骨强度。蟹、肝、鱼富含硒,对缓解症状有益。绿茶中充满多酚,可以减少炎症和减慢软骨破坏。此外,要积极预防及控制感染,注意口腔清洁,避免口腔感染,嘱患者戒烟。居处环境要清洁保暖向阳,避免潮湿。

情志养生还可以通过欣赏音乐,《乐记》中有"乐至而无怨,乐行而伦清,耳目聪明,血气平和,天下皆宁"的说法。清代医学家吴师机在《理瀹骈文·略言》中指出:"七情之病者,看书解闷,听曲消愁,有胜于服药者矣。"音乐在医疗方面从古至今都发挥着不可替代的作用。音乐对人体能起到兴奋、抑制、镇静、镇痛等作用。《素问·阴阳应象大论》曰:"肝属木,在音为角,在志为怒。""肾属水,在音为羽,在志为恐。"也就是说,角调式音乐具有木的曲直生发之属性,羽调式音乐具有水的滋润闭藏之属性。本脏之音可治疗本脏之病。肝肾亏虚患者在生活中宜多听角调式和羽调式音乐,比如《平沙落雁》《梅花三弄》《梁祝》《小夜曲》《二泉映月》等,以达到调情养性、补肾益精之功效。

（四）中医外治法调养

1. 拔火罐疗法　拔火罐具有温散寒邪、活血行气、拔脓祛腐作用,为调养类风湿关节炎的常用辅助方法。常用的罐器有玻璃罐、竹筒罐、陶瓷罐等。

操作者一手执罐,另一手用镊子夹住点燃的酒精棉球,向罐内迅速旋转1～2圈,取出。执罐之手速将罐扣在穴位或痛点上,放置10～15分钟(夏季不要超过10分钟),然后用指甲紧贴皮肤,按压皮肤,减少负压,将罐慢慢提起取下。

注意拔罐时不要使患者受凉受风。在前次拔罐处出现的皮肤瘀紫现象尚未消退之前,不宜在原处再拔罐。对局部有皮肤溃疡,或严重的心脏病、血友病患者均应禁用。

2. 中药汽雾经皮渗透疗法　药汽的温热刺激使皮肤温度升高,皮肤毛细血管扩张,促进血液及淋巴液的循环,促进新陈代谢使周围组织营养得以改善,药汽的温热刺激还使毛孔开放,全身出汗,让体内"邪毒"随汗排出体外,既扶元固本又消除疲劳,给人以舒畅之感。同时,又能刺激皮肤的神经末梢感受器,通过神经系统形成新的反射,从而破坏了原有的病理反射联系,达到治愈疾病的目的。药汽在由下至上循行的途径上,同时渗透穴位、疏通经络(所谓"通则不痛,痛则不通")。

药物:血竭、杜仲、乳香、没药、骨碎补、独活、桂枝、附子、透骨草等。上药共研粗末,缝制约长 1 尺、宽 5 寸布口袋 1 个,将药物(约 250 克)用 50克大青盐,100 毫升烧酒搅拌均匀,装入袋内,备用。

用法:采用熏蒸治疗仪。治疗前将上药袋放入药缸内,加清水 3 000毫升,浸泡 12 小时,接通电源煮药。患者仰卧于熏蒸床上,患处充分暴露,调节温度设置:冬季 95℃,夏季 55℃,使中药汽雾通过热效能的传递作用直接到达病变部位。每日 1 次,以晨起即行熏蒸为最佳,时间 20 分钟,治疗后适当休息。1 个月为 1 个疗程。

注意事项:①急性炎症、失血失水、心功能不全、传染病、有重要脏器衰竭者禁用;②高血压、冠心病患者及孕妇慎用;③为预防虚脱,治疗前后可饮用糖水、淡盐水;④务必擦干身体后再离开治疗室,以免感冒。

第三节　肩关节周围炎

一、什么是肩关节周围炎

肩关节周围炎是肩关节周围的肌肉、肌腱、韧带、滑囊和关节囊等软组织发生的慢性无菌性炎症,以肩痛和肩关节运动功能障碍为主要临床表现,又称"冻结肩"。本病好发于 50 岁以上的中老年人,特别是 60 岁左右的老年人群,俗称为"五十肩"。女性发病率高于男性。

肩关节周围炎在中医学属"痹证"范畴,俗称"肩凝风""露肩风""五十肩""冻结肩"等。该病的主要症状是肩关节相关区域的不适。常见的症状为缓慢发病,多数无外伤因素,出现肩痛(夜间明显),肩关节活动明显受限,以外展、外旋及后伸活动最为困难。

《内经博议》曰:"病在阳曰风,病在阴曰痹。故痹也者,风寒湿杂至,犯其经络之阴,合而为痹。痹者闭也,三气杂至,壅闭经络,血气不行,故名为痹。"老年人年老体弱,复感外邪,风夹寒湿留连肩部筋骨、血脉,气血不通,致肩痛、屈伸不利;中年以后,因气血不足,肝肾亏损,筋失濡养,风寒侵袭,经络痹阻,营卫气血不畅,肩部正邪相搏,发为疼痛。日轻夜重,久则肩部肌肉挛缩,活动受限。年老体弱,肝肾不足,精血亏虚,不能濡养筋脉骨髓,筋骨失养,致骨质不坚、关节僵硬、肌肉萎缩。《仙授理伤续断秘方》提出:"劳损筋骨,肩背疼痛。"劳损过度,或外伤后,伤及肩部筋骨,气滞血瘀,脉络不通,致肩部疼痛、活动受限。

二、肩关节周围炎分型

根据不同的病因和症状,老年人肩关节周围炎常见风寒湿邪型、血络瘀阻型、气血亏虚型3种类型。

(一) 风寒湿邪型

症状:肩部窜痛,遇风寒痛增,得温痛减。50岁以上老年人感受风寒后容易发病,出现畏风恶寒,或肩部有沉重感,局部疼痛或肩关节僵直,活动受限。舌淡,苔薄白或腻,脉弦滑或弦紧。

(二) 血络瘀阻型

症状:老年人肌肉劳损过度,或外伤伤及肩部筋骨,出现肩部肿胀,肌肉萎缩,肿痛拒按,以夜间为甚,肩关节活动受限。舌质暗或有瘀斑,苔白,脉涩。

(三) 气血亏虚型

症状:年老体弱,肝肾不足,精血亏虚,不能濡养筋脉。此类型表现为肩部酸痛,劳累剧痛或疼痛加剧,病程迁延日久。肩关节活动受限,伴肩部肌肉萎缩,头晕眼花,面色无华,气短懒言,四肢无力。舌淡,脉细弱或沉。

三、肩关节周围炎的中医养生

老年人肩关节周围炎为虚实夹杂,本虚标实之病。本病起病缓慢,具有自限性,病情进展到一定程度后即不再发展,继而疼痛逐渐减轻或消失,关节活动也可逐渐恢复。整个病程较长,常需数月至数年。平时要注意肩关节的功能锻炼。急性疼痛期可进行药物治疗或局部封闭治疗。

老年人肩关节周围炎的日常养生,一般包括饮食养生、运动养生、中医外治法调养等。

(一) 饮食养生

1. 饮食养生的原则 患肩关节周围炎的老年人饮食宜清淡,进食营养丰富、高蛋白、高纤维、易消化的饮食。少食多餐,保持大便通畅,忌辛辣、肥甘、过酸、过咸,戒烟酒、浓茶。

2. 对证药膳

(1) 气血亏虚型

当参羊肉汤:当归、党参、川芎、白芍各 10 克,桑枝、羌活各 15 克,甘草 5 克,羊肉 50 克,加水同炖至羊肉熟后服食。每日 1 剂,分 2 次服食。

附桂猪蹄汤:制附片 8 克,桂枝 8 克,桑枝 40 克,羌活 20 克,猪蹄 1 对,加水同炖至熟后服食。每日 1 剂,分 2 次服食。

当归血藤鸡蛋汤:全当归、鸡血藤各 15 克,木香、陈皮、赤芍各 10 克,桑枝 20 克,鸡蛋 1 枚。将鸡蛋与诸药同煮,待蛋熟后去壳,再煮 5～10 分钟,食蛋饮汤,每日 3 次,每次 1 个。适用于气血亏虚兼有肝肾不足者。

(2) 风寒湿邪型

桑枝大枣粥:桑枝 40 克,大枣 10 枚,糙米 75 克。将桑枝、大枣、糙米同煮成粥。每日 1 剂,分 2 次服食。

当归二枝粥:当归、桂枝各 10 克,桑枝 30 克,大米 100 克。将诸药水煎取汁,加大米煮为稀粥服食,每日 2 次。

葛根桂枝苡仁粥:葛根 30 克,桂枝 15 克,薏苡仁 30 克,粳米 60 克。先将葛根、桂枝加适量水煮沸 30 分钟,去渣取汁,再将薏苡仁、粳米放入药汁中煮至熟透,每日 1 剂,分 2 次温服。适用于湿邪偏重者。

羌桂血藤粥:羌活 15 克,桂枝 15 克,鸡血藤 40 克,糙米 75 克。先把前三味药煮了取汁,然后加糙米煮成粥。每日1剂,分2次温服。

(3)血络瘀阻型

桃红四物粥:桃仁15克,当归15克,川芎15克,白芍15克,生地黄15克,红花9克,大枣10颗,糙米150克。将上述药物煎水取汁,然后加大枣和糙米煮成粥。每日1剂,分2次温服。

(二)运动养生

1. 单臂旋转法　立位,两足分开同肩宽,活动患肢,以肩关节为轴心,先向前、再向后,做顺时针和逆时针的单臂直线运动,旋转半径越大越好。

2. 前摸肩后触背法　立位,足分开同肩宽,患肢的手尽量向前、后摸健侧肩部、肩胛部。

3. 手指爬墙法　患者面墙,呈立正姿态,足尖离墙一拳,患肢四指扶墙,并沿墙壁慢慢向上爬行,使患肢上举至最大限度,然后再沿墙壁归回原处,如此反复数次。

4. 棒推　找一根50厘米左右的棒子,双手将棒子平举,用健侧手向外推动患侧手,每天向外推动几厘米,反复坚持,直到患侧可做外展运动。

5. 甩手　背部靠墙站立,或仰卧在床上,上臂贴身、屈肘,以肘点作为支点,进行外旋活动。

6. 拉手　自然站立,在患侧上肢内旋并向后伸的姿势下,健侧手拉患侧手或腕部,逐步拉向健侧并向上牵拉。

7. 展臂　肩关节周围炎患者上肢自然下垂,双臂伸直,手心向下缓缓外展,向上用力抬起,到最大限度后停10分钟,然后回原处,反复进行。

8. 旋肩　肩关节周围炎患者站立,患肢自然下垂,肘部伸直,患臂由前向上向后划圈,幅度由小到大,反复数遍。

(三)中医外治法调养

1. 推拿按摩法

(1)用健侧的拇指或手掌,自上而下按揉患侧肩关节的前部及外侧,时间1～2分钟,在局部痛点处可以用拇指点按片刻。

(2)用健侧手的第2～4指指腹,按揉肩关节后部的各个部位,时间1～2分钟,按揉过程中发现有局部痛点,亦可用手指点按片刻。

（3）用健侧拇指及其余手指的联合动作,揉捏患侧上肢的上臂肌肉,由下至上揉捏至肩部,时间 1 ～ 2 分钟。

（4）在患肩外展等功能位置的情况下,用上述方法进行按摩,一边按摩一边进行肩关节各方向的活动。

（5）最后用手掌自上而下掌揉 1 ～ 2 分钟。对肩后部按摩不到的部位,可用前面介绍的拍打法进行治疗。每日 1 次。

2. 刮痧疗法　在患肩的肩井、外关、手三里、曲池、肩髃、肩贞及阿是穴进行刮痧,每次 25 分钟,3 ～ 5 日治疗 1 次。

3. 热敷法　每天在家用热毛巾敷患侧 20 分钟,疼痛就能减轻。如果疼痛非常严重,可以热敷 20 分钟后,再冷敷 20 分钟,交替进行。

4. 药物外敷

方 1：将马钱子 90 克,广地龙 60 克,川乌 60 克,威灵仙 90 克,木瓜60 克,青风藤 60 克,当归尾 60 克,白芍 120 克,怀山药 60 克研成粉末状,再用凡士林调成膏状,将制成的膏状物质,敷于肩髃、肩髎穴位,2 ～ 3 天更换 1 次,5 次为 1 个疗程。

方 2：三七 1 克,红花、桂枝、川乌、草乌、牛膝各 5 克,当归、鸡血藤、透骨草各 10 克,盐 750 克,将中药和盐一起炒热后装入布袋,选择肩髃、肩贞、曲池、外关等穴位或部位外敷。如有烧灼感,可在药袋与皮肤之间加毛巾垫着。每次敷 20 ～ 30 分钟,每日 1 次,5 次为 1 个疗程。1 个疗程后休息2 天,再进行第 2 个疗程。

（四）治未病养生

肩关节周围炎在老年人骨关节病的发病率中一直居于前列,但大多数患者往往忽略了这一疾病,只注重治疗而不注重预防。在日常生活中,老年人想减少肩关节周围炎的发生,要注意以下几点。

第一,控制体重,必要时科学减肥,体重下降后能够防止或减轻关节损害。

第二,避免长时间站立和行走,及时妥善治疗关节外伤、感染、代谢异常、骨质疏松等疾病,坚持适量体育锻炼。有规律的运动,可以加强肌肉、肌腱和韧带的支持作用,从而加强对关节的保护。

第三,在天气寒冷,气温变化时,注意关节保暖。

第四,加强功能锻炼。肩关节周围炎的锻炼非常关键,要注重关节的运动,可经常打太极拳、太极剑、门球,或在家里进行双臂悬吊,使用拉力器、哑铃及双手摆动等运动,但要注意运动量,以免造成肩关节及其周围软组织的损伤。

第五,纠正不良姿势。经常伏案、双肩经常处于外展工作的人群是肩关节周围炎的高发人群,因此,应注意调整姿势,避免长期的不良姿势造成慢性劳损和积累性损伤。

第六,注意相关疾病。有些肩关节周围炎是由其他疾病引发的,如糖尿病、颈椎病、肩部和上肢损伤、胸部外科手术及神经系统疾病,患有上述疾病的人要密切观察是否产生肩部疼痛症状,关节活动范围是否减小,并应开展肩关节的主动运动和被动运动,以保持肩关节的活动度。

第十五章
老年其他疾病自我调养

第一节　老年性皮肤瘙痒症

一、什么是老年性皮肤瘙痒症

老年性皮肤瘙痒症是指好发于 60 岁以上,仅有皮肤瘙痒、无原发皮损,每日或几乎每日瘙痒持续 6 周以上的一种皮肤病。多见于秋、冬季,少数也有夏季发病,时发时止,夜间尤甚,可累及局部甚至全身的皮肤。常分为局部皮肤瘙痒症(以外阴多见)以及全身发痒的弥漫性皮肤瘙痒症。

老年性皮肤瘙痒症程度有轻有重,且与精神情绪、气候变化、居住环境、饮食衣物等有关,有时洗涤过多以及睡前脱衣也可加重痒感,可因抓破或不洁而引起疮疖,部分老年人甚至可能因瘙痒剧烈而影响睡眠,伴头昏、食欲缺乏等症状。若老年人瘙痒剧烈难忍,应及时前往医院就诊,以排除其他疾病引起的相关性瘙痒症状,如糖尿病、甲状腺功能减退和甲状腺功能亢进、肝胆疾病、代谢障碍、内脏肿瘤、过敏性疾病、习惯性便秘、肾功能不全等疾病的皮肤症状等,以防错过原发病的早期治疗,造成不可挽回的结果。

老年性皮肤瘙痒症属中医"瘙痒""风瘙痒""风痒""痒风疮""血风疮""痒风""阴痒"等范畴。《诸病源候论·风瘙痒候》曰:"风瘙痒者,是体虚受风,风入腠理与血气相搏而俱,往来在于皮肤之间,邪气微不能冲击为痛,故但瘙痒也。"《外科证治全书·发无定处证·痒风》曰:"遍身瘙痒,并无疥疮,搔之不止。"本病多因患者年老体弱,肌肤失养,气血失和,卫外不固,风邪外袭,或风自内生,发为瘙痒,即"诸痒皆属于风,属于虚"。其外因主要是感受六淫,邪蕴肌肤,不得疏泄;或过度淋浴,热水刺激,身着化纤或毛织品内衣,过用燥烈护肤品等。内因多为过食发物、辛辣炙煿、肥甘厚味之品;或情志抑郁,烦躁焦虑,精神紧张等。

二、老年性皮肤瘙痒症的分型

根据不同人的体质和症状,老年性皮肤瘙痒症可分为风寒束表型、风湿蕴肤型、风盛血热型、湿热郁滞型、血虚风燥型、瘀血阻滞型6种类型。

(一)风寒束表型

症状:周身皮肤瘙痒,多见于深秋,遇风着凉后则痒剧,如入睡脱衣或起床穿衣之际则阵发瘙痒,气温适宜后或入睡被褥温暖则痒止;伴鼻痒喷嚏,时流清涕,咽痒。舌淡红,苔薄白,脉浮。

(二)风湿蕴肤型

症状:皮肤瘙痒剧烈,可见水疱、丘疹、流水、糜烂等,易继发感染、湿疹;伴肢节困重,活动不利。舌淡红,苔薄白,脉缓滑。

(三)风盛血热型

症状:皮肤瘙痒,遇热或饮酒后加重,搔破后血痕累累;伴心烦,口渴,小便黄,大便干。舌质红,苔薄黄,脉浮数或弦数。

(四)湿热郁滞型

症状:皮肤瘙痒剧烈不止,摩擦、潮湿、汗出等均可成为诱因,抓破后渗液结痂;或外阴肛周皮肤潮湿瘙痒;伴口干口苦,胸胁胀满,纳差,小便黄。舌红,苔黄腻,脉弦滑数。

(五)血虚风燥型

症状:皮肤干燥瘙痒,搔抓处皮肤脱屑、血痕累累,病程较长;伴头晕眼花,两目干涩,失眠多梦,精神倦怠,纳呆。舌淡,苔白,脉细弱。

(六)瘀血阻滞型

症状:皮肤瘙痒,久治不愈,夜间加剧,常发于受摩擦、挤压部位;伴面色晦暗,口唇青紫,肌肤甲错,口干不欲饮水。舌暗,有瘀斑、瘀点,脉细涩。

三、老年性皮肤瘙痒症的中医养生

老年性皮肤瘙痒症一般不会对老年人造成生命危险,但有时因搔破皮肤而引起继发性湿疹样病损,给老年人带来痛苦和烦恼。所以,老年性皮肤瘙痒症的中医养生目标是缓解或消除患者症状,提高患者生活质量。本节针对老年性皮肤瘙痒症的中医养生主要从饮食、运动、情志及外治法等方面论述。

(一) 饮食养生

1. 饮食养生的原则

(1) 多食蔬菜和水果:蔬菜水果中富含维生素,可减轻瘙痒症状。老年人大便秘结者较多,蔬菜水果中的纤维素等可促进大便的排泄,使身体内的毒素从肠道而走,从而减轻和避免瘙痒的发生。

(2) 养成定时喝水的习惯:及时补充机体及皮肤水分,避免因皮肤太过干燥而瘙痒。但有水钠潴留的老年患者应减少饮水。

(3) 忌食发物、辛辣炙煿等刺激性食物:如酒类、辣椒、葱、姜、蒜、海鲜类食物,其性发散,可使病情反复或加重。

(4) 适当补充脂肪:患有老年性皮肤瘙痒症的老年人可适当吃点动物脂肪,以增加皮脂腺的脂肪分泌,但也不可太过,以免造成高脂血症等。

2. 对证药膳

(1) 风寒束表型

紫苏叶粥:紫苏叶 15 克,粳米 50 克。将紫苏叶洗净切细,将粳米煮成粥,待粥将熟时,加紫苏叶,煮粥至熟即成。

桂枝苍耳红糖茶:桂枝 10 克,苍耳子 10 克,红糖 15 克。将桂枝、苍耳子入砂锅水适量,煎煮 2 次,合并 2 次滤液,去渣,调入红糖溶化即成,代茶饮。

(2) 风湿蕴肤型

苡仁红豆粥:薏苡仁 12 克,红豆 30 克,荆芥 1.5 克,防风 1.5 克,先煮薏苡仁、红豆,煮至红豆熟烂,待粥将熟时,加荆芥、防风,煮粥至熟即成。

祛风湿茶:薏苡仁 15 克,芡实 15 克,白术 15 克,茯苓 15 克,防风 3 克,诸味水煎,代茶饮。

(3) 风盛血热型

百合荷叶粥:鲜百合 30 克,鲜荷叶 30 克,糯米 50 克,冰糖适量。百合剥皮去须,洗净切碎,荷叶洗净,加糯米与水,煮至米烂粥稠,加入冰糖即可。

莲子白果饮:莲子15克(去心),白果9克(去心),玉竹9克,沙参9克,百合15克,核桃仁9克,生石膏20克(布包),白糖适量。诸味加适量水煎煮30分钟,弃渣取汁,加入白糖调服。

(4)湿热郁滞型

地肤苡仁粥:地肤子15克,薏苡仁50克。先将地肤子煮水,去渣,取滤液与薏苡仁,加米煮至薏苡仁熟烂,即可。

鲜皮赤豆鲤鱼汤:白鲜皮15克,赤小豆30克,鲤鱼1条。先将白鲜皮水蒸取滤液,用药液与赤小豆和鲤鱼煮成汤,加入适当调味品即成。

(5)血虚风燥型

生地炖猪蹄:生地黄50克,猪蹄200克。将生地黄洗净切片,与猪蹄同入砂锅,加水适量,文火煨炖至猪蹄烂熟,可加食盐、味精、米醋等调料调味。

麻油鸭血:芝麻油10克,鸭血100克。将鸭血加盐少许,入锅加水煮熟,起锅后淋上麻油即成。

(6)瘀血阻滞型

丹参炖鸡:丹参30克,三七10克,子母鸡1只。将丹参、三七填入宰杀后的子母鸡腹中,用麻线缝合,入砂锅,加水适量,大火烧开,小火炖至鸡肉熟烂即成。

益母蜜膏:益母草100克,荆芥30克,蜂蜜250克。将益母草水煎3次,取3次滤液,加热浓缩,荆芥研细末,加入浓缩液中,炼蜜膏。

(二)运动养生

老年性皮肤瘙痒症患者不宜进行剧烈运动或干体力活,一方面老年人筋骨较弱,剧烈运动会损伤机体,另一方面剧烈运动后,虽出汗时会使皮肤瘙痒症状得以缓解,但汗液丢失过多,津液不足,会加重皮肤瘙痒症状。所以,老年人宜进行力所能及的运动和活动,平时可选择练腹式深呼吸或三吸一呼,促进体液循环,增强免疫力;也可选择散步、太极拳等运动。适当运动既可以促进皮肤的新陈代谢,提高皮肤对营养的吸收,还可以促进汗液的分泌,减轻皮肤干燥,缓解症状。

(三) 情志养生

精神、心理因素如情绪激动、精神紧张、抑郁焦虑等,均可引起老年人皮肤瘙痒,并随情绪好坏加重或减轻。老年性皮肤瘙痒症一般病程缠绵,常奇痒难忍而又缺乏有效的治疗手段,严重影响老年患者的身心健康。因皮肤瘙痒症夜间临床症状更为严重,可能会影响老年患者的睡眠情况,让患者出现焦虑、抑郁等负面情绪,从而形成恶性循环。因此,老年人的情志养生必不可少。要对老年患者进行健康宣教,让老年患者对皮肤瘙痒有正确的认识,增强患者的治疗信心,减轻患者的心理压力,可以通过听音乐、读书、看报等方式转移患者的注意力,防止精神因素加重瘙痒症状。

(四) 中医外治法调养

1. 保湿润肤 重视生活起居与皮肤护理。老年人冬季居室内温度应保持在 24℃左右,湿度在 50% ～ 60% 为宜。冬季洗澡次数不宜过多,尽量不要用肥皂洗澡,可以用含油脂的中性香皂洗澡,或只用温热水洗,洗澡后 3 分钟内全身外涂润肤霜,如维生素 E 乳等。

2. 药浴、熏浴、熏蒸疗法 若皮损搔抓后渗液结痂、局部潮湿瘙痒,可用中药药浴、熏蒸、熏洗,如苦参、茵陈、马齿苋、蒲公英、地丁、黄柏、白鲜皮、百部、蛇床子、地肤子、地骨皮、花椒等煎汤;若肥厚、苔藓样变,常用大皂角、苍术、杏仁、桃仁、当归、地肤子、白鲜皮等药物煎汤外洗。水温 37 ～ 40℃,不宜过高,每周 2 ～ 3 次。老年人皮肤感觉较差,因此水温不可过烫,以免损伤皮肤屏障。

3. 耳穴压豆 用王不留行籽或决明子进行耳穴压豆,取枕部、神门、交感、肾上腺、内分泌、肺区、痒点等穴,每次交替取 2 ～ 4 穴,耳穴贴留置时间 1 ～ 3 天。

(五) 治未病养生

无论何种原因导致皮肤瘙痒,健康宣教对老年患者都非常重要。

1. 对诱发及加重原因的宣教 老年患者出现瘙痒时应及时就医,排除其他原因引起的瘙痒;同时老年患者需要注意衣物及床上用品选择,减少或避免毛织、化纤制品,建议使用纯棉制品,以减轻摩擦产生的瘙痒不适症状。

2. 对行为改变的宣教　告知老年患者尽可能避免搔抓,以免加重对皮肤屏障的损伤,加重搔抓 - 瘙痒循环。

3. 保持皮肤清洁的宣教　出汗可诱发或加剧皮肤瘙痒,皮肤清洁不仅可祛除汗液,还可祛除灰尘、花粉和体表有害微生物。老年患者皮肤感觉较青年人差,因此,老年患者常过度洗浴,造成皮肤黏膜受损。需告知老年患者应注意避免过度洗浴、避免热水烫、避免使用碱性肥皂清洁皮肤等。

第二节　压疮

一、什么是压疮

压疮,中医又称"席疮",多因久病卧床,气血运行失畅,肌肤失养,躯体重压引起的慢性溃疡。多发于老年人尾骶、肘踝、背脊等容易受压部位,以皮肤破溃,疮口经久不愈为特征。

《外科真诠》载:"席疮乃久病着床之人,挨擦磨破而成,上而背脊,下而尾闾。"初起皮肤上出现褐色红斑,微肿,继而紫暗水肿,坏死溃烂。继发组织坏死迅速,脓水淋漓,相应部位并发臀核疼痛。久则形成难治性压疮,引起继发性感染甚至败血症,危及生命。

压疮常见于慢性病、高龄和瘫痪的老年人,具有发病率高、病程发展快、难以治愈及愈后易复发的特点。老年人久病、长期卧床是发病的基础,局部受压是发病的重要因素。

二、压疮的分型

根据不同的体质和症状,老年人压疮常见气滞血瘀型、血瘀肉腐型、热毒糜烂型、气血两虚型4种类型。

（一）气滞血瘀型

症状:局部皮肤出现褐色红斑,继而紫暗红肿,或有破损,微有疼痛。舌边瘀紫,苔薄,脉弦。

（二）血瘀肉腐型

症状:皮肤或皮下组织坏死,与周围健康组织分界不清,口干低热。舌质红苔黄,脉滑。

(三) 热毒糜烂型

症状:压疮溃烂,腐肉及脓水较多,或有恶臭,重者溃烂可深及筋骨,四周红肿灼痛,高热口苦,便结尿赤。舌质红,苔黄腻,脉弦数。

(四) 气血两虚型

症状:疮面腐肉难脱,或腐肉虽脱,新肌色淡,合缓慢,伴面色㿠白,神疲乏力,纳差食少。舌质淡,苔少,脉沉细无力。

三、压疮的中医养生

老年人压疮多属虚证或本虚标实,压疮局部多表现为实证,与气血瘀滞、湿热蕴毒有关。全身多表现为虚证,与气血不足有关。本病病势较缓,如不及时处理,会加重病情,或因皮损染毒导致死亡。

老年人压疮的日常养生,一般包括饮食养生、运动养生、情志养生及中医外治法调养等。

(一) 饮食养生

1. 饮食养生原则　患有压疮的老年人应注意均衡饮食,适当多吃一些富含优质蛋白、维生素和矿物质的食物,增强身体素质,促进伤口愈合。此外,老年人还需要多喝水,防止因脱水而延缓疮口愈合。注意低脂饮食,尽量不吃肥猪肉,炒菜尽量用植物油,如芝麻油、花生油等,能起到润肠的作用。

长期卧床者,由于消化功能减退,会造成严重的营养不良,这既是压疮产生的内因之一,又可影响压疮的愈合。在饮食方面,患者需要多吃一些高热量、高蛋白质、高维生素、高纤维、易消化的食物。若患者不能进食可以给予鼻饲。把食物加工成半糊状进行鼻饲,只要消化功能好,不要计较用餐次数,尽可能地为患者多提供营养,必要时可间隔给予静脉输入蛋白质、脂肪乳和氨基酸等,以补充体内的能量,增强机体抵抗力和组织修补能力。

(1) 宜吃食物:①高蛋白的食物,如牛肉、鸡肉、鱼、鸽子肉等,促进皮损部位愈合;②富含植物纤维的食物,如燕麦、山药、苹果、白菜等,及时补充营养;③富含维生素 B_1 的食物,如葵花籽、花生、大豆、瘦猪肉等。

(2) 禁忌食物:①忌辛辣刺激性食物,如辣椒、洋葱、大蒜、生姜、花椒、胡椒等,还包括咖啡、浓茶等有可能刺激到黏膜的饮品;②忌煎炸烧烤食物,如炸鸡、炸牛排、炸猪排等油炸食品及烧烤类食物;③忌海腥、河鲜类、贝壳类食物,海蟹、河蟹、深海鱼等均不宜食用。

2. 对证药膳

(1) 气滞血瘀型

益气活血安神汤:猪展 350 克,北黄芪 30 克,田七 10 克,百合 30 克,麦冬 15 克,红枣 5 个,生姜 5 片。猪展切块,洗净焯水后,所有食材放入炖锅内,加适量温开水,隔水清炖 1.5 小时,少许食盐调味即可。分 2～3 次服食。

(2) 血瘀肉腐型

红枣兔肉:红枣 10 个,兔肉 150 克,放炖盅内,隔水炖熟或放瓦锅内煮烂,调味分 2～3 次服食。

(3) 热毒糜烂型

马蹄白果蛋花汤:白果 10 粒,鸡蛋 2 个,马蹄 15 粒,冰糖适量。马蹄去皮洗净切块,白果去壳,冰糖鸡蛋后下,煲汤 2 小时即可。每日 1 剂,分 2 次服。

(4) 气血两虚型

红枣当归黄芪汤:红枣 10 个,当归 15 克,黄芪 30 克,煎汤即可。每日 1 剂,早晚分服。

(二) 运动养生

压疮主要由于局部的皮肤组织,受到长期的压迫造成的局部缺血缺氧,从而引起组织的坏死。运动能避免压疮部位继续受压,同时能够增加局部的血液循环,帮助压疮愈合,也能增强患者的体质和对病邪的抵御能力,使原发疾病得到好转,从而避免压疮的发生。预防压疮就是消除发生的原因,做到勤翻身、勤擦洗、勤按摩、勤整理、勤更换,平时严格护理局部皮肤,护理措施正确。

1. 避免局部组织受压 脑血管患者多数长期卧床,垂直压力作用于皮肤是导致压疮的主要原因,所以,护理人员在日常护理中要鼓励和协助患者经常交换卧位,使骨骼的突出部位交替受压,翻身的时间间隔不能超过 2 小时,必要时 1 小时翻 1 次,并建立翻身记录,特别注意不要出现拖、拉、推的动作,防止拉伤皮肤。为减轻局部受压,护理人员可采用垫海绵垫、气垫和水垫置于患者身下,增加受压面积,减轻隆突部位的压强。不过,任何垫子都不如经常变换卧位和注意皮肤的护理有效。这些是任何防治压疮器械所不能代替的措施。

2. 避免潮湿、摩擦及排泄物的刺激　压疮患者由于长期卧床,一定要保持皮肤清洁、干燥,防止皮肤受到排泄物的刺激和细菌感染。如皮肤受到排泄物污染时,必须马上清洗和替换衣物,以保护皮肤免受刺激。床铺要经常保持清洁干燥,平整无碎屑,还要注意不要使用橡胶单或塑料布,也不要使用破裂的便盆,以免划伤皮肤。

3. 改善局部的血液循环　患者长时间卧床,血液循环不好,很容易产生压疮,所以在平时的护理中,护理人员要经常为患者进行检查身体,经常用温水擦洗,或使用湿热毛巾进行局部按摩,还要定时用 50% 乙醇按摩患者的背部、骶尾部、骨棘及足踝关节等部位,以增强局部血液循环和抵抗力。

(三) 情志养生

中医将情志分为怒、喜、忧、思、悲、恐、惊。《黄帝内经》中有"怒则气上……惊则气乱"以及"怒伤肝……恐伤肾"的情志论述。调摄情志对预防疾病非常重要。由于慢性疾病的长期困扰以及年龄的增长导致机体功能的衰退,使老年人的情感变得十分脆弱,容易出现焦虑、孤独、不安等不良情绪。老年慢性病患者需要加强情志养生方面的认知,并进行适当的调节,使情志与脏腑保持制约和平衡,从而避免情志所伤引起慢性病进一步发展。保持平和心态、乐观豁达、调节情绪、戒骄戒躁、静心少思、移情易性、调节情志、顺应四时、用脑动形。

(四) 中医外治法调养

1. 中药湿敷　中药湿敷于压疮创面,可有效预防和控制感染,促进肉芽组织生长,达到清创、去腐和生肌的目的,对各期压疮均有治疗作用。相对湿润低氧的环境有利于刺激毛细血管的生成,促进成纤维细胞和内皮细胞的生长,促进角质细胞的增殖,有利于创面的愈合。另外,密闭状态下的微酸环境直接抑制了细菌生长,有利于白细胞繁殖及发挥功能,提高了局部的免疫力。中药湿敷发挥治疗压疮的优势,即发挥生皮散瘀、行气活血、消肿止痛、清热解毒、祛腐生肌的功效。湿敷前需要清理创面,建议由有经验的医师进行操作,防止疮面感染。

方1:大黄30克,黄柏30克,黄芩30克,紫草30克,十大功劳30克,苦参30克,蛇床子30克,地肤子30克,地榆30克,加水2升煎浓缩至1升,滤过装罐备用。清理创面后,用38～41℃的药液浸透敷料(3～4层无菌纱布),拧至不滴水后,敷于患处,每次敷30分钟,3～5分钟更换1次敷料,每日3次,直至愈合。

方2:蒲公英30克,金银花30克,紫花地丁30克,艾叶30克,黄连30克,蜈蚣4条,雄黄10克,白及20克。称取上药加水2升浸泡3小时,先用武火煎30分钟,后用文火煎15分钟,取药汁40毫升,过滤后贮存于无菌器皿中,并取无菌纱布适量备用。清创后,用无菌纱布在备好的中药湿敷液中浸泡后填敷患处,每日1次,直至愈合。

方3:寒水石、龙骨、赤石脂、冰片,按2∶2∶2∶1比例碾末成散剂,覆盖于压疮创面上,覆盖厚度为2.0毫米,并用无菌辅料、胶布等进行包扎固定。每日换药1次,若初期渗出较多,可换药2次,直至愈合。

2. 艾灸 艾灸治疗起到了消肿散结、行气活血之功,激发患者自身调节机制。清代吴仪洛在《本草从新》中曾记载:"艾叶苦辛,生温熟热,纯阳之性,能回垂绝之亡阳,通十二经,走三阴,理气血,逐寒湿,暖子宫,止诸血,温中开郁,调经安胎……以之艾火,能透诸经而除百病。"

操作方法:将艾条一端点燃,对准疮面部,艾条与皮肤的距离为2～3厘米。因患者局部知觉迟钝,切记保持距离,防止烫伤。艾灸治疗可以每日1次,每次30分钟,7天为1个疗程。

3. 穴位按摩 穴位按摩能促进机体血液循环,抑制机体自由基反应,不仅能预防压疮发生,还能培补正气。操作时需要避开受压部位,避免肌肉损伤。

操作方法:嘱患者取卧位或坐位,先从肢体远端开始,向近端对患者腓肠肌、股二头肌、股四头肌进行轻揉,取玉枕、肝俞、天柱、大杼、风门、环跳、膝阳关、巨髎、风市、足三里等穴位进行点按。每穴按摩 1 ~ 2 分钟,每日3 次。按摩轻重以患者产生酸胀麻及得气感为度。

第三节 肿瘤

一、什么是肿瘤

肿瘤是机体在各种致癌因素作用下,局部组织的细胞在基因水平上失去对其生长的正常调控,导致异常增生而形成的病变。老年人常见的恶性肿瘤有肺癌、胃癌、食管癌、大肠癌和原发性肝癌等。由于老年人自身内环境的变化,老年期恶性肿瘤的发病特点表现为肿瘤生长、发展均较缓慢,其肿瘤细胞分化相对较好,恶性程度较低,这可能与老年人代谢功能低下、相关的肿瘤免疫功能降低有关。老年人癌转移的发生率随年龄增加有减少倾向,超高龄者这种倾向更为突出。隐性癌和重复癌比例增加是老年肿瘤的一大特点。

老年人肿瘤在中医学多属于"积聚""癥瘕""瘿瘤"范畴。本病的主要症状是体内有积块,可能伴有胀满或者疼痛。各种不同的肿瘤,其临床表现各有所异。以下列举几种常见的老年人恶性肿瘤症状。①肺癌:常见症状依次有咳嗽、咯血、胸痛、发热、形体消瘦、杵状指/趾,或关节肿痛、呼吸急促、声音嘶哑等。②食管癌:早期症状有吞咽哽噎,进食时食管刺痛,咽喉干燥,胸骨后胀闷等。③胃癌:主要表现为上腹疼痛,食欲缺乏,乏力消瘦,胃部块物,柏油样大便等。④肝癌:一般可见肝区疼痛,腹部胀满,食欲减退,乏力消瘦,无故发热,出血(鼻衄、牙龈出血、皮下瘀斑、呕血、黑粪),黄疸,腹水等。⑤直肠癌:临床常见有排便习惯改变(便秘、便泄),大便带血,大便变形,里急后重,腹痛,肛痛等。

《诸病源候论》述:"肿之生也,皆由风邪寒热毒气客于经络,使血涩不通,壅结皆成肿也。"《医宗必读》指出:"积之成者,正气不足,而后邪气踞之。"《外科启玄》提出:"癌发四十岁以上,血亏气衰,厚味过多所生。"老年人阴阳失调,脏腑功能虚衰,无力抗御邪气,风寒之邪阻滞气机,脉络不和,气滞血瘀,发为本病。老年人易郁怒而情志不遂,导致气机不畅,气滞血瘀,结而成积。老年人脾胃虚弱,运化功能减退,气血运行无力,气滞、血瘀、痰浊胶结,形成肿块。

二、肿瘤的分型

(一)肺癌

1. 痰热郁肺型 症状:老年人可见咳嗽,痰色黄稠而难排出,胸胁胀痛,咳时引痛甚或痰中带血,胸闷,口干,发热咽痛。舌红,苔黄腻或黄白相兼,脉滑数。

2. 痰饮停肺型 症状:老年人胸胁胀满而痛,以胁下部位为主,呼吸、咳唾、转侧时疼痛加重,气短息促。舌质淡或淡暗,舌体胖大,舌边可见齿痕,舌苔白滑或白腻,脉沉弦。

3. 气阴两伤型 症状:老年人可见胸背部隐隐作痛,咳嗽声低无力或干咳无痰,气短,神疲乏力,五心烦热,畏风自汗,易于感冒。舌质淡,少苔或无苔,脉弱。

4. 正虚瘀结型 症状:老年人消瘦乏力,干咳,咳声短促,咳痰带血,胸痛逐渐加重,声音嘶哑,饮食大减。舌质淡紫,可见瘀斑或瘀点,舌下脉络瘀青,脉弦细。

(二)胃癌

1. 肝胃不和型 症状:老年人胃脘胀满,时时作痛,窜及两胁,情志受刺激时加重,食欲减退,嗳气陈腐,或呃逆呕吐。舌质淡红,舌苔薄白,脉沉细或细。

2. 瘀毒内阻型 症状:老年人胃脘刺痛,痛有定处而拒按,触及肿物,质硬,脘胀纳呆,呃逆,食后痛增,或呕血黑便,肌肤甲错。舌质紫暗或有瘀斑,脉细涩或弦。

3. 痰饮中阻型 症状:老年人脘腹胀痛,泛吐痰涎,口淡无味,饮水痛增,恶心痞满,头昏头沉,大便溏薄,或有肢体水肿。舌淡红,苔滑腻,脉弦滑或沉滑。

4. 气血两虚型 症状：老年人脘腹隐隐疼痛，面色无华，全身乏力，心悸气短，头晕目眩，劳累即发，虚烦不寐，自汗盗汗，纳少乏味，或面浮肢肿。舌淡苔少，脉细弱。

（三）食管癌

1. 痰气阻膈型 症状：老年人吞咽时梗噎不顺，胸膈痞闷，情志舒畅时症状减轻，呕吐痰涎，或轻或重，口干咽燥。舌偏红，苔薄白或白腻，脉弦滑。

2. 瘀血阻膈型 症状：老年人胸膈疼痛，食不得入而复吐出，甚则水饮难下，或吐出物如赤豆汁，形体消瘦，肌肤枯燥，面色晦暗，大便坚如羊屎。舌红少津，或带青紫，或见瘀斑瘀点，苔白或黄，脉细涩。

3. 阴虚瘀热型 症状：老年人吞咽时梗噎而痛，固体食物难入，汤水可下，形体消瘦，口干咽燥，五心烦热，盗汗，大便秘结。舌红而干，或有裂纹，脉弦细数。

4. 阳气亏虚型 症状：老年人吞咽时梗噎，饮食不下，泛吐清涎，面色㿠白，神疲气短，面浮足肿，畏冷肢凉，形体消瘦。舌淡苔白或白滑，脉沉细弱。

（四）大肠癌

1. 湿热蕴结型 症状：老年人血便，或有黏液脓血便，臭秽，或里急后重，肛门灼热，腹痛，腹部包块，伴恶心，胸闷，口干口苦。舌红苔黄，脉滑数。

2. 气滞血瘀型 症状：老年人血便或黏液脓血便，色紫暗量多，腹痛，腹部包块，质硬拒按，腹痛阵作，部位固定，痛如锥刺刀绞。舌质紫或有瘀斑，脉涩滞或细数。

3. 脾肾阳虚型 症状：老年人血便或黏液脓血便，腹痛，腹部包块，腹痛喜温喜按，腰酸肢冷，久泻不止，或五更泄泻，纳少，气短乏力。舌质淡或有齿痕，苔白，脉沉细无力。

4. 气血亏虚型 症状：老年人血便或黏液脓血便，腹痛隐隐，绵绵不止，腹部包块，面色苍白，心悸头晕，气短乏力，形体消瘦。舌质淡白，脉细弱无力。

（五）肝癌

1. 湿热瘀毒型 症状：老年人右胁剧痛，癥积坚硬，胀痛拒按，目肤黄染,日渐加重,皮肤瘙痒,脘腹胀满,身热不扬,口苦咽干,恶心呕吐,尿黄,大便干结。舌质红,苔黄腻,脉滑数。

2. 肝郁脾虚型　症状:老年人肝区胀痛隐隐,胸闷不舒,消瘦乏力,倦怠短气,腹胀纳少,进食后胀甚,睡眠较差,口干不喜饮,大便溏薄,小便短黄,甚则出现腹水,黄疸,下肢水肿。舌淡胖,苔薄白,脉弦细。

3. 气滞血瘀型　症状:老年人右胁下癥块,肝大,肝区疼痛,部位固定,或见肝掌,蜘蛛痣,形体消瘦,面色紫暗。舌质紫暗,或有瘀斑瘀点,脉涩或弦。

4. 肝肾阴亏型　症状:老年人胁肋隐痛,癥块高膨,低热盗汗,或间歇发热,纳差乏力,四肢如柴,短气喘促,五心烦热,头晕目眩,口干欲饮。舌红少苔,脉细数。

三、肿瘤的中医养生

老年人肿瘤有虚实之别,或虚实夹杂。气滞血瘀、痰浊胶结、痰热毒结多为实证;脾虚气弱、肺脾两虚、肺肾两虚、脾肾两虚、肝肾亏虚等多为虚证,脾虚痰瘀互结、阴虚瘀热毒结等多属虚实夹杂证。本病初起缓慢,最初可症状不明显,后伴疼痛、纳差、倦怠、咳嗽、腹泻、便秘等相关脏腑的症状。初缓后急是老年人肿瘤的特点。老年人要积极防治与肿瘤有关的前期疾病,定期检查,早发现,早治疗。发现肿瘤后要积极配合治疗。

老年肿瘤患者的日常养生,一般包括饮食养生、药物养生、情志养生等。

(一) 肺癌

1. 饮食养生　肺癌患者要戒烟戒酒,饮食要多样化,以新鲜天然食物为主,多食水果蔬菜和高纤维素的食物,适当摄入动物蛋白。

2. 对证药膳

(1) 痰热郁肺型

沙参冬瓜仁鸡蛋汤:沙参20克,冬瓜仁15克,鸡蛋2个。加清水3碗同煮,蛋熟去壳,再煮片刻,饮汤吃蛋。每日1剂。

杏仁桑白皮猪肺汤:苦杏仁、桑白皮各15克,猪肺半块。将猪肺洗干净切块与杏仁、桑白皮同炖,至猪肺烂熟,食猪肺饮汤。每日1剂,分2次服用。

(2) 痰饮停肺型

冬瓜皮蚕豆汤:冬瓜皮60克,冬瓜子60克,蚕豆60克。将上述食物放入锅内加水煮熟,去渣饮用。每日1剂,分2次服食。

(3) 气阴两伤型

罗汉果润肺汤:山药25克,玉竹20克,莲子15克,薏苡仁20克,龙眼肉10克,罗汉果6克,枸杞子10克,猪排骨或者鸡300克。将上述食物放入锅内加水煮熟去渣饮用。每日1剂,分2次服食。

若气阴两虚兼有发热者,可用花旗参肉汤:花旗参3克,玉竹30克,枸杞子15克,山药30克,龙眼肉15克,猪瘦肉300克或者整鸡1只,加水烹熟食用。每日1剂,分2次服食。

(4) 正虚瘀结型

桃仁粥:桃仁15克,粳米100克,煮粥服用。每日1剂,分2次服食。

3. 情志养生 ①注意室内通风,避免受凉,保持口腔卫生;②正确对待疾病,保持乐观情绪;③注意休息,饮食宜富含营养,戒烟酒;④积极治疗肺部慢性疾病,40岁以上应定期检查身体;⑤卧床者,应帮助其翻身,以防压疮发生。

4. 中医外治法调养 药液蒸吸:金银花、白茅根、仙鹤草、夏枯草各15克,野菊花、桑叶、板蓝根、山豆根、半支莲、紫草、胖大海、桔梗各10克,薄荷7克(后下),冰片3克。煮沸后令患者吸入药物之蒸汽。

(二) 胃癌

1. 饮食养生 胃癌者饮食禁忌:①忌烟、酒;②忌辛辣刺激性食物,如葱、蒜、姜、花椒、辣椒、桂皮等;③忌霉变、污染、坚硬、粗糙、多纤维、油腻、黏滞不易消化食物;④忌煎、炸、烟熏、腌制、生拌食物;⑤忌暴饮暴食,硬撑硬塞。

2. 对证药膳

(1) 肝胃不和型

四香苦瓜止痛粉:木香10克,沉香2克,丁香6克,香附10克,苦瓜

100克。将苦瓜洗净晒干研末,备用。将木香、香附、沉香、丁香研成细末,再与苦瓜细末混和均匀。将所得的止痛粉分装成3包,每日3次,每次1包,温开水送服。

(2) 瘀毒内阻型

鱼肚酥:鱼肚(大黄鱼、鲤鱼的鳔均可作原料),芝麻油。鱼肚用芝麻油炸酥,压碎即成。每日3次,每次10克,用温开水送服。

(3) 痰饮中阻型

莱菔粥:莱菔子30克,粳米适量。将莱菔子炒熟后,与粳米共煮成粥。每日1次,早餐服食。

芡实六珍糕:芡实、山药、茯苓、莲肉、薏苡仁、扁豆各30克,米粉500克。将上述全部加工成粉末与米粉和匀即成。每日2次或3次,每次6克,开水冲服,也可做糕点食用。

(4) 气血两虚型

参芪猴头炖鸡:猴头菌100克,母鸡1只(约750克),黄芪、党参各10克。将鸡肉洗净与上述药物同煮至肉熟烂为止。每日1剂,分2次服食。

高良姜煲猪肚汤:高良姜10克,胡椒10克,猪肚(300～500克),熬汤服。每日1剂,分2次服食。

3. 情志养生　消除思想压力,保持心情舒畅、乐观。

4. 中医外治法调养　取胃俞、膈俞、脾俞、足三里、条口、丰隆等穴艾灸。呕吐者可选择膈俞配内关,脾俞配足三里;胃脘疼痛者,选择合谷、内关;脾胃虚寒、真火衰微者,可轮流选取脾俞、胃俞、中脘、章门、关元、足三里、中魁等穴艾灸。

(三) 食管癌

1. 饮食养生　不可吃过热或刺激性食物,可进食富含营养、易消化之软食或流食。

2. 对证药膳

(1) 痰气阻膈型

参薏粥:北沙参9克,莱菔子6克,旋覆花6克(布包),生薏苡仁20克。先将沙参、莱菔子、旋覆花煎汁去渣,倒入生薏苡仁中煮烂打成匀浆,再煮沸。每天1剂,分早晚服。

(2)瘀血阻膈型

泥鳅黑豆瘦肉汤:泥鳅250克,黑豆60克,瘦肉100克。将泥鳅、黑豆、瘦肉加清水同煮至熟,吃肉喝汤。每日1剂,分2次服食。

(3)阴虚瘀热型

梨粥:梨5个,粳米100克。将梨与粳米加水同煮成粥。每日1剂,分2次服食。

五汁饮:藕汁、甘蔗汁、梨汁、荸荠汁各等量,加清水适量煮沸,后用小火煮30分钟取汁,再加麦冬6克煎汁加入调匀,分多次服。

(4)阳气亏虚型

虫草乌骨鸡:冬虫夏草3克,乌骨鸡100克。上料加调料煮烂,然后打成匀浆,加适量淀粉或米汤,使之成薄糊状,煮沸每天多次服。该药膳具有补虚强身、养阴退热、补益肝肾之功效。

3. 情志养生　①劳逸结合,保持乐观情绪;②积极治疗可能转为癌的原发病。定期检查身体。

(四) 大肠癌

1. 饮食养生　大肠癌患者忌食刺激性食物,避免吃不洁食物。应进食高热量、高蛋白、高维生素的易消化食物。进行饮食调养,可辨证选用下面食疗方,平时可用马齿苋50克,鸡蛋或瘦肉50克,包饺子常服。

2. 对证药膳

(1)湿热蕴结型

鱼腥草莲子汤:鱼腥草10克,莲子肉30克。以上药用水煎汤即成。每日2次,早晚服用。

马齿苋槐花粥:鲜马齿苋100克,槐花30克,粳米100克。先将鲜马齿苋拣杂,洗净,入沸水锅中焯软,将槐花晾干或晒干,研成细末,粳米淘洗干净,放入砂锅,加水适量煮粥,将成时,兑入槐花,马齿苋。每日1剂,早晚2次分服。

(2)气滞血瘀型

桃花粥:干桃花瓣2克,粳米30克共煮粥,隔天1次,连服7～14天。

该药膳具有活血通便、消痰饮积滞之功效。

(3) 脾肾阳虚型

肉桂芝麻煲猪大肠：肉桂 50 克，黑芝麻 60 克，猪大肠约 30 厘米。猪大肠洗净后将肉桂和芝麻装入大肠内，两头扎紧，加清水适量煮熟，去肉桂和黑芝麻，调味后即成。饮汤，吃肠。

(4) 气血亏虚型

党参炖猪肉：党参 9 克，猪瘦肉 100 克。党参先煎汁，去渣后，加入猪瘦肉及调料同炖汤至熟烂。每日 1 剂，分 2 次服食。

木耳金针乌鸡饮：木耳 15 克，金针菜 30 克，乌鸡 1 只（约 500 克），加水煮熟，食肉饮汤。

3. 情志养生　树立战胜疾病的信心，保持心情舒畅。

（五）肝癌

1. 饮食养生　戒烟酒，禁食被黄曲霉菌污染的粮食作物，予以营养丰富、高蛋白、高能量、高维生素的饮食。

2. 对证药膳

(1) 湿热瘀毒型

败酱卤鸡蛋：败酱草 50 克，鲜鸡蛋 2 枚。用败酱草煮鸡蛋。吃鸡蛋，喝汤，每日 1 次。

翠衣番茄豆腐汤：西瓜翠衣 30 克，番茄 50 克，豆腐 150 克，切成细丝做汤食。每日 1 剂，分 2 次服。

(2) 肝郁脾虚型

玫瑰花茶：玫瑰花 5 克，茉莉花 3 克。将两花放至大茶缸中用沸水泡后代茶饮。每日 1 剂，分 2 次服。

佛手青皮饮：佛手 20 克，青皮 15 克，郁金 10 克。将佛手、青皮、郁金入锅，加水适量，煎煮 2 次，每次 20 分钟，合并滤汁，待药汁转温后服用。每日 1 剂，分 2 次服。

(3) 气滞血瘀型

山楂粥：山楂 15 克，粳米 50 克，砂糖适量。将山楂炒至棕黄色，同粳米置锅内，加水适量煮成稠粥。每日 1 剂，分 2 次服。

桃仁红花鲫鱼羹:桃仁 15 克、藏红花 1 克(或红花 3 克)、鲫鱼 1 条、豆腐 200 克。桃仁捣碎与红花煎汁,鲫鱼、豆腐同煮,兑入药汁再煮 10 分钟,去刺食肉。

(4) 肝肾阴亏型

金针菇蒸鳗鱼:鳗鱼 1 条(约 500 克),鲜金针菇 200 克,鸡蛋 2 枚。将鲜金针菇洗净,鳗鱼去内脏洗净,放入沸水锅中焯一下,捞出洗净斩成段。取炖盅一只,将鸡蛋打入,用筷子搅匀,加入金针菇,上面放鳗鱼,上笼蒸至鱼肉熟透即成。每日 1 次。

虫草甲鱼:冬虫夏草 3 克,甲鱼 150 克。上料共蒸至熟烂即可食用,虫草及甲鱼汤均可食。每日 1 剂,分 2 次服食。

3. 情志养生 ①树立战胜疾病的信心,保持心情舒畅;②积极防治肝炎以及与肝癌发病有关的疾病。

第四节 老年多器官功能障碍综合征

一、什么是老年多器官功能障碍综合征

老年多器官功能障碍综合征,是老年人常见的危重疾病,特指老年人(≥ 65 岁)在器官老化并患有多种慢性疾病基础上,由于诱因和应激(如感染、手术)激发,在短时间内同时或序贯出现两个或两个以上器官功能障碍甚至衰竭的临床综合征。老年人在疾病过程中极易发生多系统器官功能障碍或衰竭。

本病在中医学文献中没有对应的病名,现仍沿用西医病名。现代中医认为根据其毒邪直中、脏腑相互转化,继而序贯引起多个脏器损伤甚至衰竭的特点,中医病名可为"脏竭证""脏衰证"。

中医学认为多器官功能障碍综合征病因病机复杂多变,五脏六腑皆能涉及。老年人正气渐衰,感受温热毒邪,正虚邪盛,逆传心包,或热毒炽盛,内陷血分,热搏血瘀,损伤经络,阻滞三焦,阴阳之气不相顺接,或阴精亏损,感邪内传阳明,邪与燥屎相结,腑气不通,秽浊之气上犯心包,或大吐、大泄等伤津耗气以致阴液暴失,阴损及阳,阴阳失调,发为本病。

二、老年多器官功能障碍综合征的分型

根据不同的体质和症状,老年多器官功能障碍综合征常见热毒炽盛型、阳明腑实型、湿热痰蒙型、瘀毒互结型、邪盛正虚型5种类型。

(一) 热毒炽盛型

症状:温毒热邪内陷营血,逆传心包,耗伤营阴,故壮热、口渴、肢热、小便短赤、大便干结;热毒扰乱心神,故烦躁,甚则神昏谵妄。舌质红或红绛,苔黄厚或干黄,脉洪数或弦数,为热毒炽盛之象。

(二) 阳明腑实型

症状:温热毒邪直入阳明,阳明为多气多血之所,邪正剧争,故高热如潮,日晡热甚;热陷心包,则神昏;大肠传导失常,邪热与燥屎互相搏结,腑气不通,胃气不降,故腹胀腹痛,大便不通或下利清水,恶心呕吐;邪热上扰心神,故烦躁谵语。舌苔黄燥,脉沉实有力,为阳明热盛、腑气不通之象。

(三) 湿热痰蒙型

症状:湿热之邪内陷营血,痰蒙神窍,故神昏谵妄;湿重于热则发热不高,面色晦暗;毒热内盛,炼液为痰,故痰涎壅盛,痰涕黄稠;痰浊阻肺,肺失宣降,故咳逆喘促。舌质红或绛,苔黄厚腻,脉数或濡数,为湿热痰蒙之象。

(四) 瘀毒互结型

症状:热毒炽盛,内陷血分,热搏血瘀,瘀毒互结,损伤血络,热迫血行,故见鼻衄、齿衄、咯血、吐血等各种出血;血色紫暗或质黏有块,疼痛如刺。舌质紫暗,或舌下动脉青紫,或有瘀斑,脉细涩或沉涩无力,为瘀血内结之象。

(五) 邪盛正虚型

症状:邪气亢盛,正不胜邪,阳气大伤而暴脱,形神失养,故面色苍白,四肢湿冷,神疲倦怠;肌腠失于固涩,故大汗;宗气大衰,故呼吸气微;肾阳衰微,气化无力,故尿少。口淡不渴,舌淡苔白而润,脉细数或欲绝,为阳气衰微欲脱之象。

三、老年多器官功能障碍综合征的中医养生

多数老年人因原有慢性疾病发作而入院,是否有器官衰竭并不明显,

通常是在病情发展过程中或全面检查后方能明了,从而在治疗上易延误时机。对这类患者,医护人员应具有预见性意识,根据患者各器官慢性疾病存在的情况,前瞻性地评估各器官功能,对病情做出判断,运用现代化多功能心、电监护仪,全面监测患者的血压、心率、呼吸的节律与频率、血氧饱和度,并密切观察患者的意识状态和瞳孔,有无抽搐及其抽搐发作的间隔与持续时间,保持呼吸道通畅,防止缺氧和窒息,预防肺部感染。

老年多器官功能障碍综合征患者的日常养生,一般包括饮食养生、运动养生、情志养生、中医外治法调养等。

(一) 饮食养生

养成良好的饮食习惯,摒弃不良习惯,将防治疾病融于生活,是老年病养生的重要部分。饮食、营养支持能够阻止病情进一步发展,保护、支持和促进损伤器官的功能恢复,改善和提高机体免疫功能,提高综合治疗措施的效率,同时也为多器官功能障碍综合征老年患者最终获得治愈提供有利条件。

1. 饮食养生的原则

(1) 营养状况的正确评估:老年患者常伴有不同程度的营养不良,临床上应重视阶段性的评估,以便及时发现和纠正。Y. Guigoz(1994)提出的微型营养评定是一种简单、快速,适用于评价老年患者营养状况的方法,常用于日常初筛,必要时可结合患者病史、病情,针对性地重点监测。

(2) 能量需求的正确估计:适当的营养支持,既可保证细胞代谢所必需的营养底物,又不增加器官代谢的负荷;而不适当的营养支持不仅会增加脏器的代谢负荷,还可能导致不适当的中间代谢产物的堆积,影响疾病的恢复。以往依据公式计算的能量需求,忽略了个体差异,目前则推崇按需供给的原则,无论肠内还是肠外营养,能量都不宜过高(每日每千克体重小于 30 千卡),可借助代谢车或呼吸机等根据氧耗、二氧化碳生成量和呼吸商,精确估算患者的能量需要,结合应激情况和肺、肝、肾等脏器功能,分配热氮比和糖脂比例。

(3) 肠道功能的评估:肠道功能的评估,对营养支持途径的选择至关重要。小肠是否切除,残留长度能否满足或部分满足营养吸收的需要;肠黏膜有无萎缩、炎症;是否有低蛋白血症或充血性心衰等可致肠黏膜水肿的疾病;是否存在有胆汁、胰液分泌不足;肠道运动是否受药物或机械性梗阻的限制;是否有肠道缺血或出血等。肠道功能的评估,适用于营养支持的整个过程,当胃肠道功能存在,且能安全应用时,应尽可能地使用它。

(4) 营养途径的选择:当经口膳食不能满足患者需要超过一定时限(>5日),可考虑营养支持。营养支持途径的选择,依据患者的胃肠道功能、食欲和营养支持的期限。当胃肠道功能正常时,首选肠内营养,可采用口服或管饲补充;当胃肠道有通畅障碍时,可选择不同的插管部位或方式,如鼻胃管、鼻十二指肠管、鼻空肠管、胃造口和空肠造口;当胃肠道功能有明显障碍时,可选择肠外营养,纠正水、电解质和酸碱平衡。

老年危重患者估计在 5 ～ 7 日内是不能恢复口服饮食的。在血流动力学稳定及水电解质、酸碱失衡纠正后,即应予以营养支持。肠内营养时尽可能口服,应选择适合老年人口味、浓度的流质饮食。若口服饮食不及需要量的 50% 时,需给予管饲饮食。管饲途径应首选鼻饲,采用匀速滴入的方法,从低浓度、低剂量开始,逐渐增加。病情严重且需营养支持长久时,可考虑做造口术,包括内镜辅助下的胃或空肠造口,或开腹手术做胃或空肠造口术。必要时也可采用肠外营养(PN)+ 肠内营养(EN)或全肠外营养(TPN)等支持方式。

2. 对证药膳

(1) 热毒炽盛型

银花蒲公英鲫鱼汤:金银花 15 克、蒲公英 30 克、鲜芦根 50 克、鲫鱼 1 条(约 300 克)。鲫鱼煎至两面微黄,加清水 1 500 毫升;加入金银花、蒲公英、鲜芦根,文火煮 40 分钟,去药渣饮汤食鱼。

石膏竹叶粥:生石膏 30 克(先煎)、淡竹叶 15 克、粳米 50 克、鲜藕 100克(切丁)。石膏煎汁与粳米同煮,沸后加竹叶、藕丁熬至粥稠,早晚分服。

(2) 阳明腑实型

大黄莱菔子粥:生大黄 6 克(后下)、莱菔子 15 克、桃仁 10 克、粳米 60 克。莱菔子、桃仁煎汁,与粳米同煮至八成熟,加入大黄再煮 5 分钟。

玄参麦冬猪肠汤:玄参 20 克、麦冬 15 克、猪大肠 200 克(洗净焯水)、决明子 10 克。诸药与猪大肠同炖 1.5 小时,去药渣,饮汤食肠。

(3) 湿热痰蒙型

白玉猪肚煲:净猪肚 400 克,白芽根、玉米须各 100 克,红枣(去核)14 个。猪肚、白芽根、玉米须、红枣,烧沸后,改小火炖约 3 小时,加调味料,淋上香油即成。

鱼腥猪肺煲:鱼腥草 15 克,桑白皮 15 克,净猪肺 300 克,水发黑木耳 5 克。砂锅内放肉清汤、黄酒、白砂糖、猪肺、鱼腥草、桑白皮、黑木耳,用旺火烧至猪肺熟烂,用盐调味即成。

(4) 瘀毒互结型

川芎茯苓饮:川芎 15 克,茯苓 20 克,陈皮 10 克,红糖 20 克。将川芎、陈皮和茯苓加水煎煮,去渣取汁,加入红糖搅溶。每日 1 剂,分 2 次服。

毛冬青煲猪蹄:毛冬青 100 克,猪蹄 1 只。将毛冬青与猪蹄加水煮至熟透。每日 1 剂,分 2 次服食。

(5) 邪盛正虚型

火腿凤翅煲:火腿 150 克,鸡翅 4 只,当归 15 克,莲藕 30 克,水发海参 50 克。加入调味料,火腿、鸡翅,用旺火烧开,改小火炖至鸡翅熟烂,再用旺火,投入当归、莲藕、海参,烧约 10 分钟,用盐调即成。

(二) 运动养生

1. 适时适量、循序渐进　老年多器官功能障碍综合征患者身体素质较一般老年人要弱得多,需根据不同的季节、气候、时辰,采取不同的运动锻炼方式和运动量。例如,冬天气候寒冷,老年人抗寒力弱,运动锻炼时,早晨起床不要太早,待气温稍暖或日出后再进行室外活动。运动量要适宜,《庄子·刻意》曰:"形劳而不休,则弊。"运动锻炼必须循序渐进,就是说运动的速度要由慢到快,时间、距离由少到多,运动时身体的重心由高到低,低头弯腰或站立不要过猛,待身体逐渐适应后,再稳步地增加运动量。老年人的适应能力不如年轻人好,格外要注意这条原则。开始某项运动前,常常需要一个预备活动阶段。这个阶段的运动量很小,应是不费力就能完成,甚至只散散步、活动一下手脚,使身体对活动有一个思想上和体力上的准备。

2. 松静自然、动静结合　"松"是指练功中首先是大脑要放松,不仅要解除躯体、四肢和呼吸等方面的紧张,还要解除思想情绪的紧张,思想意识情绪放松,逐步做到由外到内、由躯体到精神都处于放松状态。"静"主要指练功人心静,意念集中,不受外界干扰。"自然"是指练功中调身、调息、调心活动要自然,不做作、不强迫、不追求。动静结合,是在练动功时要"动中有静",练静功时要"静中有动"。如能动静结合,就可互相促进,不断提高练功的质量和效果。

(三) 情志养生

《黄帝内经》认为"积精全神"是养生大法,精充、气足、神全为健康长寿的根本,精亏、气虚、神弱乃是疾病与衰老的重要原因。《寿世青编》曰:"神者气之子,气者神之母,形者神之室。气清则神畅,气浊则神昏,气乱则神劳,气衰则神去,神去则形腐。人以气为道,道以气为生,生道两存,则长生久视。"老年多器官功能障碍综合征患者身体状态较差,抵抗力较低,常情绪低落,更应注意情志养生。

1. 清心寡欲,排除杂念　《千金翼方》曰:"养老之要,耳无妄听,口无妄言,身无妄动,心无妄念,此皆有益老人也。"这就是说,老年人要健康长寿,应该清正恬静,控制私欲。《摄生要录》云:"凡人不能无思,当渐渐除之。人身虚无,但有游气,气息得理,百病不生。道不在烦,但能不思衣食,不思声色,不思胜负,不思得失,不思荣辱,心不劳,神不极,但尔可得延年。"人不能无思,但思不可极而宜于冲和适当,应有高尚的理想和情操,勿汲汲于琐碎小事。如果欲望无穷,求之不得,就会产生忧愁、悲伤。思虑过度,就可能伤神致病。老年人应注意精神调养,不妄贪求,寡欲恬情。

2. 豁达大度,乐观开朗　《寿世青编》曰:"未事不可先迎,遇事不宜过扰,既事不可留住,听其自来,应以自然,信其自去……此养之法也。"如此则随遇而安,精神愉快,性格豁达,身体强壮。老年人由于生理功能减退和工作环境的变更,经常会产生一些不良的性格,如有的老年人性格孤僻,懒于同别人讲话;有的性格固执,主观片面,自以为是;有的性情暴躁,容易发脾气等。具有不良性格的老年人要加强自身修养,遇事冷静,保持情绪稳定,培养豁达开朗乐观的性格,从而防止早衰,延年益寿。即使疾病缠身,依然要乐观,相信在自我治疗与药物治疗后,身体状态会越来越好。

3. 加强修养,热爱生活　老年人不同于年轻人的精神状态,尤其是离退休老年人,一旦离开工作,改变了多年来形成的工作、生活习惯,难免产生一些空虚、寂寞、枯燥、无聊的心情。如果任由这些情绪蔓延发展,很容易造成精神上的衰老。老年多器官功能障碍综合征患者在日常养护身体的同时,要做到思想上充实,经常用脑和适当劳动。首先要继续学习,不使智力衰退。读书学习不但可以丰富知识,而且把思想集中到学习上来,可以排除外来的干扰和内心的烦恼、忧愁等不良情绪。老年人要加强社会交往,以消除孤独、寂寞的心情,并根据自己的具体情况和兴趣爱好,从事一些工艺、写作、书画、音乐、垂钓、体操等活动,既丰富生活又陶冶情操。

(四)中医外治法调养

1. 贴敷　①大戟、芫花、甘遂等量研末,取少量敷脐中,用于心衰尿少者。②菟丝子、延胡索、佩兰研末,姜汁调敷,贴双肾俞、双涌泉、双三阴交、关元及命门等穴位。

2. 足浴　①桂枝 50 克,川芎 100 克,陈葫芦 100 克,加水煎煮后,纳于盆中,泡双足,适用于慢性肾功能不全患者。②麻黄、桂枝、川芎、大黄、生黄芪、丹参、枸杞子、山药、连翘、白花蛇舌草、苦参各 20 克入纱布袋热水浸泡。

3. 中药保留灌肠　①中药灌肠方:酒蒸大黄 60 克,蒲公英 60 克,制附子 40 克,生牡蛎 50 克。煎汁 150 ～ 200 毫升,高位保留灌肠,每日 2 ～ 4次,用于慢性肾衰竭。②加味大承气汤:大黄 15 克,芒硝 6 克,枳实 10 克,厚朴 10 克,赤芍 15 克,丹参 10 克。每日 1 剂,水煎取汁 250 毫升灌肠,用于老年多器官功能障碍综合征。

第五节　失眠

一、什么是失眠

失眠即睡眠障碍的一种,是睡眠发动和维持障碍,常常与其他睡眠障碍共存或交替出现,如过度睡眠、睡眠节律异常、睡眠障碍伴发功能障碍

（如睡眠呼吸窘迫综合征等）。睡眠对人体健康至关重要，世界卫生组织将"善于休息，睡眠良好"作为身体健康的标志。

老年人失眠在中医学多属于"不得眠""目不瞑""卧不安席"和"不寐"等范畴。饮食失度、劳倦失调、情志不畅、体虚久病等是引发老年人失眠的常见因素，阳盛阴虚，阴阳失于交泰乃根本病机。老年人失眠的治疗常从五脏虚实出发，痰热、内火、瘀血等为实邪，脏虚以肝、心、脾、肾为主。其中，补脏虚、泻邪实，虚实夹杂者攻补兼施。肝藏血，血舍魂。

人卧血归于肝，魂亦随之归于肝，魂安于舍则目瞑而卧。老年人脏腑功能衰退，可因生理性肝阴、肝血虚损，或因肝气郁结致阴血耗伤，血不能归于肝，魂浮于外而致不寐。故老年患者以虚性失眠为主，其中阴虚火旺型临床常见。

二、失眠的分型

根据病理性质虚实情况及病位等特点，老年人失眠分为肝郁化火型、痰热内扰型、食滞停胃型、瘀血阻络型、心脾两虚型、阴虚火旺型、心胆气虚型、阳虚不寐型8种类型。

（一）肝郁化火型

症状：心烦不能入睡，甚则彻夜不眠，烦躁易怒，伴头晕头胀，目赤耳鸣，口苦而干，不思饮食，便秘尿黄。舌红苔黄，脉弦而数。

（二）痰热内扰型

症状：心烦不寐，胸闷脘痞，泛恶嗳气，伴口苦口黏，头重，目眩。舌红，苔黄腻，脉滑数。

（三）食滞停胃型

症状：失眠多发生在饮食后，脘腹痞闷，嗳腐吞酸，大便臭秽，纳呆食少。舌红，苔厚黄腻，脉弦或滑数。

（四）瘀血阻络型

症状：长期入睡困难，或多梦易醒，伴手足麻木，头胀头痛，眩晕。舌暗红，边有瘀点，脉涩。

（五）心脾两虚型

症状：不易入睡，多梦易醒，心悸健忘，神疲食少，伴头晕目眩，四肢倦怠，腹胀便溏，面色少华。舌淡苔薄，脉细无力。

（六）阴虚火旺型

症状：心烦失眠，或时睡时醒，手足心热，头晕耳鸣，心悸、健忘、颧红潮热，口干少津。舌红少苔，脉细数。

（七）心胆气虚型

症状：虚烦失眠，触事易惊，终日惊惕，胆怯心悸，伴气短自汗，倦怠乏力。舌淡，脉弦细。

（八）阳虚不寐型

症状：入睡困难，夜间似睡非睡，日间精神萎靡，易打盹，常伴形寒肢冷，午后下肢水肿，夜间尿频，或脘腹冷痛，五更泄泻。舌淡，边有齿痕，苔白，脉沉。

三、失眠的中医养生

老年人失眠应采用多种促进睡眠的方法，尽可能减少药物的使用。老年人失眠的日常养生，一般包括饮食养生、运动养生、情志养生、中医外治法调养等。

（一）饮食养生

1. 饮食养生的原则

（1）不吃对胃肠有刺激性、对大脑有兴奋作用的食物。睡前保持空腹或者吃一点对睡眠有帮助的食物，如牛奶、小米、核桃、蜂蜜等。

（2）因胃中有热而导致心烦失眠者较为常见，可选用百合糯米茶：百合30克，糯米50克，淘洗干净后，加入1 500毫升纯净水，用大火煮开。然后再用小火慢慢熬，两小时后去滓留汤，即成百合糯米茶。可以养胃、清热、除烦，对心烦失眠疗效极佳。

针对神经衰弱患者可选用天麻蜂蜜膏：取天麻30克，鲜蜂蜜100克，天麻粉碎后浸蜜中，封闭一个月左右即可。早晚各服10克，温开水兑服。如果是鲜天麻，可用木器捣烂后浸蜜中，封闭一周后待天麻溶化成液食用。

鲜天麻用量可增一倍以上,以能与蜂蜜融合为度,服法用量均同。

对于身体虚弱、头昏、失眠、便秘者,可选用黑芝麻粳米粥:黑芝麻30克,粳米100克。黑芝麻炒熟碾碎,粳米洗净。二者同入锅内加水煮粥。

2. 对证药膳

(1) 肝郁化火型:选食柑橘、金橘等,可达理气解郁化火的作用。

(2) 痰热内扰型:选择山楂、萝卜等煎水,每日代茶饮,可达消食导滞的作用。

(3) 食滞停胃型:多食焦山楂、炒麦芽、白萝卜等,可达消食导滞、通腑助眠之效。

(4) 瘀血阻络型:宜食丹参、桃仁、黑木耳等,可达活血化瘀、通络安神之效。

(5) 心脾两虚型:多食山药、莲子及黄芪等,可达健脾生血养神的作用。

(6) 阴虚火旺型:宜多食银耳、桑椹、百合等,可达滋阴降火的作用。

(7) 心胆气虚型:多食动物心脏、莲子粥或红枣、酸枣泡水饮,可达益气安神的作用。

(8) 阳虚不寐型:宜选肉桂、羊肉、核桃仁等,可达温肾助阳、引火归元之效。

(二) 运动养生

老年人在进行运动疗法时要注意科学性,要保持一定的运动量,但运动时间要严格控制,避免疲劳状态下继续运动。过度运动导致的疲劳会使失眠状况加重。尽量选择舒缓的有氧运动,如慢跑、太极拳、八段锦等运动。

(三) 情志养生

睡时要平心静气,切忌思索算计,鼻息调匀,静听其气,视此身如无物,或如糖入于水,化为乌有,自然入睡。睡眠时间,可选择睡子午觉,即阴气最盛的子时与阳气最盛的午时应当卧床休息。

卧室应当保持光线昏暗,安静不聒噪,空气清新流通,温湿度适宜。寝具柔软舒适,令头颈充分放松,并注意覆盖足部保持温暖。关于床的摆放,《备急千金要方》言:"凡人卧,春夏向东,秋冬向西。"头为诸阳之会,是气血升发之所向,适宜的卧向能够保证气血顺畅,阴阳调和。睡前泡脚可辅助安睡。

（四）中医外治法调养

1. 穴位按摩法　用一指禅推法、揉法、抹法等对头部印堂、神庭、太阳、角孙等穴位进行按摩；用摩法、按法、揉法按摩腹部中脘、气海、关元、天枢等穴位；按、揉四肢内关、大陵、神门、足三里、三阴交等穴位。背部穴位如心俞、肝俞、脾俞、肾俞等可请他人用揉法、直擦、横擦等手法按摩。

2. 中药药枕　可根据不同季节选用不同的中药。春季选用柴胡、合欢花，可舒达肝气；夏季选菊花、蚕沙，清热除烦；秋季选麦冬、百合为枕芯，以润燥滋阴；冬季选艾叶、肉桂，温经散寒。

参考文献

［1］张志聪 . 黄帝内经集注 [M]. 北京：中医古籍出版社,2015.

［2］汪耀 . 实用老年病学 [M]. 北京：人民卫生出版社,2014.

［3］谢鸣 . 方剂学 [M]. 北京：中国中医药出版社,2009.

［4］陈灏珠,林果为,王吉耀 . 实用内科学 [M].14 版 . 北京：人民卫生出版社,
2013.

［5］中华中医药学会 . 中医治未病实践指南（三）[M]. 北京：中国中医药出版社,
2018.

［6］梁丘子 . 黄庭经集释 [M]. 北京：中央编译出版社,2015.

［7］喻昌 . 医门法律 [M]. 张晓梅等,校注 . 北京：中国中医药出版社,2002.

［8］赵佶 . 圣济总录 [M]. 王振国,杨金萍,主校 . 北京：中国中医药出版社,2018.

［9］雷丰 . 灸法秘传 时病论 [M]. 俞晓旸,李勤璞,标点 . 北京：中华书局,2018.

［10］韩旭 . 老年病虚实论治 [J]. 新中医,1992（9）:55-56.

［11］韩旭 . 通塞并用治疗老年病初探 [J]. 中医函授通讯,1998,17（3）:39-40.

［12］谭颖颖 . 中医养生理论体系的构建 [D]. 济南：山东中医药大学,2007.

［13］沈楠 . 城市老年人对慢性病的认知,负性情绪与应对方式的关系研究 [D].
上海：华东师范大学,2011.

［14］王飞 . 中医老年病学 [M]. 北京：中国中医药出版社,2017.

［15］刘忠厚 . 骨质疏松学 [M]. 北京：科学出版社,1998.

［16］田申 . 我国老年人口长期护理需要与利用现状分析 [J]. 中国公共卫生管理,
2005,21（1）:71-73.

［17］庞亚铮,董甜甜,李金玲,等 . 尤乘《寿世青编》养生延寿观初探 [J]. 四川中
医,2017,35（08）:17-20.

［18］嵇康 . 养生论 [M]. 上海：上海古籍出版社,1990.